自殺予防臨床マニュアル

著
ジョン・A・チャイルズ
カーク・D・ストローサル

訳
高橋祥友

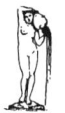

星 和 書 店

Seiwa Shoten Publishers

2-5 Kamitakaido 1-Chome
Suginamiku Tokyo 168-0074, Japan

Clinical Manual for Assessment and Treatment of Suicidal Patients

by
John A. Chiles, M.D.
and
Kirk D. Strosahl, Ph.D

Translated from English
by
Yoshitomo Takahashi, M.D., Ph.D.

English Edition ©2005 American Psychiatric Publishing, Inc.
ALL RIGHTS RESERVED
First published in the United States by American Psychiatric Publishing, Inc., Washington D.C. and London, UK.
Japanese Edition ©2008 by Seiwa Shoten Publishers, Tokyo
Japanese translation rights arranged with John Scott & Co.
through Japan UNI Agency, Inc., Tokyo

序

　本書は数十年にわたる精神科医と臨床心理士の間の活発な議論，友情あふれる会話，基礎的な研究，臨床上の協力の結果として生まれた。著者らの幅広い背景を通じて，訓練や専門領域の差を統合し，自殺の危険の高い患者の治療に対する効果的なアプローチを開発することができた。本書で解説されている内容が，この領域の臨床家にとって意義があり，実用的なアプローチであることを望んでいる。本書は自殺行動に関する学術書ではない。そのような優れた本は他に数多くある。著者らの目標は，治療者が自殺の危険の高い患者に対して何をすべきかという感覚を提供することである。著者らがこの試みに成功したか否かについて判定する最高の指標は，自殺の危険の高い患者を治療する際に本書を実際に現場で応用してみて，臨床家にとって詳しい手引きになるかどうかということであろう。

　著者らが討論し，協力してきた結果，自殺行動を問題解決の方法のひとつとみなして治療することが最善であるとの結論に達した。自殺行動を問題解決の方法のひとつであるととらえるこの理論的立場は，自殺の危険の高い患者の評価と治療の双方に対するアプローチを支持する原則である。

　なお，パトリシア・ロビンソン博士にとくに感謝を申し上げる。博士は自殺後に遺された人々への介入に関する専門家であり，本書に第11章「自殺のサバイバーに対する理解とケア」という論文を寄稿してくださった。

目次

序 iii

第1章 はじめに：自殺行動のさまざまな次元 …………………1

自殺は予測可能か？ 7
精神医学的診断の役割 8
人口統計学的要因 11
パーソナリティおよび環境的特徴 12
遺伝の役割 15
生化学の役割 15
身体疾患の役割 16
結　論 17
●役立つヒント 17

第2章 臨床家の感情，価値観，法的問題，倫理：
自殺の危険の高い患者の治療に関する全般的問題 ……………21

自殺行動に対する治療者の感情的反応を理解する 22
　感情と陥穽の練習 22
　反応の評価 24
自殺に対する道徳や価値観に基づいた立場 28
追加の自己評価 31
　自殺行動の結果アンケート 32

生きる理由調査票　35
　法的および危機管理上の問題点　36
　　　不幸な出来事から法廷へ　38
　医療過誤訴訟　41
　開示の過程　43
　民事訴訟　45
　　　不法行為による死亡に関する訴訟の特徴的な主張　46
　　　　　不適切あるいは不十分な評価　47
　　　　　入院させなかった，あるいは集中的治療の実施を怠った　48
　　　　　コンサルテーションを求めることを怠った　48
　　　　　複数の治療者間の連絡を怠った　49
　　　　　自殺の危険の再評価を怠った　49
　　　　　患者を保護する手順を怠った　49
　　　　　施設の安全面での怠り　50
　　　標準的治療とは　50
　自殺の危険の高い患者に対する標準的治療とは何か？　52
　訴訟から身を守る　52
　　　適切な臨床評価を行い，治療計画を記録する　53
　　　インフォームド・コンセント　54
　　　定期的に自殺行動を再評価する　55
　　　同僚による診療録の検討と専門家によるコンサルテーション　56
　　　エヴィデンスに基づく治療計画の決定　56
　　　自殺予防対策に惑わされない　57
　　　方針や手順に拘束された治療を減らす　57
　患者の自殺が生じた後の危機管理　58
　　　遺族と連絡を取る　59
　　　自殺が起きた後にけっして診療録に変更を加えてはならない　59

結果論から結論を導き出そうとしない　60
　自殺の危険の高い患者の治療に関する倫理的問題　61
　自殺の危険の高い患者の治療に対する倫理ガイドライン　62
　●役立つヒント　67

第3章　自殺行動の基本モデル …………………………………………69

　問題の果たす役割　70
　感情の制御と回避の役割　72
　学習と強化の役割　73
　短期的結果と長期的結果の役割　75
　　手段としての機能と表現としての機能　77
　　自殺の危機に関する基本原則：3つの苦痛　78
　患者とその苦悩の関係　81
　結　論　82
　●役立つヒント　83

第4章　自殺行動とその契機についての評価：評価と治療の統合 ………85

　自殺行動の予測：臨床経験と臨床研究　86
　危険を予測するシステム　88
　自殺行動を評価する　90
　自殺行動をとらえなおすための評価　94
　　予防に焦点を当てた評価　95
　　治療に焦点を当てた評価　96
　自殺行動を検討するために自己モニター法を用いる　100
　自己モニターの課題を患者に出す　101

協力して情報を集める　102

自己報告調査票を用いる　103

契機となる要因を評価する　105

 思考のスタイル　106

 否定的感情への耐性　108

 社会的行動　109

 行動を変化させるスキル　111

 人生のストレス　111

 契機となる要因を評価する手段　112

●役立つヒント　113

第5章　自殺の危険の高い患者に対する外来での介入 …………117

治療に関する哲学の概観　118

対極との和解：自殺行動に対処する鍵　120

治療中に自殺行動が果たす役割　123

初診：評価は治療の一環である　124

 主な目標　124

 初診を終える過程　126

 絶望的な臨床家　126

 苦痛に満ちた感情を承認する　127

 問題解決の枠組み　128

 率直に自殺について話す　131

 最初のセッションを終了する　131

治療の初期段階　132

 解決法を探ることを学習する　134

 偏見と戦う　134

状況特異性　135

　　自己モニター　136

　　引き金となる状況　136

　　科学者の態度を身につける　139

　　治療の初期段階における臨床的陥穽　140

　　セッションの管理と治療の進め方　141

治療の中期段階：感情を受け入れ，行為に関わりを持たせる　143

　　再状況化　145

　　包括的距離設定　147

　　個人の問題解決スキル　148

　　対人関係効率化　149

　　治療中期の3つの臨床的陥穽　151

　　セッションの予定と治療経過　153

　　中期の終了　154

治療の終結期：将来に向けて　155

　　依存に対処する　155

　　肯定的な将来を形作る　156

　　再発予防の役割　157

　　治療の終結に新たな枠組みを設定する　158

　　治療の終結期における臨床的陥穽　161

結　論　162

　●役立つヒント　163

第6章　自殺行動を繰り返す患者：
　　　　評価，心理療法，基礎的なケースマネジメント　………165

　自殺，自殺未遂，パラ自殺　167

反復する自殺行動に関する機能モデル　170
　　非適応行動の広汎性　171
　　非適応行動の持続性　173
　　変化への抵抗　175
　　自己否定的な行動　177
自殺行動を繰り返す患者はどのように世界をとらえているのか　179
基本的な治療アプローチ　181
　　第1段階　人間味あふれる治療的枠組みを築く　182
　　第2段階　自殺行動の根拠や実効性を取り上げる　184
　　第3段階　感情の支配を，受容と自発性で置き換える　186
　　第4段階　行動を拡張するパターンを発展させる　188
自殺行動を繰り返す患者に関する3つの治療過程の問題　190
自殺行動を繰り返す患者と反対の立場の和解を図る　192
　　患者にあるがままを許す　193
　　抵抗を先取りする　194
　　自殺衝動に共感を示す　195
　　自殺衝動を客観視する　196
　　自殺したいという気持ちは患者の友人　197
諦めきった人に対処する　198
真実が明らかになる瞬間：治療の最初の危機　202
抵抗：過度の解釈　205
抵抗：治療者の問題とする　206
面接例：自殺の危険を伴うコミュニケーションを受容し，
　　それに働きかける　207
危機と周囲からのサポート　210
効果的な管理：治療的なシステム内の視点　212
　　慢性的危機に対する治療的管理　212

魔術的な思いこみに注意する　214
　　　地域におけるケースマネジメント　214
　　　主な責任者を決めておく　217
　　　入院させるべきか，否か？　218
●役立つヒント　221

第7章　自殺の危険を伴う緊急事態への対処　225

すべての人がケースマネジャー　226
自殺の危機に対処するための五原則　227
エスカレートする自殺行動への対処戦略　229
肯定的な行動実施計画　232
自殺しないという契約：誰にとって利益があるのだろうか？　234
介入の情緒的雰囲気　236
治療中の自殺行動に対処する　236
自殺行動対処プロトコル　237
　　入院の利用　238
　　追加のセッションを計画する　239
　　患者からの電話をどう扱うか　239
　　時折サポートのための電話をかける　241
2部から成る危機カード　242
　　援助源を明らかにしておく　242
　　自助戦略を発展させる　244
自殺行動を通じて成長する　245
入院させるべきか否か，それが問題だ　248
責任と自制を強調する　248
ケースマネジメント：システムのレベルにおける危機介入　249

要（かなめ）の概念：誰かひとりが主な責任を取る　251

有能なケースマネジャーの特質　252

●役立つヒント　256

第8章　入院と自殺行動：複雑な関係 …………………………259

入院は自殺を予防できるか？　261

入院には治療効果があるのか？　262

医原性：意図しない副作用　263

建築物：この場所は病院か，刑務所か？　265

患者を入院させなければ，訴訟を起こされるだろうか？　266

入院が効果を生まない場合　267

患者をいつ入院させるべきか？　270

　精神疾患　271

　短期間の避難所　271

　自殺行動を修正する：計画された入院治療　273

短期入院治療の標的　274

退院に関する問題　278

統合的治療モデルと危機反応システム　279

　要素1　救急センター　280

　要素2　24時間に限定した病床　282

　要素3　短期入院　282

　要素4　危機対応居住施設　283

　要素5　危機安定化外来プログラム　284

すべてのドアを開けておく　285

●役立つヒント　286

第 9 章　特別な患者の治療：物質乱用，精神病，若年，高齢の患者 …289

薬物と自殺の危険の高い患者：患者が服薬しなければ，
　薬の効果が現れない。そして，一度に過量服薬すると，
　やはり効果が現れない。　290

　抗不安薬　292

　抗うつ薬　294

　抗精神病薬　297

　気分安定薬　299

　多剤併用療法　300

小社会におけるケースマネジメント：
　医師・セラピスト・患者の三者を協調させる　303

物質乱用と自殺：放置されてしまう患者　306

　物質を乱用し，自殺の危険の高い患者　308

　飲酒して受診してくる患者　312

　物質乱用患者のための入院施設　314

統合失調症の特別な症例　316

自殺の危険の高い小児や思春期患者に対する治療　319

　思春期の自殺行動のシナリオ　320

　家族の評価は必ず行う。そうでなければ，
　　治療が破綻するかもしれない。　321

忘れ去られた多くの事柄：高齢者の自殺行動　324

●役立つヒント　328

第 10 章　一般医療における自殺の危険の高い患者 …331

自殺の危険に対する迅速かつ効率的なスクリーニング　335

発見すべき 4 つの指標　336

診断的スクリーニングの役割　337
　高齢と健康不良に気づいたらかならず自殺の危険を評価する　338
　自殺の危険に気づいたら，その緊急度を判定する　340
患者に自殺の危険が迫っているとしたら，治療者は何をすべきか？　341
　標的1　患者の苦痛に満ちた感情を承認する　342
　標的2　両価性について話し合い，
　　　　 人生の別の面についてとらえるように働きかける　343
　標的3　前向きな行動計画を立てる　344
　標的4　危機管理計画を立てる　346
　標的5　患者を社会や地域の資源に結びつける　346
　標的6　電話でのフォローアップを計画する　348
　標的7　適切な薬物療法を開始する　348
●役立つヒント　351

第11章　自殺のサバイバーに対する理解とケア　353

自殺のサバイバーの臨床的特徴　357
サバイバーに介入する際の実際的な問題　369
自殺のサバイバーに介入するための3段階モデル　370
　第1段階　ストーリーを認識し，ストーリーの影響を受け止める　371
　第2段階　新たなストーリーを作り直して，行動面の柔軟性を高める　377
　第3段階　新たなストーリーを世界に応用する　380
自殺のサバイバーに対する集団療法　382
プライマリケアの場における自殺のサバイバーの治療　385
結　論　388

付 録 ……………………………………………………………393

　付録A：自殺に関する哲学　394

　付録B：自殺行動の結果アンケート　395

　付録C：生きる理由調査票　398

　付録D：自殺についての思考と態度に関するアンケート　400

　付録E：医療過誤に対する管理評価　401

索　引　403

訳者あとがき　413

著者紹介　420／訳者紹介　421

第1章

はじめに
自殺行動のさまざまな次元

　本書の目的は，自殺の危険の高い患者を個々に評価し，治療するための手引きとなることである。本書は研修マニュアルとしても用いることができる。各章に示した本文，図表，練習は自殺行動を管理するための側面を教育する資料となる。自殺の危険の高い患者に関する著者らの従来の出版物は訓練の資料として活用されてきたので，それらから得られた知見も各章に組み入れてみた。著者らがかつて中国で得た資料を検討したところ，自殺の危険に関連した問題に取り組むうえで，比較文化的問題に対する関心が高まってきた。本書ではこれらの件についても可能な限り言及していく。まず，短い5症例を提示することから始める。これらの症例は自殺行動のさまざまな有り様を示している。

　　チャールズ・Dの家族にはアルコール依存症の人が多かった。大酒は彼の家では世代を超えた問題であったのだ。Dの父親は慢性的なうつ病で，しばしば大酒したためにさらに気分の落ちこみが激しくなった。そして，Dが12歳のときに父親は自殺した。Dも父親と同じように，大酒するようになり，しばしば重症のうつ状態を呈するようになった。彼はしばしば自殺について考えたが，長い間，誰にもそのことを打ち明けなかった。32歳のときにDは結婚し，

子どもが生まれた。彼は心優しい妻に支えられ，精神科治療を受けるようになり，その後2年間，うつ病，アルコール依存症，自殺念慮を認めていない。

アンドレア・Mは人生のほとんどの時期に，感情の変化がひどく激しいとみなされていた。対人関係も緊張をはらむことが多く，しばしば問題を引き起こした。思春期半ば頃から，Mは自殺して多くの欲求不満にけりをつけたいとしばしば語った。知人は時々彼女のことがひどく心配になり，治療を受けるようにと迫った。しかし，彼女はけっして治療を受けようとしなかった。40歳の誕生日にも彼女は自殺したいと口にしたが，自殺を図ることは一度もなかった。

ラルフ・Hは父親のいない家庭で育った。母親は常勤の仕事をして，女手ひとつで6人の子どもを育てた。Hは15歳のときに同級生と熱烈な恋に落ちた。ふたりはしばらくの間デートをしていたが，ガールフレンドから交際を断られてしまうと，彼はひどく気分がふさいだ。そして，自殺を考えるようになり，命を絶つことを決意した。22口径のライフル銃で胸を撃った。ただちに病院に搬送され，しばらくして回復した。それから18年経つが，Hははつらつと暮らしており，生きていて本当によかったと考えている。それ以来，自殺念慮は抱いていない。

マリエル・Rは34歳だが，この12年間に時々うつ病の治療を受けていた。この間，Rは6回自殺未遂に及び，そのいずれの時にも処方された薬を過量服用していた。彼女は厳しい人生を送っていて，しばしば難題を抱えた。夫の不倫，子どもの病気，彼女に対する雇い主の態度，経済的な問題と悩みが絶えなかった。これらの問題が

手に負えないほどにまでなると，自殺未遂に及んだ。担当医は彼女の病歴について熟知していたため，抗うつ薬は1回につき1週間分しか処方しなかった。

　ホセ・Gは76歳で自ら命を絶った。心臓病の治療薬を致死量服用して自殺する前に，Gは2日間かけて遺言状が有効であるかどうか確認した。そして，子どもや孫たちに長文の別れの手紙を書いた。Gは長く，充実した人生を送ってきた。自殺が起きたときまで，彼には自殺念慮や自殺未遂は認められなかった。彼の妻はその3カ月前に亡くなっていた。それ以来，彼はひとり暮らしを続けていて，日常生活が徐々に支障をきたし始めていた。

　これらの事例のひとつひとつが自殺行動のある側面を示している。自殺行動とは，願望，コミュニケーション，行為の一連のスペクトル上にある。その中でもっとも稀な事象は，既遂自殺である。これは死を意図して自らもたらした傷のために命を失う行為である。それよりも頻度が高いのは自殺未遂であり，これはある程度の死の意図を認めながらも，実際には死に至ることがなかった自傷を指している。そして，もっとも頻度が高いのは，自殺念慮，すなわち自殺を考えることである。
　自殺行動に関して忘れてはならない点は，その頻度についてである。自殺行動に関する文献の大部分は，もっとも頻度が低い既遂自殺に焦点を当てている。全米全体の年間平均自殺率は比較的安定していて，人口10万人当たり約10.7であるから，人口の0.0107％となる。自殺は全人口において第8位の死因であるが，18〜24歳では第3位の死因になっている。後期思春期や若年成人期における自殺もたしかに懸念材料であるのだが，高齢人口についてもっと関心を払わなければならない。65歳以上の高齢者の自殺率は18〜24歳の人の自殺率の2倍以上である。

このような数値は主に検死官の報告に基づいたものであり，現実の自殺率よりも低く報告されているかもしれない。そして，事故死がこの問題を一層混乱させてしまう。たとえば，18歳の男性が自動車事故で死亡したとする。失恋して，とても動揺していたことは多くの人が知っていた。晴れた日にまっすぐな道を運転中に，自動車が電柱に激突して，彼は死亡した。友人たちは自殺を疑ったが，検死官は事故と報告し，真実は明らかではない。

　既遂自殺と比べると，自殺未遂ははるかに頻度の高い現象である。自殺未遂の率を明らかにしようとして計画された研究はさまざまな結果を明らかにした。結果は，主に調査の対象によって異なるように思われる。たとえば，救急外傷センターで毎年どれくらいの数の自殺未遂者を治療しているかと質問する場合と，一般人口を対象としてこれまでに死ぬつもりで自傷行為に及んだことがあるかと質問する場合で，答えとしてそれぞれきわめて異なる数値が出てくるだろう。著者らが従来の研究を検討したところ，一般的に生涯における自殺未遂の率は1〜12％に及んでいる。著者らがシアトル地域において独自に実施した一般人口を対象とした研究では，調査に応じた成人の10〜12％にこれまでに少なくとも1度の自殺未遂を認めた。

　自殺念慮，すなわち自殺について考えることは，さまざまな自殺行動のスペクトルの中でもっとも多く認められる。自殺念慮の重症度は幅が広い。うつ病や統合失調症といった重症の精神疾患に罹患していて明らかな死の意図を認めるものから，「もっとひどくなったら，私はいつでも自殺することができる」といった自らを慰めるような考えまで，さまざまである。ある同僚がかつて「自殺を考えることで，みじめな多くの夜を私はこれまで耐えてきた」と述べたことがあるほどだ。一般人口を対象とした著者らの調査では，回答者の20％が人生のある時期に中等度の自殺念慮（すなわち，2週間以上自殺を考える，計画を立てる，特

定の方法を使おうとする）を少なくとも1度は認めた。他の20％は計画を立てるまでには至らなかったものの，少なくとも1度は自殺念慮に悩まされたことがあると答えた。最近の研究では，全米で1000万人以上（全人口の約4％）が年間にある程度の自殺念慮を抱いている。

　本書で著者らは，次の3つのタイプの自殺の危険について焦点を当てて議論していく。すなわち，①自殺念慮（suicidal ideation），②自殺未遂（suicide attempt, attempted suicide），③既遂自殺（suicide, completed suicide）。さらに，意識的な死の願望を伴わない多くのタイプの自己破壊行動が存在する。苦悩を和らげようとしたり，自己の身体と周囲の世界の間の境界を明らかにしようとしたりすることを目的として自傷行為に及ぶ，ある特定の人々もいる。たとえば，アルコールや煙草の慢性的な使用や，自動車レースや登山といった危険を伴う行為は，自殺に向かう意識下の行為であるとみなされてきた。本書はこの種の行為に焦点を当てないが，たしかにこういった行為に及ぶ患者は存在する。このような患者を治療するにはさまざまな心理療法や薬物療法が必要であり，治療方針を示す文献を読むことを著者らは勧める。

　自殺行動について議論すると，しばしば自殺念慮，自殺未遂，既遂自殺が問題となってくるが，自殺の危険というのはきわめて複雑であり，これがひとつのスペクトル上に連続しているかどうかという点についてはほとんどエヴィデンスがない。この3種の自殺行動の差について**表1-1**にまとめた。自殺について考えている人のほとんどは，実際に未遂に及んだり，自殺したりすることはない。全米で毎年，自殺念慮を抱く人が1000万人いるが，その中で，現実に自殺する人は3万人（0.3％）以下である。自殺未遂に及んだ人のほとんどは，結局，自殺に終わることはない。救急部で実施された研究では，自殺未遂者の1％が，自殺未遂後の1年以内に自殺したにすぎない。あるタイプの自殺行動から他のタイプの自殺行動へと明らかな連続性を欠くというこの事実はきわめて

表1-1　欧米における自殺行動の一般的特徴

自殺行動	自殺念慮	自殺未遂	既遂自殺
性別	不明	女＞男	男＞女
年齢	不明	若年者に多い	より年齢が高い
精神医学的診断	不明	50％は診断に該当しない	うつ病 統合失調症 アルコール依存症 パニック障害 重複罹患
手段	該当せず	自傷や過量服薬が多い	銃，首つりが多い

重要な知見であり，そこから本書における議論，観察，技法が生まれてきた。

　自殺行動の率や原因の複雑さを考慮すると，自殺行動とは，命を絶つことが目的というよりは，ある人物が人生の問題を解決しようとしてしばしば計画されているというのが，著者らの結論である。したがって，自殺の危険に対する治療の多くは学習モデルに基づくものであるべきだというのが著者らのアプローチである。すなわち，予防モデルというよりも，むしろ，問題に対する新たな取り組み方を教えていくという方法である。両方のアプローチのどちらも，特定の診断が下されている患者の治療に用いることができる。予防モデルは，個々の例で自殺が予測可能であるとの前提に立っているのだが，しばしば次の３つの主要な戦略に基づいている。第一の戦略は，**病的課程を強調する**ことである。すなわち，自殺の危険の高い人とは病的な過程（その多くはうつ病であると考えられている）にあるとの前提に立っている。第二の戦略は，**否定的な行動に対して最大の反応を示す**ことである。自殺の危険が増してくると，専門家の反応はしばしば患者の弱点や欠点に焦点が当てられるようになっていく。第三の戦略は，**個々の患者の自己決定権を弱める**という方法で自殺の危険を和らげようとするものである。制限がもっとも厳し

い場合には，この戦略では患者の意志に反した強制入院という形をとる。

　一方，学習モデルに基づくアプローチでは，自殺行動が予測できてコントロール可能だとする前提をそれほど強調することなく，前述した戦略を変化させようとする。これによる介入では，自殺行動で解決しようとしている問題と，臨床診断の双方に焦点を当てていく。病的状況を詳しく描写し，診断を下し，治療するとともに，個人の能力を強化することに努力していくのである。自殺行動に正面から向き合い，それを修正していくという肯定的な行動を強化するように臨床家は患者に働きかけていき，人生における問題に取り組む新たな対処法を探っていく。個々の患者の自己決定権を最大限にする技法を用いて，自殺の危険を減らす努力を達成する。人生の難局に対処していくうえで，自殺の危険の高い人というのは，自分なりに全力を尽くしていると考えられる。したがって，著者らの第一の課題は，患者を一方的に判断したり，批判したりすることではなく，患者の悩みや苦闘を理解するとともに，山積する問題に対処するために（自殺行動以外の）他の方法を探り始めることなのだ。患者がさまざまな臨床状況において学習戦略や問題解決戦略を用いることができるようになるための実用的な方法を探っていくことに，本書は多くを割いている。

自殺は予測可能か？

　臨床家がある行動をたしかに予防できたと主張できるのは，介入をしなければその行動が起きたということを確実に証明できる場合だけである。したがって，自殺は予測可能であるという前提は事実を探るうえで広く認められる誤解である。自殺を予測するためのさまざまな試みについて理解しておくのは重要であるので，この話題について1章を割くことにする（第3章「自殺行動の基本モデル」参照）。しかし，ここで簡

単にこの件について取り上げておこう。結論を先に述べると，自殺を予測する適切な方法は残念ながら存在しない。今まさに迫りつつある自殺の危険を評価する能力は重要な臨床的技能であると多くの精神保健の専門家が主張するのだが，この能力はこれまで経験的に明らかにすることができなかった。こういった予測の能力に関する絶対的な公式など存在しないのだ。この問題は部分的には，自殺率そのものに原因がある。というのも，幸いにして，自殺は稀な現象であるからだ。自殺の危険因子はハイリスク群を同定するのに有用であるが，ハイリスクの個々の患者を同定するにはそれほど役に立たない。さらに，自殺の危険の評価に際して，臨床的にもっとも必要とされるのは（数時間から数週間以内といった）短期的な評価であるのに，予測に関する文献の多くは（数年から一生といった）長期的な評価に焦点を当てている。そのうえ，長期的な危険因子の中には安定していないものもある。たとえば，結婚状態，雇用，現在の精神医学的診断などはすべて変化し得る。要するに，個々の事例に対して自殺の危険の短期的評価も，そして長期的評価の能力もきわめて多くの欠陥がある。したがって，重要な新たな予測法が開発され，評価されなければ，自殺が予測可能であると主張するのは妥当ではない。さらに深刻なのは，この種の判断の誤りのために，あまり意味のない介入を実施することにつながりかねないことであるのだ。

精神医学的診断の役割

　自殺の危険はたったひとつの精神障害のために生じているのではないことを，臨床家も承知しているし，精神医学の文献でも確認されている。さまざまな診断カテゴリーと自殺についての研究は，自殺率が一貫して5〜15％であることを明らかにしている。複数の精神障害に同時に罹患すると，とくに反社会性パーソナリティ障害，境界性パーソナリティ

障害，物質乱用，統合失調症，パニック障害，うつ病などに同時に罹患すると，きわめて自殺率が高まる。精神医学的診断は既遂自殺に関する報告でもっとも強調されてきた。既遂者に比べて，自殺未遂者が精神障害に罹患している率は低いし，自殺念慮のある人ではさらにその率は低くなる。

　後方視的に診断を下したり，検死官の報告書に一部基づく，いくつかの主要な研究の結果によると，自殺した成人の約50～90％は何らかの精神障害に罹患していたことが明らかにされている。ただし，これらの研究には本質的な欠陥がある。故人に面接することはできないし，故人を知る人々は自殺が起きたことに大きな影響を受けてしまいかねない。自殺は精神障害であったことのしるしだと考えていると，この思いこみを確認するような出来事や言動を思い出してしまうかもしれない。うつ病は一般人口においてよく認められる病態であるので，おそらく既遂自殺者にもっとも多く認められる診断になってしまっている。しかし，うつ病患者における自殺率は，たとえば，統合失調症やパーソナリティ障害といった他のいくつかの精神障害の患者における自殺率とほぼ同じであるのだ。

　うつ病は過大に診断されているという意味でも，過小に診断されているという意味でも，自殺の危険の高い人の評価でとくに問題になる。DSM-IV-TR（American Psychiatric Association, 2000）は，第1軸診断の中でうつ病性障害だけに，診断基準として自殺行動を挙げている。おそらくこういった分類のために次の2つのことが生じ得る。①この患者は自殺の危険が高い。したがって，うつ病に違いないとみる。②そして治療（とくに薬物療法）が開始される。診断はいくつかの一連の基準に基づいて下されるべきであって，たったひとつの基準に基づくべきではない。うつ病が正確な診断でなければ，抗うつ薬による治療は効果が現れないかもしれない。さらに，抗うつ薬（とくに三環系抗うつ

薬）の中には過量服薬するときわめて致死性の高いものがあるので，抗うつ薬治療の適応が定かでない場合には，処方してはならない。ルールは単純である。自殺の危険の高い患者がうつ病に罹患していると決めつけてはならないのだが，自殺の危険の高い患者ではうつ病についてかならず評価しなければならない。

　全国的にみても，うつ病がその実数以下しか診断されていないことが今では明らかである。地域での疫学調査の知見によると，うつ病の診断基準に該当する人の半数以上が，うつ病と診断もされていないし，治療も受けていないという（Sussman et al. 1987）。効果的な治療が存在するのであるから，個人の生産性や快適な生活に及ぼす治療の効果はきわめて大きい。したがって，患者の状態を評価するにあたって，うつ病をスクリーニングする必要がある。このスクリーニングの最善の方法とは次のような症状が2週間以上存在していないか患者に質問することである。①悲しく，気分がふさぎ，抑うつ感を覚える，②物事に関心をなくす，③活力を失う，④絶望的になり，どうしようもなく感じ，無価値感を覚え，自分を責める。患者がこういった短い質問のうちのいくつかに対して「はい」と答えるならば，うつ病の診断基準について詳しく検討していく。うつ病の診断が下されたならば，治療を開始するか，あるいは患者を他の治療者に紹介する。

　精神障害を診断し治療することは重要であり，この点について強調すべきである。しかし，本書の中でも多くの箇所で指摘しているように，精神障害を治療するのは重要であるが，患者の多くにとってはそれだけでは十分ではないし，そもそも自殺の危険の高い患者の多く（おそらく50％）はいかなる精神障害の診断基準にも該当しないのだ。一般的な治療法に加えて，自殺の危険に対して焦点を当てた治療をすることを著者らは勧める。このように提言するのは次の2つの知見に基づいている。①適切な治療を受けている患者においても自殺の危険がしばしば生じる

(すなわち，治療を受けている・・・・・・・にもかかわらず自殺行動が起きることがある)。Isometsa ら（1994）による研究では，自殺者の 45％が精神科医から治療を受けていたという。②うつ病，統合失調症，不安障害といった主要な精神障害に対して，効果的な治療（とくに薬物療法）がこれまで長年にわたって存在していた。しかし，このような治療自体が，この種の患者の自殺の危険を減らすことができたというエヴィデンスは乏しい。抗うつ薬も抗精神病薬もどちらも，自殺行動の予防に対してプラセボよりも優ったとは断言できないという臨床治験からのエヴィデンスがある（Khan et al. 2000, 2001）。重要な例外として，自殺の危険の高い統合失調症患者にクロザピンが有効であったという知見がある。

人口統計学的要因

人口統計学的情報のほとんどは欧米で実施された研究からのものである。他の情報源から得られたデータは興味ある差異を示している。たとえば，米国では男性の自殺率が女性に比べて高いのだが，中国からの報告によると，若年層では女性のほうが男性よりも自殺の危険が高いという。米国では，他の年代に比べて高齢者の自殺が多い。米国の自殺率は，16～24 歳で急激に上昇し，中年期でプラトーに達し，その後，再び上昇し，とくに 75 歳以上の白人で自殺率は人口 10 万人当たり 20 以上となる。自殺率を報告しているほとんどの国では，年齢が高くなるとともに，自殺率が上昇している。なお，ここでも文化差が認められる。高齢者の自殺率は，アフリカ系アメリカ人やアメリカ先住民では低くなるようである。この主な理由は，これらの人種の高齢女性が低い自殺率を示しているためであるだろう。自殺未遂は若年層に多く，とくに 45 歳以上ではじめて自殺未遂に及ぶという報告はあまりない。思春期では自殺未遂の率が既遂自殺に比べて高い（200：1）のだが，高齢者では未遂・

既遂比が4：1と低いことが報告されている。米国では，自殺未遂に及んだ人の多くが，再び自殺を図る。自殺未遂のために入院となった人が再び自殺を図る率は50％近くになる。年齢と性別に加えて，重要な人口統計学的要因として，人種，結婚状態，宗教，雇用，季節変動などがある。米国では，白人の自殺が他の人種よりも多い。また，未婚，別居，離婚，死別者の自殺が，そうでない人に比べて多い。同性愛や両性愛の人の自殺率も，異性愛の人に比べて高い。配偶者の死亡は，その死から少なくとも4年間の自殺の危険を高めてしまう。プロテスタントの人の自殺率は，カトリックやユダヤ教徒に比べて高く，自殺率と失業率も多くの国で相関関係を認めている。他の要因としては，身体疾患，喪失体験（最近の喪失体験，あるいは，過去の喪失体験に対する現在の反応），身体的虐待などがある。

パーソナリティおよび環境的特徴

多くの研究が自殺の危険の高い患者のパーソナリティや環境的特徴を明らかにしようとしてきた。このような特徴を理解することは，著者らの治療モデルにとって必要不可欠である。第4章「自殺行動とその契機についての評価」で，これに関連する多くの問題について詳しく解説する。主としてパーソナリティに関する研究は，自殺未遂者や自殺願望のある人を対象として実施されてきたが，次の4つの機能領域に焦点を当てている。①認知，②苦悩に満ちた感情，③対人的機能，④環境的なストレス。これらの要因のどれもが重要であり，それぞれが相互依存的な形で影響を及ぼしあっていると思われる。認知機能に関する研究の多くは問題解決能力に焦点を当ててきた。一般に，自殺の危険の高い人は問題解決能力が低いとみなされている。彼らは，白か黒か，善か悪か，正か邪かといった二者択一的思考をする。著者らの治療アプローチでは，

人間関係のほとんどを占めている灰色の領域を患者が受け入れられるように助力することが主要な目標である。自殺の危険の高い人というのは，思考法が柔軟性に乏しいばかりでなく，問題を解決するのに他者の力に頼る傾向がある。彼らの行動の多くは，運命，幸運，そして他者の努力に頼っていると思われる。さらに，彼らは自らの問題解決の努力がどれほど効果を現しているかという点についてほとんど関心を払おうとしない。自分の行動を評価する能力に欠けているか，あるいは評価しようなどと考えないのだ。評価することをしなければ，あまり効果のあがらないか，あるいはまったく無効な問題解決に拘泥してしまう危険がある。著者らの治療アプローチを解説するために，臨床的なアプローチに影響を及ぼすパーソナリティの側面について再び取り上げることにしよう。

　自殺の危険の高い患者はひどく忍耐力に欠けるという点を，認知に関する文献が明らかにしている。彼らは非現実的なまでに短期的な成功を望み，そして，ただちによい結果が得られないとなると，問題解決を放棄してしまう傾向がある。短期的な利益に目を奪われてしまい，長期的な結果をほとんど考慮しないことがしばしばである。自殺未遂者の多くが自殺を効果的な問題解決行動として肯定的にとらえていることを著者らの研究が明らかにした。さらに，自殺行動をある種の問題解決手段と考える程度と，自殺の意図の深刻さとは，きわめて密接に関連している。自殺の危険に関連するもうひとつの重要な認知的要因とは絶望感である。これは将来起こり得る（しかし，ただちにではない）自殺を予測する。絶望感の本質とは，人生が好転する可能性など有り得ないという全般的な厭世観や空虚感である。ある人物にとって，絶望感は，抑うつ感と自殺の危険を結びつけているかもしれない。

　自殺の危険の高い患者の多くはきわめて困難なジレンマに陥っている。強烈な苦痛を感じているのに，それに耐える力が欠けているのだ。彼らの人生は不安，抑うつ，怒り，倦怠，自責といった苦悩に満ちた感情で

彩られている。そして，自らの感情を嫌悪していて，それを受け入れたり，働きかけたりしていくことが難しい。欲求は満たされず，自殺念慮や自殺未遂が，他に捌(は)け口がなく，蓄積された感情を発散させる方法となる。自殺の危険の高い患者の多くは周囲からのサポートがほとんどない状況で暮らしていて，友人や家族との間にしばしば葛藤が存在する。強い絆のある人を喪(うしな)ったり，拒絶されたりする恐れもよく起こり，これらはどちらもしばしば自殺行動の引き金となる。自殺の危険の高い患者は，共感的で，役立つ援助をしてくれるような人が周囲にいないことが多い。親身になって話を聞いてくれたり，支持し，教えてくれるどころか，言いくるめようとしたり，説教したりする人しか周囲にはいない。こういった患者の多くは，「あなたはただこうすればいい」といった助言に耐えていかなければならないことがよくある。たとえて言えば，熱狂的な宗教団体のグループが玄関先に現れて，「あなたの人生を変えるために30秒だけ私たちにください」と言われるようなものである。多くの自殺の危険の高い患者は自ら進んで申し出て，意味のある支持的な人間関係を作るのが難しい。新たな人間関係といった状況は彼らは苦手であり，対人恐怖を覚え，引きこもってしまうことも多い。

　否定的なものであれ，肯定的なものであれ，人生のストレスは自殺行動の主な契機となり得る。自殺の危険の高い患者は，ストレス，とくに否定的なストレスを経験している率が高い。彼らにとって人生は問題ばかりであり，日常生活でもこのような人々はさまざまな困難な問題を抱えている。身体疾患，不安定な経済状態，人生の転換点での変化，といった長期的なストレスだけでなく，自殺の危険の高い人はごく日常的にも山積する悩み事を抱えている。自殺企図が起きる前の24時間には，些細なストレスとともに，対人関係の葛藤や喪失の恐れが高い状況にある。他者から支持や保証を得ようとする試みは普通はうまくいかず，不快感や苦痛に満ちた感情が強まっていく。

遺伝の役割

　遺伝は自殺の危険を理解するうえで，何らかの役割を果たしている。家族歴は自殺行動と関連しているが，自殺未遂や自殺念慮よりも，既遂自殺に関連するデータのほうが多い。ある家系に自殺が多発することがあり，この知見は遺伝が果たす役割を示唆している。一卵性双生児および二卵性双生児のどちらに関するデータも，ある家系に自殺が集積するというこの知見は，自殺そのものというよりは，自殺に関連した精神障害に罹患しやすい遺伝的傾向を示唆していると考えられる（Roy 1983）。自殺に関連した独立した遺伝的要因が存在するか否かはまだ結論が出ていないが，自殺の危険が，独立した遺伝的な危険因子である可能性がある。他のタイプの自殺行動に及ぼす遺伝的影響はさほど明らかではない。既遂自殺の家族歴は自殺未遂の危険を高めるので，ある家系内に自殺未遂が多発する可能性がある。自分の家族やそれ以外にも，自殺未遂者が他の自殺未遂者の存在を知っている傾向は，対照群（他の精神科患者や精神科患者ではない群）よりも低いことが，著者らの研究から明らかになった。この知見は，自殺未遂者は自殺の危険がもたらす長期的で否定的な結果を示すモデルを知らず，したがって，自殺未遂を短期的で，より肯定的な結果をもたらすものとみているという点をこの結果が示唆しているのかもしれない。この点については今後とも多くの調査が必要である。

生化学の役割

　1970年代末より自殺行動に関連するセロトニンの機能について研究の焦点が当てられてきた。セロトニンは主要な神経伝達物質であり，脳

脊髄液中のセロトニンの代謝産物の低値は，うつ病患者の自殺行動を予測する。この「セロトニン低値」という知見は，統合失調症，パーソナリティ障害，アルコール依存症などの他の診断群でも認められた。この知見が診断を超えて認められたため，うつ病を対象としたものから，自殺そのものに対してより焦点を当てた戦略へと，自殺の危険に関する薬物療法の研究の焦点が移っていった。セロトニン機能に直接作用する薬物が自殺行動を治療するために有効か否かは，今後さらに研究が必要な課題である。2004年初期の段階では，自殺の危険の高い患者の治療に対して，米国食品医薬品局（FDA）から承認された唯一の薬物はクロザピンであり，精神病のみに使用が制限されている。また，炭酸リチウムは双極性障害患者の自殺を減少させるのに有効であることが証明されている。

身体疾患の役割

　身体疾患も自殺の危険を高めることに関連している。この関連はそれほど驚くべきものではない。というのも，身体疾患の多くには疼痛，機能の喪失，心理的苦悩が伴う。その結果，さまざまな問題が生じてくると，自殺がその解決手段のひとつであると患者は考えるかもしれない。HIV（ヒト免疫不全ウィルス）感染やエイズ（後天性免疫不全症候群）など，とくに自殺と関連する重症の慢性的な疾患がある。しかし，それ以外にも，重症の身体疾患の患者すべてに対して自殺の危険を検討することが重要である。重症の身体疾患患者に臨床的に重症の気分の障害を認めた場合，かならず自殺念慮について質問しなければならない。なお，自殺の危険について評価することは，精神保健の専門家だけの仕事ではない。いくつかの研究の結果によると，自殺者の50〜75％が死に至る前の6カ月間に医師のもとを受診している。したがって，（精神科を専

門としない）一般の医療従事者も自殺行動を減らす第一線に立つ重要な役割を担っているのだ。

結　論

　1940年代から1960年代にかけて開発された自殺の危険に働きかけていく心理療法は，もっともうまくいったとしても，ごく一部で有効であったにすぎない。自殺予防の治療戦略はほとんど成功しなかった。精神保健のいかなる領域から生み出されたものでも，どのタイプの自殺行動の率も減らすことができたものはほとんどない。個人として助けられた者はいても，問題は残った。本書では，著者らがこの問題に対する解答があるなどと取りつくろうつもりはない。他の治療者と同様に，著者らも日々，多くの問題を抱えた患者に対処し，個々の症例に対して最善の方法を探し求めている。しかし，著者らは将来に希望を抱いている。それぞれの臨床家が本書を用いて，より効果的な治療ができるようになることを，著者らは望んでいる。

❗ 役立つヒント

- 自殺行動にはいくつかのタイプがあり，あるタイプがかならずしも他のタイプへと移行するものではない。
- 死に直結しない自殺行動はきわめて多い。もっとも頻度が低いタイプが既遂自殺である。
- 自殺行動を問題解決のひとつの手段として考えることは有用である。
- 自殺行動はしばしば精神障害と関連しているものの，単にこれらの障害だけに焦点を当てても，自殺の危険を減らすことはできない。
- すべての医療従事者は，自殺の危険の高い患者の評価と，その治療を

実施するという点で第一線に立っている。

文　献

American Psychiatric Association: Diagnostic and Statistical Manual of Mental Disorders, 4th Edition, Text Revision. Washington, DC, American Psychiatric Association, 2000

Isometsa ET, Henriksson MM, Aro HM, et al: Suicide in major depression. Am J Psychiatry 151:530–536, 1994

Khan A, Warner, HA, Brown WA: Symptom reduction and suicide risk in patients treated with placebo in antidepressant clinical trials. Arch Gen Psychiatry 57:311–317, 2000

Khan A, Khan SR, Leventhal RM, et al: Symptom reduction and suicidal risk among patients treated with placebo in antipsychotic clinical trials: an analysis of the Food and Drug Administration database. Am J Psychiatry 158:1449–1454, 2001

Roy A: Family history of suicide. Arch Gen Psychiatry 40:971–974, 1983

Sussman LK, Robins LN, Earls F: Treatment-seeking for depression by black and white Americans. Soc Sci Med 24:187–196, 1987

推薦図書

Blumenthal SJ, Kupfer DJ: Suicide Over the Life Cycle: Risk Factors, Assessment, and Treatment of Suicidal Patients. Washington, DC, American Psychiatric Press, 1990

Chiles JA, Strosahl K, Cowden L, et al: The 24 hours before hospitalization: factors related to suicide attempting. Suicide Life Threat Behav 16:335–342, 1986

Conwell Y, Duberstein PR, Cox C, et al: Age differences in behaviors leading to completed suicide. Am J Geriatr Psychiatry 6:122–126, 1998

Crosby AE, Cheltenham MP, Sacks JJ: Incidence of suicidal ideation and behavior in the United States. Suicide Life Threat Behav 29:131–140, 1999

Ettlinger R: Evaluation of suicide prevention after attempted suicide. Acta Psychiatr Scand Suppl 260:1–135, 1975

Hawton K, Catalan J: Attempted Suicide: A Practical Guide to Its Nature and Management, 2nd Edition. New York, Oxford University Press, 1987

Mann JJ, McBride PA, Brown RP, et al: Relationship between central and peripheral serotonin indexes in depressed and suicidal psychiatric inpatients. Arch Gen Psychiatry 49:442–446, 1992

Minino AM, Arias E, Kochanek, KD, et al: Deaths: final data for 2000. National Center for Health Statistics (DHHS Publ No 2002-1120). National Vital Statistics Reports, 50. Washington, DC, U.S. Government Printing Office, 2002

Montgomery SA, Montgomery D: Pharmacological prevention of suicidal behavior. J Affect Disord 4:291–298, 1992

第2章
臨床家の感情，価値観，法的問題，倫理
自殺の危険の高い患者の治療に関する全般的問題

　本章では，自殺の危険の高い患者を治療する際の対応に強く影響を及ぼす態度や認識について解説するとともに，問題を引き起こすような点について読者自身が気づくことができるようにする練習を提示する。本章の最初の節では，自殺の危険の高い患者を前にして引き起こされるさまざまな感情について解説する。次の節では，自殺に関する価値観や道徳的な反応について議論する。というのも，既遂自殺や非致死性自殺行動に対する臨床家の価値観が自らの行動に影響を及ぼす可能性があるからである。読者はぜひ自殺について自身の価値観を明らかにするための練習を試みて，自殺の危険の高い患者に建設的に働きかけていく自分の能力を妨げかねない陥穽について気づいてほしい。また，自殺の危険の高い患者を治療していくうえでしばしば訴訟を起こされる恐れが生じるので，民事訴訟がどのように構成されていて，患者の自殺が起きた後にどのようなタイプの告訴が起こされるのか，そして，訴訟を起こされる危険を減らすにはどうすべきかを検討していく。感情的な反応，価値観，医療過誤訴訟の恐れなどが互いに複雑に影響しあうのだが，自殺の危険の高い患者の治療を倫理的に実施するにはどうしたらよいのかというのが重要な課題となる。そこで，このような困難な状況に方向性を示すようなガイドラインを示すことにしよう。

自殺行動に対する治療者の感情的反応を理解する

自殺行動に対する臨床家自身の感情的反応を理解することは，自殺の危険の高い患者の治療に習熟するための，最初の，そしてもっとも重要な段階である。そこで，架空の練習から始めることにする。

感情と陥穽の練習

まず，読者が知っている人の中で，理解するのが難しく，どこか予測のつきにくい人について思い浮かべてみてほしい。この人はしばしば気分にむらがあり，他者をひどく巻きこむ。その結果，周囲の人々はその人を支えようとしたり，お世辞を言ったりするかもしれないが，そのうちとんでもないしっぺ返しにあう。その人は突然，それも時にはほとんど何の訳もなく，ひどく怒りだす。普通，この怒りはごく短い間しか続かないのだが，時には長い間続くこともある。この人は友人に取り入ろうとしたかと思えば，今度はまったく口をきかなくなってしまうかもしれない。読者とその人の関係はごく普通の知り合いといったものである。その人との関わりあいは一般的で気楽なものだ。この人物について著者らが描写したように，読者もその人に対する自分の感情を考えてみてほしい。次に，この人がつい先ほど自殺未遂に及んだと知らされた場面を想像してみる。複雑な対人関係が破綻した結果，その人は手首を切ったため，友人によって病院に連れて行かれ，精神科病棟に入院となった。さて，このような状況で読者自身の感情的反応について想像してみてほしい。なお，この人はこれまでにもこの他に，計3回の自殺未遂（手首自傷が1回，過量服薬が2回）に及んでいたこともわかった。過去10年間にこのような自殺未遂があり，すべて対人関係が破綻した状況で起

反応の次元	あなた自身の反応	あなたに対する肯定的および否定的影響
最初の主な肯定的な感情的反応は何か？		
最初の主な否定的な感情的反応は何か？		
この人の状況や行動のどの部分が，あなたにもっとも否定的で非難を下すような反応を引き起こすのか？		
この人の状況や行動のどの部分が，あなたにもっとも肯定的で共感に富んだ反応を引き起こすのか？		
この人とこれからも付き合うとしたら，あなたが出あう最大の障壁とは何だろうか？		

図2-1　自殺行動への反応に関する調査票：最初の調査

きていた。この人物に対する読者の感情的反応について考えてみて，図2-1の自殺行動への反応に関する調査票に感情的反応をひとつひとつ記入していく。この練習では，読者自身の「最善と最悪」の反応について詳しく検討する。たとえば，極端に否定的な反応とは「もうこの人とはけっして口をきかないだろう」というものかもしれない。逆に，極端に肯定的な反応とは「その人が何をしようとも，私はかならず助けてあげる」というものかもしれない。

　次に別の人物を想像してみよう。読者にとって，その人は子どもの頃からの友人で，今，40代半ばだが，この3〜4年間はつらい日々が続

いていた。ティーンエイジャーの子どもが2人いたが，どちらもさまざまな問題を抱えていた。娘は学業不振で，最近は飲酒運転のために逮捕されてしまった。夫婦仲も冷えきっていて，妻は身体の病気だといって次から次へと医師のもとを受診したが，特定の病気と診断されることはなかった。6週間前，その友人は一時解雇された。この人物に対する読者の感情的反応を想像してほしい。そして少し時間を置いて，今度は，その人が自殺未遂に及んだと知らされたことに対する読者の反応を想像してほしい。先週末，その人は酒を浴びるほど飲んだ。これはおよそ彼がするようなことではなかった。そして土曜日の深夜に，彼は拳銃で胸を撃ちぬいた。家族は彼をすぐに病院に連れて行った。この男性は，重体だが，何とか命はとりとめた。この人の自殺未遂を知らされたときの読者の感情的反応を想像してほしい。自殺行動への反応に関する調査票の第二の調査（図2-2）に読者の反応を書きこむ。

　読者の肯定的な反応も否定的な反応も考えてみた後に，今度は少し視点を変えてみよう。今までに説明してきた2人が自分の担当している患者であると仮定してみる。それぞれが3ヵ月間治療を受けていて，その間に自殺未遂に及んだ。このような状況は読者の反応を変化させるだろうか？　相手との関係が異なると，読者の感情的反応に変化を及ぼすだろうか？　読者は知人，それとも，患者の自殺行動に対してより寛容だろうか？　もしもそうならば，相手との関係に基づいて，読者の反応が異なるのはどうしてだろうか？

反応の評価

　ほとんどの人は，他者の非致死性自己破壊行動，自殺念慮，自殺をすると訴えることに対して強烈な反応を呈する。ところが，既遂自殺に対しては異なる感情を抱いたり，異なる行動を起こしたりする傾向がある。

反応の次元	あなた自身の反応	あなたに対する肯定的および否定的影響
最初の主な肯定的な感情的反応は何か？		
最初の主な否定的な感情的反応は何か？		
この人の状況や行動のどの部分が，あなたにもっとも否定的で非難を下すような反応を引き起こすのか？		
この人の状況や行動のどの部分が，あなたにもっとも肯定的で共感に富んだ反応を引き起こすのか？		
この人とこれからも付き合うとしたら，あなたが出うう最大の障壁とは何だろうか？		

図2-2　自殺行動への反応に関する調査票：第二の調査

既遂自殺に対しては，しばしば距離を置いたり，哲学的な諦念にかられたりする。それとは対照的に，自殺未遂，自殺念慮，自殺をすると訴えるといったことに対しては，強烈で否定的な感情的反応が引き起こされるのが普通である。この種の行動を呈する患者について述べるときに，残念ながら，臨床家はきわめて感情的な表現をする傾向がある。たとえば，「患者は自分の利益のために周囲を操作しようとしている」「単なる自殺の脅しだ」「境界性パーソナリティの典型的な行動だ」といった具合にである。こういった言葉は急性に自殺の危険が高まっている患者に働きかけていくうえで問題を引き起こす可能性がある。臨床家にこの種

の本音の反応を認識しておく能力が欠けていると，その否定的な衝撃が自殺の危機の最中に生じてしまう可能性がきわめて高い。自殺の危機とは，換言すると，考え得る最悪の時である。明晰な思考がもっとも必要とされるまさにその時に，そのような明晰な思考が曇らされてしまうかもしれないのだ。

　感情と陥穽の練習ですでに提示した症例に対する読者の感情的反応を思い出してほしい。最初の症例では，自殺未遂について知ったときの典型的な反応はある程度予測できただろう。これはその人の人生のスタイルと合致するものであった。読者はなんらかの心配をしたかもしれないが，自殺未遂を引き起こした混沌とした人間関係に巻きこまれていなかったことにいくらか安心したかもしれない。その人が他者を操作するために自殺を図ったことに対して読者は怒りを覚えたかもしれない。これまでにも自殺未遂を繰り返してきたと知ったときの典型的な反応は，その患者を拒否しようとする気持ちが強まっていき，関与していないことに安心し，将来，その人物に関わりあいを持つことを避けるようになっていく。状況が変化して，その人が自殺してしまったときには，読者はどのように感じるだろうか？　多くの人は，距離を置いたり，仕方がないと感じたり，悲しみを覚えるとともに，予想もしなかった出来事が起きたという感情にも襲われる。

　第二の症例のほうが多くの人にとっては容易に共感できるだろう。自殺の危険に襲われるまでに，あまりにも多くの悲惨な出来事が起きていたことは理解できる。週末に浴びるほど酒を飲んだことも，その人物の状況を受容し，解決策を考え出そうとしたのだと理解しようとするだろう。この男性の例に対しては，怒ったり，イライラを感じたりすることがより少なく，「私はこれを理解できる」「すべては神の御心のままに」といった感じを抱くだろう。3年が経過し，この人物との連絡がある期間途絶えてしまったと想像してみよう。彼は銃創から回復し，退院した。

飲酒の問題が持続していたばかりでなく，この友人は長年にわたってそれほど騒ぎを起こさなかったものの大酒を続け，しばしば妻子を口汚く罵っていたことを読者が知ったとする。拳銃による自殺未遂以来，3回の自殺未遂に及び，すべて過量服薬であった。彼はある程度の期間なんらかの治療を受けていて，過量服用したのは抗うつ薬であった。この人は離婚し，単身生活となり，今でも職はなく，酒を飲み続けている。彼が久しぶりに読者に連絡をしてきて，借金を申しこみ，「もしも助けてくれなければ，私は何をするかわからない」などと言ったとする。さて，この時点での読者の感情的反応はどのようなものだろうか？

　臨床家の反応にはさらに困難な側面がある。それは臨床家の治療能力に関連する価値観に影響を及ぼし，自殺の危機の最中にその能力を妨げる。精神科医療従事者も含めて，ほとんどの医療従事者は人々を助けたいと思って，この領域に入ってきた。このような人々は共通して，患者というものは助けてほしくて治療を求めてくるものだという前提に立っている。しかし，自殺の危険の高い患者は助けられることに対して両価的である。すなわち，自殺の危険の高い患者は，助けてほしいと同時に，助けてほしくないという気持ちもあるのだ。この両価性は治療を深刻に妨げる可能性がある。このような状況では，臨床家の治療や説得の能力が制限されてしまうことを忘れてはならない。説得に失敗すると，臨床家は無力感を覚え，それに対処しなければならない。この状況で，多くの臨床家は欲求不満や怒りを覚え，十分に慎重でないと，このような感情を患者の行動のせいであると非難するかもしれない。臨床家は冷静さを失い，患者を治療するのではなく，むしろ，否定的に反応し始めるかもしれないのだ。臨床家と患者の相互作用は，必要とされる治療に向けられるのではなく，患者の両価性や否定的な態度に主に焦点を当てられてしまう。ここで浮かび上がってくるのは，状況に適応していくという態度が減り，患者が自殺行動に及ぶかもしれないという点が，臨床家と

患者の相互関係の中心になってしまう。この段階では，残念なことに，臨床家は患者を力ずくで押し黙らせようとしたり，臨床家独自の規則を用いて立ち向かおうとしたり，あるいは患者を他に紹介しようとしたりするかもしれない。どのような結果であれ，治療関係は終了し，それは臨床家の側の問題でもあれば，患者の側の問題でもある。

自殺に対する道徳や価値観に基づいた立場

　ワークショップできわめて有用であると著者らが気づいた練習がある。それは，自殺に関するさまざまな価値観（過去数千年かけて発達してきた哲学に基づいた価値観であることが多い）について議論し，可能な限りほとんどすべての視点を挙げてみることである。多くの社会で有史以来，自殺は哲学の中心的課題であった。自殺が誤った行為であるのは明白であるとするものから，本質的に肯定的な行為であるとするものまで，その立場はさまざまである。以下，一連のアプローチについてまとめてみよう。それぞれのアプローチには信奉者がいるので，各論点に関する妥当性（あるいは妥当性に欠ける点）について議論する。このような議論を読んだうえで，読者自身の哲学について考えてみてほしい。最後に，著者らの哲学についても述べることにしよう。

　まず，自殺は明らかに誤っていて，有害な行為であると主張されてきた。自殺は人間の生命の尊厳，すなわち，基本的な人間性に対する暴力行為であるととらえられる。人間の生命を尊重する哲学，どのような犠牲を払ってでも生命を守るべきであるとする哲学においては，自殺に反対する立場をとることが基本である。ある宗教の視点では，自殺は，神の特権である生殺与奪権を侵害する，傲慢な誤った行為の結果であるとみなされる。より社会的な立場をとる哲学は，自殺は国家に対する犯罪であるから，誤っていると主張するかもしれない。このような視点では，

個人は主として社会的存在であり，国家の所有物としてとらえられている。誰にも国家の所有物を奪う権利はない。したがって，自殺は不自然なものとして描写される。ある人物が自殺すると，自然の秩序に対する暴力であるとされる。より心理学的視点では，自殺は，複雑で必然的に両価的な状況に対する過度に単純化された反応であるので，誤った行為であるとされる。自殺は将来の学習や成長の機会を否定する取り返しのつかない行為であるというのだ。システム心理学の視点では，自殺は，遺された人々（遺族や地域社会）に悪影響を及ぼすので，誤った行為とみなされる。

　自殺は明らかに誤った行為であるという視点から少し離れると，自殺はある条件下では許されると考えることもできるだろう。この哲学は，生活の質（クオリティ・オブ・ライフ）を保つことのできない人の自殺を支持する。たとえば，激痛を伴い，不治で，かならず死に至る病気にかかっている人の自殺は正当化できるというものだ。また，自殺に道徳や倫理的な意味あいを含めるべきではないという視点もある。自殺はあらゆる文化，あらゆる時代に生じており，他の現象と同様に，科学的研究の対象となる生命現象であるというのだ。そして，自殺は理性の領域を超えて起きる行為であるとみなすこともできる。自殺は，合理的な心理では理解不可能な動機によって生じ，理解を超えた経験という立場から正当化できるという。自殺は道徳的に中立的な行為であるという視点もある。すべての人には，自由意志を行使する権利があり，自らの命を絶つこともできる。

　自殺を否定的にとらえてきた哲学があるのと同様に，自殺を肯定的にとらえてきた哲学もある。たとえば，エピクロスは人生の目的は快楽にあると述べた（Dewitt 1954）。快楽を求められなくなったならば，死は心地よい他の選択肢となるというのだ。また，自殺を妥当な選択とみなす文化もある。死は不名誉よりも望ましいととらえられ，自殺が奨励

される。敗北よりも，自らの手で命を絶つほうが望ましいというのだ。自殺を刑の執行を免除するための方法とみなす文化もある。たとえば，近親相姦を禁止する部族の掟は，もしもこの掟を破る者があると，部族を離れ，自ら命を絶つことを求める。また，たとえば，平和を求めるために焼身自殺するといったように，自殺が何か崇高な目的のために実行されるならば許されるべき行為であるとされるかもしれない。また，ある人が名誉を失ったとみなされたときに，自殺によって面目を保つことができるかもしれない。自殺は，すでにこの世にはいない大切な祖先や愛する者にただちに再会することができる肯定的な行為としてとらえられるかもしれない。死のもたらす美や誘惑の詩的表現として，自殺が個人的かつ性的にとらえられることもある。

　さて，今度は自殺に関する読者自身の価値観や道徳的立場について検討していく。これまでの生育歴，人生の経験，個人的な試練などを通じて，誰もが自殺という行為に関して独自の信念を作りあげている。個々の価値観については，それはけっして証明できるものではないという点を認識しておくのが重要である。人間として，個々人がそれぞれの価値観を築きあげてきているのだ。価値観についてもうひとつ重要な点は，それが個々人の行動，評価，感情的反応を規定するという点である。したがって，自殺に対する自らの態度を十分に理解しておくことがきわめて重要である。読者は，自殺を賢明な選択であると考えるだろうか？　自殺に怒りを覚えるだろうか？　自殺は考えたり，語ったりすることが難しい話題だろうか？　すでに解説した自殺に関するさまざまな哲学について読んでみたうえで，問題や不安を感じたならば，その点について同僚と話し合ってほしい。そして，もしも必要ならば，読者自身がカウンセリングを求めてほしい。次の患者の治療を始める前に，自分自身の感情を十分にコントロールすべきである。この課題に取り組むのに最悪な時とは，自分の担当している患者が危機的状況にある時だ。

読者自身の立場をとらえるために，付録A（「自殺に関する哲学」）を読んだうえで，自殺についての自分の価値観と道徳的反応について自己評価し，その結果を分析することを，著者らは勧める。読者は自殺という行為に対する否定的な信念を支持しているだろうか？　こういった態度であると，自殺の危険の高い患者に働きかけていくうえで，過度に道徳的になってしまうかもしれない。自殺に対して否定的信念と肯定的信念が混在していることを支持しているだろうか？　このような態度は，自殺に対する読者の態度が両価的で，葛藤に満ちたものであることを示しているのかもしれない。患者の死の願望に同情的である臨床的状況もあれば，それほど同情を覚えない状況もあるだろう。多くの臨床家の哲学はけっして一貫したものではなく，むしろ，関わっている状況によって変化する傾向がある。過度の不安を抱かずに自殺の危険の高い患者を治療していくことができるかどうか決めなければならないので，まず自己評価しておかなければならない。時に感情的になったり，自殺の危険の高い患者の治療が困難に思えたりすることがあるのは，正しいとか，誤っているとかいうものではない。治療というのは，患者との相性とか，治療者の才能に関わっている。自殺の危険に対する治療に自分が向いていないと考えるならば，治療をすべきではない。急性に自殺の危険が高まっている患者，すなわち読者が現在，患者の治療を求められたそのときではなく，この件に関して前もって向き合っておくほうがはるかに望ましいのだ。

追加の自己評価

　自殺の危険の高い患者を評価するために用いる2種の方法を付録B「自殺行動の結果アンケート（Consequences of Suicidal Behavior Questionnaire）」と付録C「生きる理由調査票（Reasons for Living

Inventory)」に挙げてある。このようなアンケートを紹介するのは，著者らが読者に自己評価の一部としてこれに記入してみてほしいと考えるからである。

自殺行動の結果アンケート

「自殺行動の結果アンケート」（付録B）はもうひとつの想像上の練習である。アンケートに取りかかる前に，自分に自殺の危険が迫った心理を想像してみる。そして，自殺未遂に及んだ場合や，実際に自殺してしまった場合に何が起きるか列挙していく。読者にどのような状況で自殺の危険が迫っているのか著者らは多くの情報を与えることはできない。絶望感，怒り，不安と，人によってその感情はさまざまであるだろう。同様に，自殺の危険を引き起こす問題も人によって異なる。ある人にとっては一挙に押し寄せた圧倒するような問題かもしれないし，また，別の人にとっては長期にわたって日常的に起きていた一連のやっかいな出来事が積み重なっていることかもしれない。読者はその心の状態を自分自身で想像してみなければならない。一般的な意味で，何が自殺の危険を引き起こすのかを知っているならば，大きな進歩となるだろう。

「自殺行動の結果アンケート」への記入が済んだら，その回答を検討していく。その回答が，自殺についての読者の価値観や道徳的態度とどの程度密接に関連しているだろうか？　もしも読者が自殺未遂に及んだとしたら，その結果として，何かよいことが起きると考えただろうか？　たとえば，他の人々がもっと自分を助けてくれるようになると考えただろうか？　自分にとっても，他者にとっても，問題が今までよりも明らかになって，助けを得られやすくなるだろうか？　悪い結果はどうだろうか？　自殺未遂の結果，狼狽したり，面目を失ったりするだろうか？　その結果はまったくひどいことに，あるいは，とてもよいことになった

だろうか？　ここでもう一度練習に戻って，さらに多くの結果を考えてみてほしい。今度は最初の結果から少し異なる視点で考えてみる。この練習をすることによって，自殺の危機に伴う複雑さと両価性の感じが理解できるだろう。自殺未遂の結果について他の要因を検討するために，読者が列挙した問題の性質についても検討する。第一に，読者はさまざまな問題を列挙しただろうか？　自殺行動というのはある種の問題解決行動であるというのが著者らの主張である。読者の回答が，自分や他者がどのように感じるかということに関連しているならば，自分の反応を再検討してみる。次に，感情の表現から問題の表現へと視点を移す。感情が効果的な治療を妨げることがあるので，それについて対処しなければならない。そして，感情の背後に存在する問題を常に取り上げていかなければならない。

　「自殺行動の結果アンケート」の第二の部分は，自殺の複雑さに関連する。自殺が起きた後に生じることについての読者の感覚には宗教的，あるいは，哲学的な意味あいがあるだろうか？　2つの異なる結果を簡単に思いつくだろうか，それとも難しいだろうか？　長期にわたって自殺を考えてきた多くの患者であっても，自殺によってもたらされる一連の結果についてあまり考えたことがないという事実を著者らは発見した。死後の世界についての考えがあるかないかにかかわらず，自殺の危険の高い患者は実質的に死後の世界をよりよいものととらえている。雑誌には数多くの「臨死」体験の記事が掲載されているが，肯定的で平和な感じで描かれている。こういった死の側面こそが唯一の結果であると患者が考えている傾向が強い。もしも患者が悪い結果を思いつくならば，自殺に抵抗する効果が現れるかもしれない。この練習のもうひとつの次元は，自殺の個人的な結果の重要性あるいは非重要性についてである。一般的には自殺がもたらすと思われる重要な結果（たとえば，遺された子どもに及ぼす影響）について，ある患者は大して重要ではないととらえ

るかもしれない。読者が感じた自殺の結果が重要であるか否かを検討して，それを友人や同僚の結果と比較してみる。どういった類似点や差異があるだろうか？　ここでもう一度練習に戻って，読者の最初の回答とは異なる，よいことで重要な2つの結果を考えてみる。こうすることは，自殺の危険に伴う両価性と複雑さについて考えてみる手助けになる。

　遺された人々に関する質問をするのはさらにこの問題を探っていくためである。自殺すると訴える人は，このような側面についてほとんど考えていない。おそらく読者は遺された人々について考えるのはとても簡単だと思ったことだろう。自殺について想像する際には，遺された人々に及ぼす影響を考えるのは難しくはない。一般的に，この練習は読者の想像上の自殺に対する熱意を和らげることだろう。もう一度，すでに提示した2症例に戻って，その感情や陥穽について振り返ってみよう。自殺の危険の高い患者に対する読者の感情的反応の多くの点は，自殺が起きた後に遺された人々に対する心配から生じているだろう。読者は外部から自殺について考えているので，遺された人々に対する影響について考えることができるのだ。しかし，もしも，読者自身が自殺の危険の高い人で，自殺の危機のまさに内部にいるならば，遺される人々について考えるのはきわめて難しい。

　この練習の最後の部分では，読者が自殺について思いつく理由と，他者が挙げる理由を比較してみる。自分自身では自殺についてどのような理由を思いつき，それは他の人々が考える理由とは異なるだろうか？もっとも重要な点として，読者自身が考える自殺の理由と，他の人々が自殺を図ったものの，死に至らなかった場合の理由は異なるだろうか？多くの人々は，自殺未遂に及んだ人の行為に対してさまざまな異なる理由を挙げる。自殺未遂に及んだ人は，その性格が弱くて，自分の利益のために他者を操作しようとしたのだという理由がしばしば挙げられる。自分自身が想像した状況について挙げた理由に比べると，他者が挙げた

理由はそれほど重要ではないように思われる。こういった思考法は，自殺の危険に対する読者の感情的反応を歪曲させてしまう可能性がある。これらの3種の部分で読者の理由がさまざまに異なるならば，さらに別の理由を考えてみる。きわめて優れたセラピストは患者の立場に立つことができて，まるで患者が自分の世界を見つめているかのように，可能な限り共感を抱いて，患者の世界を見つめることができる。この能力に関して読者が何らかの限界があるかどうかを確かめるためにこの練習を用いてほしい。

生きる理由調査票

「生きる理由調査票」（付録C）は，この節のもうひとつの練習であるが，自殺の危険に伴う両価性の肯定的な部分，すなわち，なぜ生きていたいと考えるかということに関連している。付録Cでは，調査票は6つの次元を取り上げる。自分自身に次のような質問をしてみる。もしも自殺について考えたならば，自殺しない理由は何だろうか？　次に，この質問を思い浮かべながら，調査票を読み進めていく。生き延びて，さまざまな事柄に対処していくことができるという感じは重要だろうか？　子どもたちや他の家族に対する責任とは何だろうか？　自殺という行為に恐れを抱くあまりに，自殺行動を避けることにつながっているだろうか？　社会から承認されないこと，すなわち「面目を失う」恐れについてどう感じているだろうか？　最後に，もしもあるとするならば，自殺に反対する道徳観は何だろうか？　調査票について読者自身の回答を終えたら，前掲した症例の感情と陥穽の練習に戻るか，あるいは，自分自身の経験から他の例を思い出して試してみる。前述した2人の自殺の危険の高い人はこの尺度にどのように答えるだろうか？　さらに，できる限りありありと想像して，彼らがそれぞれの質問に対して，どれほど同

意するか，あるいは，同意しないかを考えてみる。読者自身が調査票に答えた結果，この人物に対する自分の感情的反応は変化しただろうか？その患者に対する読者の見方が広がると，おそらく読者の感情的反応は変化するだろう。患者に対して何らかの肯定的な点を認める方法を読者は思いついたかもしれない。読者は治療を検討するための新たな手段を得たことになり，おそらく，自殺の危険の高い人に働きかけていく自分の能力について今までよりも自信が増してきたと感じるだろう。

　このような練習で得た教訓は自殺の危険に対処していくうえで普遍的な重要性を持ち，自殺に関する現実の哲学を反映している。臨床家として，自殺についての患者の視点の全体像を常に理解し，自殺の危険に伴う両価性の肯定的な部分を強化するように努力する。次のように考えるべきである。「この人は，自殺について相反する考えを持っているからこそ，私に話をしているのだ。もしもはっきりとした自殺の願望があったなら，この人はおそらくとっくに死んでいただろう。私の仕事は，この人を生の側に引き戻すような人生の輝きを見出し，それを強めることだ」。著者らの考えは，「自殺は問題を解決するひとつの方法ではあるが，普通はそれよりももっとよい方法がある」というものである。

法的および危機管理上の問題点＊

　精神保健サービスが広くいきわたるようになり，以前ならばほとんどこの種のケアを受けられなかった患者に莫大な利益をもたらした。しかし，これが小さな産業から，一大産業へと変化していったために，医療過誤の訴訟が増大するという危険も生じてきた。かつては医療過誤訴訟

＊訳者注：本書で解説されているのは当然ながら米国の法律である。法律用語の訳語は「田中英夫・編：英米法辞典．東京大学出版会，1991年」を参考にした。

が他人事のように思われていた臨床家も，今では日々の臨床における決断に対して，法的および危機管理上の意味を検討せざるを得ない。精神科治療を実施している臨床家にとって医療過誤賠償保険は必要不可欠である。精神科病院や精神保健センターといった大きな機関では，専属の弁護士などのスタッフから成る危機管理部門さえあり，臨床サービスに伴う危機の評価や，この種のサービスに関連した民事や刑事上の危険を最小限にするための手順を用意している。患者の自殺といった不幸な出来事が生じると，臨床家は患者を失った苦悩にひとりで耐えなければならないうえに，原告の弁護士，判事，陪審員などに対応しなければならなくなるかもしれない。医療をめぐる環境において訴訟を起こされる傾向が強まってきたことに応えて，医学の訓練を受けた臨床家にとっても，そうでない臨床家にとっても，多くの教科書や雑誌の論文が臨床的および法的な基準を取り上げるようになってきた。本章の最後の推薦図書のリストに，この話題に関する本や論文を紹介してある。法的にみた標準的治療の特徴とは，医療過誤訴訟の結果から導き出されたものであるが，これには倫理的な危険が伴う。というのも，陪審の評決から得られた標準的な治療というのは，科学的なエヴィデンスに基づく治療とはあまり一致しないからである。自殺に関連した民事および刑事訴訟に専門家証人（expert witness）として活動してきた経験は著者らふたりを合計すると50年以上になる。訴訟の構成，ほとんどの訴訟の基礎となる過失の主張のタイプ，そしてどのようにして訴訟を起こされることから身を守るかという点について，読者に理解してもらうことが本節の目的である。訴訟を免れる「特効薬」などはないという点を忘れてはならない。しかし，民事訴訟の過程を理解しておくことは，容易に訴訟の対象となることを防ぐ基本を示してくれるだろう。

不幸な出来事から法廷へ

　42歳の男性がしばしば自殺を口にするようになったため，家族に連れられて精神科医のもとを受診してきた。彼は厄介な離婚の問題に直面していて，気を落ち着けるために毎晩ビールを2～4本飲んでいた。交際にはほとんど関心がなく，主に自宅にいて，まもなく成立する離婚のことばかり考えていた。拳銃に弾をこめ，銃口を口にくわえ，引き金を引くというありありとしたイメージをしばしば思い描いていた。自殺について考えるととても安心感を覚えるとも話した。自宅には拳銃があり，弾がこめられていた。5年前に，激しい夫婦喧嘩をした後，アスピリンを多量にのんだが，身体的な問題が起きないうちに，自分で自動車を運転して救急病院を受診したことがあった。その時は，死にたいとは考えていなかった。しかし，今はそれほど確かではない。気分がよくなるようにと，思いつくことはすべて試みたが，人生をやり直そうと努力しても，その結果のほとんどは失敗すると信じていた。

　重症のうつ病と診断し，精神科医はまずトラゾドン 300 mg/日から投薬を開始した。自殺しないという契約（no-suicide contract）を患者から取り，患者は拳銃と弾丸を隣人に預けることに同意した。3日後に再び受診したが，その際にこれを実行したことを患者から確認を取った。この時点では，精神科医は患者をその意志に反して強制的に入院させる必要はないと感じていた。患者は入院を望まず，気分もいくらか改善していた。うつ病の自律神経症状も改善しつつあった。その3日後に3度目の受診を予約した。ところが，患者は電話をかけてきて，仕事に戻るからといって，予約をキャンセルした。そして，5日後の受診の予約を取りなおした。電話では，患者は気分がよいと言い，自律神経症状もかなり改善していた。その晩，患者は帰宅しなかったため，妻が精神科医に電話をかけた。精神科医はすぐに警察に連絡するようにと助言し

た。翌朝，患者はトラックの中で亡くなっているのが発見された。前日に購入した拳銃で自殺したのだ。遺された妻は，担当の精神科医と同僚の医師たちに対して訴訟を起こした。訴訟の理由は以下の通りであった。①患者を強制入院させるべきであった，②精神科医は，精神障害の患者から自殺しないという契約を取るべきではなかった，③精神科医は，患者の友人や家族に対して治療計画について連絡すべきであった。こういったひとつひとつの行為や，あるいは不注意のために，患者を守ることができず，自殺が生じたというのが原告の主張であった。

　患者の自殺といった不幸な出来事が生じた時点と，過失を主張して訴訟が起こされるまでの時点には，かなりの時間のずれがある点を認識している臨床家はほとんどいない。自殺から2～4年も経って訴訟が起こされることもけっしてめずらしくないのを著者らは知っている。自殺の場合，典型的には，遺族はあまりにも悲しみに打ちひしがれていて，数ヵ月，いや数年間も訴訟を起こすことができないでいる。このような感情状態では，訴訟を起こすことに複雑で相反する気持ちでいる。そして，訴訟の原告になることを決意するまでにかなりの時間がかかるのが普通である。

　自殺が起きた時点から過失を主張して訴訟が起こされるまでにかなりの時間があるということには，多くの臨床的な意味がある。第一に，患者の自殺が起きてから，ほとんどの臨床家は他の事柄に忙殺されていて，ある日突然，訴訟が起こされたという知らせを受ける。そのため，自殺した患者について細かい点の多くや，自殺の間際に優勢だった状況について覚えていないかもしれない。このため，初診時の記録，症状の経過記録，処方の要約，退院要約といった書類を，臨床家は大いに頼りにしなければならない。したがって，この種の書類の質や内容は，訴訟の際の弁護にとってきわめて重要である。

　第二に，患者の自殺といった悲劇的な出来事が生じたことと，遺族が

訴訟を起こす決断をすることの間には時間のずれがあるというのは，その間に，治療者が遺された人々に働きかけることで，民事訴訟を起こして救済を図るという決定を回避できるかもしれない。心理的には，訴訟というのは，患者の自殺に対する自責感を遺族が転化して，自分以外の他者を責めるための系統的な方法ととらえることもできる。自責感や責任感を取り上げていくことは，遺された人々に対する臨床的なケアの中心的な主題である。もしもこの過程が不首尾に終わると，その結果として，訴訟を起こす決断が下されるかもしれない。著者らの経験では，過失を主張する多くの訴訟は，関与した治療者や機関に対する反応によって引き起こされている。たとえば，精神科病棟で入院治療を受けている最中に配偶者の自殺が起きたのだが，その遺族に治療費を請求した直接的な結果として，ある精神科病院は訴えられたという例さえある。

　第三に，患者の自殺が起きると，ほとんどの臨床家は嵐のような感情に圧倒されてしまい，適切な治療を行うのに失敗したという想いから生じる自責や失敗の感情を克服するのに多くの月日が必要になる。適切なケアが実施されていれば，患者は自殺しなかっただろうという想いである。ようやくこの問題に決着をつけたと思った後に，訴訟を起こされて，再び自分の専門家としての能力を再検討されることに引き戻されるのは，深く心を傷つけられることになる。このパンドラの箱が再び開けられてしまうと，関与した治療者は訴訟を自らにかけられた嫌疑を晴らす絶好の機会ととらえるかもしれない。そして，保険会社が法廷外での和解を図ろうとすると，治療者はひどく落胆することになるだろう。

　最後に，米国の法体系は，司法制度としては欠陥があるということを認識しておくべきである。効果的に法的申し立てをする能力，担当判事の特性，陪審員の構成，原告に対する同情の要因などはすべて，司法過程の重要な要素である。心の健康と同様に，訴訟結果のほとんどは非特異的要因によって決定される。O・J・シンプソン裁判のように，陪審

の評決が出るまでは，何でも起きる可能性があるのだ。

医療過誤訴訟

　原告の弁護士がその地域の司法管轄区で過失死を主張して訴訟を起こすのが典型的な例である。原告の主張では，自殺が起きる前に実施された治療過程に関して一連の事実を提示する。原告は治療者の行為に過失があったことを示そうとする。一般的に，典型的な主張は，因果関係の一部となっているとされる最初の治療者やそのケアから始まり，時系列的に進んでいく。治療者から治療者，ある出来事から次の出来事へと，過失をひとつひとつ申し立てていく。原告側の主張の最後に，賠償金を請求する。故人が生涯得たと考えられる賃金と，遺族が経験した苦悩に対する慰謝料がそれぞれ別個に勘案されて，賠償金が決定される。過失の主張ばかりでなく，賃金を得る能力が失われたことや遺族が経験した実際の苦悩の程度をもとに，裁判が争われるという点を理解しておくのが重要である。

　一般的に訴訟においてもっとも多く用いられる戦略とは一連の注意義務違反の行為を列挙することである。これは原告の弁護士が広く用いる確率理論の単純な応用ともいえる。申し立てる不注意が多いほど，判事や陪審員が少なくともそのうちのひとつには同意する傾向が高くなる。申し立てる内容が多くて，常軌を逸したものであるほど，何らかの不法行為があったために多くの申し立てを引き起こしたと陪審員が結論を下す傾向が高くなる。同じような訴訟方針が，被告を指名する際にも用いられる。要するに，原告の弁護士は，機関および個人の治療者など，被告として数人を挙げるのが一般的である。被告の数が多いほど，少なくともそのうちのひとりが過失行為のために有罪とされる傾向が高まる。実際的に，多くの被告を相手にすると，より多くの賠償保険に関与する

ことになり，和解が成立したときに，賠償金が支払われる源が大きくなる。典型的な自殺に関する訴訟では，被告側の弁護士は 3 ～ 5 名であり，各自は別の保険会社から弁護費用を支払われる。

　患者が自殺し，医療過誤賠償保険に加入している治療者が訴訟を起こされたことを保険会社が知らされると，所定のプロセスが開始されるのだが，ほとんどの医療従事者はそれを理解していない。患者が自殺したが，まだ訴訟が起こされていない状況では，保険会社はただちにその事例に関して細部にわたり内部で検討し，医療過誤訴訟が起こされて，敗訴する危険を検討する。この内部での検討は一般的には召喚状の対象とはならない。この検討が終わると，保険会社はそれに要する損失額を計算する。これは，弁護士費用，旅費，専門家証人に支払う報酬，そして，過失による死が起きたと陪審が判断したときに，被告に対して保険会社が支出しなければならないと推定される額などの合計である。保険会社が推定したこの額についてはほとんど秘密にされるが，熟練した原告側の弁護士は，和解の交渉において，保険会社からどの程度の支払いを得られるか決めることができるのが一般的である。

　ほとんどの保険会社は法廷外で和解に達することが会社にとって最大の利益であると考えるので，訴訟に関して実際に法廷で争われることはけっして多くはないという点を承知しておくのは重要である。ある医療従事者は，医療過誤賠償保険の中に，保険会社が決定した妥当な和解に同意することを求める条項があることに気づいて，驚いた。それに従わなければ，保険会社は弁護士費用や賠償金の支払いを拒否するかもしれない。こういった状況がまるで大産業のビジネスのように感じるならば，その通りである。民事訴訟「産業」は法曹界と保険業界の間で莫大な金額が動く何十億ドルもの産業である。残念ながら，法廷外の和解が成立すると，ほとんどの州の免許授与機構や資格認定機構が，訴訟を起こされた治療者が免許や資格に値するか否かを判断すべきであるととらえて

しまう。有罪と認めていないのに，治療者は実質的に有罪とみなされてしまいかねないのである。過失死の訴訟で和解に合意する前に，和解の結果，免許や資格がどのようになるのか被告は十分に理解しておかなければならない。

開示の過程

　開示（discovery）とは事実を発見する過程を示す一般的な用語であり，その結果，次の3つのうちの1つにつながる。①法廷外における和解に達する。②正式な審理を経ることなく，判事が「略式判決」（summary judgment）をして，普通は被告側に対して訴訟への実質的な判断を下す。③判事がその事例を正式な裁判にかけるという命令を出す。開示の過程には主に以下の2種の要素があり，どちらも理解しておくことが重要である。

　質問（interrogatories）とは，この件に関すると思われるすべての記録，検査，日記，他の書類などを，関係者に確実に明らかにすることを目的にした過程である。過失が起きたかどうかを確認し，そしてその結果，賠償額を決めるうえで，これらの書類は有用である。質問は二方向性のものである。訴訟の原告，被告のどちら側であってもこの種の情報を積極的に請求できる。訴訟を起こされた治療者は患者の治療に関連する，最初の面接記録，他の治療者との書簡，電話の記録，請求書の記録などといったあらゆる記録の提出を求められる可能性がある。

　質問の過程の重要な部分として，専門家証人に鑑定書の作成を求め，この件の被告が標準的治療を実施していたか否かを評価する。事例に関連するすべての情報を再検討するために，原告および被告の双方が普通は専門家証人を依頼し，過失の有無について一連の意見を提出する。原告側の証人がほとんど常に被告の治療に過失があったと述べ，被告側の

証人は被告が実施していた治療は標準的治療の範囲にあったと主張するような事態は，別段，驚くほどのことではない。

　各州が標準的治療に関して法的基準を明確にしているが，専門家証人の仕事とは，標準的治療とは何かを陪審員に理解させることである。このため，同様の領域の治療者が専門家証人になるのが普通である。本件では，自殺の危険の高い患者の治療の専門家が証人となる。その人物が確かに専門家であるかどうかは，自殺行動の分野に関する著作，講演，教育の実績などによって決められる。実質的には2種の専門家が関与する。たとえ専門家の分野が被告と異なったとしても，ひとりは問題となっている分野，すなわち本件では自殺行動の分野の専門家である。他の専門家のタイプは同じ分野を専門とし，その分野の標準的治療に関して証言する治療者である。このタイプの専門家はとくに自殺行動の分野を専門としていないかもしれないが，同じ分野で十分な訓練を受けた治療者であることが期待される。自殺に関するほとんどすべての訴訟で，弁護士はどちらのタイプの専門家証人も依頼する。

　開示の過程のもうひとつの主要な要素は，証言録取書（deposition）である。証言録取書の過程の主な目標は，原告と被告の両者に完全な情報を提供することである。実際に，どちらの側も証人が法廷で何を述べるのかあらかじめ探ろうとする。証言録取書は宣誓したさまざまな証人から事例について得た情報を収集するために法廷が命じたプロセスである。原告，被告，専門家証人，家族，故人の友人，経済学者，その他の人々など，事例に関する事実について知っていると考えられる人々すべてから，証言録取書を得ることが通例である。証言録取書の中の証言は裁判における過程で使用される。自殺に関する訴訟の被告にとって，証言録取書はつらい体験となり得る。原告の弁護士は容赦なく情報を得ようとするばかりでなく，被告に迫って，質問に対して矛盾する答えを得ようとしたり，治療について結果論をもとに修正を迫ったり，宣誓下で

過失があったことを認めさせようとしたりする。

民事訴訟

担当判事が略式判決を下さなかったとすると，陪審の選定によって，いよいよ審理の段階が始まる。陪審の構成は，民事の過程でも，刑事の過程と同様に重要である。弁護士は多くの時間を使い，陪審員となるはずの人に面接し，その人が陪審員としての資格があるかどうかを検討する。この段階は弁護士がひとりひとりの陪審員と良好な関係を築く機会でもある。というのもその陪審員が，後に他の陪審員たちに多くの影響を与え，望ましい評決につながるかもしれないからである。しかし，多くの点で，審理のこの段階がいかに被告にとって深い傷を負わせるものであったとしても，実際にはその影響は徐々に和らぐ。新しい情報は裁判ではほとんど明らかにされない。法廷での審理が始まる前に，徹底的な開示の過程で事例に関する事実の大部分はすでに明らかにされているというのが一般的である。原告側も被告側も自らの主張を支持する事実や意見に焦点を当てようとする。刑事訴訟と民事訴訟の主な差は，評決に達するのに要する証拠の基準である。民法では，**証拠の優越**（preponderance of evidence）と呼ばれる基準がある。この基準では，証拠の大多数が過失があったか，なかったかを示していることが求められる。この「優越」とは51％対49％という僅差もあり得る。対照的に，刑法では，「**合理的疑いの余地なく**」（beyond the reasonable doubt）という基準があり，被告に責任があることにまったく疑いがないという意味である。

民事訴訟で評決に達する基準は，刑事訴訟の基準ほど厳しくはない。これは，O・J・シンプソンが刑事訴訟では殺人罪について無罪となったのに，それに引き続く民事訴訟では不法行為による死亡について有罪

になったことからも明らかだろう。多くの州では，陪審は，結果に関して原告か被告のどちらに，より責任があったかを定めることが求められている。たとえば，自殺が生じたという結果に対して，原告に70％，被告に30％の責任があったという結論を，陪審は下すかもしれない。典型的には，陪審は責任の配分に関して二方式の態度を取ることが多い。換言すると，「パイを正確に分ける」というよりは，原告に90％，被告に95％といった具合に判断することが多い。その理由とは，被告に対して責任を求めるというのは原告に対して賠償を支払うことを意味するが，その反対はあり得ないからである。

不法行為による死亡に関する訴訟の特徴的な主張

　法的リスクを管理する第一段階は，自殺の結果，民事訴訟が起こされた際に，どのような典型的な過失の主張があるのか理解しておくことである。医療過誤とは，治療者の側に過失あるいは故意の違法行為があったことと定義される。知識や能力の不足，あるいは同程度の訓練を受けた治療者が同様の状況において実施する標準的治療が行われていなかったことを証明する責任は原告側にある。さらに，他の原因ではなく，被告の知識や能力の不足，不適切な治療が自殺を引き起こした直接の原因であることも原告は証明しなければならない。

　この点については，医療過誤の標準的定義というよりは，いくつかの前提が含まれる。①適正な訓練を受けた治療者ならば当然とされる知識，技能，治療に関する一般的に受け入れられた標準が存在する。②過失行為とは，怠慢による過ち，あるいは，注意をしていたが生じた過ちととらえられる。怠慢による過ちとは，当然すべきことをしなかった行為である。注意をしていたが生じた過ちとは，不適切，あるいは明らかに方向が誤った行為である。③過失や故意の違法行為といったパターンの概

念が存在する。単一の過ちだけを基に，過失を証明するのは非常に難しい。むしろ，複数の過ちのパターンが過失を決定することにつながる。④故意の違法行為とは，治療者が意図的に過失あるいは標準以下の治療を行ったことを指している。一般的に，金銭的な動機や個人的な動機がない場合には，不法行為による死亡に関する訴訟においては，故意の違法行為が主張されることは稀である。おそらくもっとも重要な点として，直近の原因という概念は，過失行為のパターンに認められる最後の出来事が死と直接関連していたという意味である。

　過失には，怠慢による過ちも，注意をしていたが生じた過ちも含まれるので，過失死に関する訴訟で何が主張されているのか検討することが有用である。実際のところ，不法行為による死亡に関する訴訟というのは，過去の出来事を後になって振り返って判断するという不確かな行為である。適切な訓練を受けた治療者が，過失死に関する訴訟で主張されるあらゆる行為に及ぶことはけっしてない。しかし，司法という仮定の世界では，結果から原因が遡及されることによって，無数の分析がそれこそ無限に行われることになってしまう。

■**不適切あるいは不十分な評価**

　ほとんどすべての事例において，原告が証明しようとするのは，治療者が患者の自殺の危険について適切な評価をせず，それに関連する他の臨床的要因を適切に判断するのを怠ったという点である。不適切な評価とは，怠慢による過ちである。不正確な評価の結果，自殺の危険の程度に関してひどく誤った方向の結論を下すことになる。自殺の危険の評価という点で一般に問題となるのは，過去のあるいは直近の自殺行動の存在を評価するのに失敗したこと，現時点の自殺の危険に関する適切な評価に失敗したこと，強い絆のある人（多くの場合は家族）と協力して患者について情報を得ることに失敗したことなどである。もしも治療者が

自殺の危険に関する評価を記録していたならば，治療者が臨床的決断の過程で他の関連要因を見逃して誤った結論を下したと原告は主張するだろう。関連要因には，最近，薬物やアルコールを乱用していたかどうか質問していなかったり，うつ病を適切に診断していなかったり，感情面での苦悩や自殺傾向を急激に高めると考えられている他の人生の状況について探っていなかったなどである。

■入院させなかった，あるいは集中的治療の実施を怠った

この領域におけるもっとも多く認められる主張は，患者に外来治療ではなく，入院治療を実施すべきだったというものである。もしも患者が入院治療を受けた後に，退院していたならば，患者はさらに入院治療が必要であったので退院させるべきではなかったという主張になる。外来治療が裁判で争われると，受診頻度や受診と受診の間の期間が患者の自殺の危険の程度に応じたものではなかったとの主張になる。自殺の危険の高い患者が外来治療の予約をキャンセルしていたならば，治療者がこれを自殺の危険が増していた兆候とみなすべきであったと原告は主張する。治療効果が上がっていたことが明らかな例でさえもこのような主張がなされる（たとえば，患者は仕事に戻り，受診の予約を変更する必要があったような場合）。

■コンサルテーションを求めることを怠った

きわめて多くの場合，コンサルテーションを求めることを怠ったというのは，医学的な訓練を受けていない治療者が，投薬しないで，自殺の危険の高い患者を治療していた場合に主張される。他の主張としては，治療者は精神科医によるコンサルテーションを求めて，患者を入院させるべきか決定すべきだったというものである。

■複数の治療者間の連絡を怠った

　（たとえば，ソーシャルワーカーと精神科医が関与しているといった具合に）複数の専門家が患者のケアに関与している場合，治療者間で情報の共有が十分ではなかったとか，そのうちのひとりが患者の実際の自殺の危険について過小評価していたというのが，一般的な主張となる。自殺の危険について予測する基礎的情報に関して複数の治療者が連絡不足であったため，新たに現れた危険因子に気づいていた治療者もいるのだが，他の治療者はそれに気づいていなかったという主張もある。別の主張としては，病院内で患者が自殺した事例では，勤務を交代する際の申し送りで本質的な情報を病院スタッフ間で連絡を怠ったとか，スタッフが患者に関する情報を得ていたのに，それを次のシフトの責任者や他のスタッフに効率的に伝えていなかったというものがある。

■自殺の危険の再評価を怠った

　多くの自殺は，初診直後というよりは，治療過程で生じている。そこで，典型的な主張とは，治療者が患者の自殺の危険を再評価することを怠り，再診の際に治療計画を修正できていなかったというものである。さらに，治療者が家族や他の情報提供者との連携を怠ったために，時間経過とともに変化する患者の自殺の危険について追加の情報を得られなかったという主張もよくある。

■患者を保護する手順を怠った

　患者を保護する手順に従うことを怠ったというのは，病院で患者の自殺が起きた際の，一般的な医療過誤の主張である。典型的な主張は，患者の自殺の危険に応じた十分な予防措置が講じられていなかったとか，病院の規定に沿って必要とされている患者の観察がなされていなかったというものである。患者が自殺予防措置の対象であったが，その後，一

般の対応に移されていた場合には，一般的対応への移行の決定が適切であったかについて疑問が投げかけられる。病院で生じた自殺に関するほとんどすべての事例では，自殺の危険に関する評価と治療について病院がすべてのスタッフに対する生涯教育を怠っていたとも主張される。

■**施設の安全面での怠り**

入院病棟の設計が自殺予防に十分なものではなかったという訴えはきわめて多い。たとえば，保護室に収容されていた患者が自殺したような場合に，保護室がナースステーションから見えないような病棟の設計になっていた点が指摘される。他の訴訟では，患者はシャワーのノズルに紐をかけて死亡したが，ノズルが突出しない構造に設計していなかった点が争われた。また，患者が窓の鍵を開けてそこから飛び降り自殺したような場合には，窓の鍵の安全性について，過失の主張がなされるかもしれない。

標準的治療とは

医療過誤訴訟の結果を決定する重要な要因は，陪審に対して「標準的治療」をどのように定義するかという点である。これは被告が過失行為に責任があるか否かを決定するうえできわめて重要である。**標準的治療とは，申し立てられている過失行為が生じた時点で，その地域において，同程度の訓練を受けた治療者が同じような状況で実施したと考えられる治療であると，ほとんどの州の法律が定義している**。しかし，原告と被告のそれぞれが標準的治療を異なる意味で定義しようとするという訴訟の持つ難しさを理解しておくのが重要である。被告側の弁護団は，被告が行った治療を可能な限り肯定的な意味で語ろうとする。原告側はその正反対を試みる。そして，最終的に，陪審は自殺が起きた時点における

標準的治療について合意を得ようとする。

　この標準的治療の定義にはいくつかの重要な意味あいがある。第一に，専門家による治療が適切か否かは同じ専門分野の治療者と比較して決定される。たとえば，ある臨床心理士が訴訟を起こされたとすると，標準的治療とは，同程度の訓練を受けた臨床心理士が同じような状況で一般的に実施すると考えられる治療であると定義される。換言すると，治療者の専門分野によって，過失を決定するために異なる基準が用いられる。ソーシャルワーカー，臨床心理士，夫婦カウンセラー，家族カウンセラー，精神科医はそれぞれ独自の基準が当てはめられることになる。専門分野の異なる複数の治療者が訴えられている場合には，陪審はそれぞれにとって何が標準的治療であるのかについて意見を求められるだろう。

　第二に，標準的治療とは，これまでに多くの事例に基づいて練り上げられてきた仮定の概念である。自殺の危険の高い患者に関する標準的治療を取り扱った教科書は権威ある情報源として書かれているかもしれないが，しかし実際には，結論的に「標準」を定めてはいない。一般的に，被告側および原告側の専門家証人は，陪審が標準的治療について理解するうえできわめて大きな影響力を持っている。

　第三に，標準的治療は地域によっても異なることがあり得る。地方の農村部の治療者は専門の精神科医療機関との連絡が取れないため，その地域における一般的な治療は，精神科医療機関を利用しなくても済む治療を実施することが求められているかもしれない。

　最後に，標準的治療は自殺が起きた時点によって異なる。一般的に，自殺が生じた時点で，その地域で現在一般的に実施されている種類の治療をしていなかったからといって，さかのぼって被告に責任を問うことはできない。自殺が起きた後に，新しい効果的な治療が開発されたかもしれないが，あくまでも自殺が生じた時点で一般的に行われていた治療ではないことを基準にして過失を決定することはできない。

自殺の危険の高い患者に対する標準的治療とは何か？

　自殺の危険の高い患者に対する治療では，厳格な法的評価に耐え得るような一般的治療方針をとることが重要である。以下に述べる標準的治療の定義は，精神保健の領域のほとんどに当てはまり，訴訟が起こされたときに治療者が不利にならないための指針を示している。

> 　標準的治療を実施するために，精神科医療従事者は，初診時および再診時に関連情報を十分に収集し，患者の精神状態を評価し，精神医学的診断を下し，患者の最近の機能状態を適切に理解し，この情報を用いて患者が自傷に及ぶ相対的危険を評価しなければならない。治療者は外来治療を継続することが臨床的に適切かつ安全であるかどうかを判断するためにこの情報を活用しなければならない。患者が未成年者である場合は，治療者は患者と両親（あるいは他の後見人）の双方から情報を収集し，妥当な量の病歴を聴取し，未成年の患者の視点と両親の視点を比較し，重要な情報を総合的に判断しなければならない。

訴訟から身を守る

　治療にあたる者はすべて，精神保健の専門家に対する訴訟の危険が常に存在することを理解しておく必要がある。自殺の問題に対して魔法のような解決法がないのと同様に，訴訟を予防する完全な方法など存在しない。自殺の危険の高い患者に対する治療がうまくいかなくなるような事態はあまりにも多すぎて，すべてを述べることはできない。しかし，過失に対する訴訟を起こされないようにしたり，それに対する準備をしたりするための最善の方法は，比較的単純である。以下に挙げる指針は，

民事訴訟の前例から得られたというよりは，むしろ，臨床的な常識，科学的な調査，倫理的に健全な治療からの教訓である。

適切な臨床評価を行い，治療計画を記録する

　良質の治療を実践するには，患者の自殺行動について十分に徹底した初期評価を行う。自殺を予測することが目標ではなかったとしても，自殺行動の評価は少なくとも簡潔に行っておくことが常に役立つ。第4章（「自殺行動とその契機についての評価」）では，そのような評価を実施し，結果を解釈する方法について解説する。自殺行動に関する評価には，これまでの自殺行動，患者が治療を求めてきた原因となった最近の自殺念慮や自殺行動，問題解決戦略としての自殺の有効性に対する患者の確信などが含まれる。この評価は，直接的で，事実に基づいて行われるものであって，それほど時間がかかるものではない。自殺念慮や自殺行動と必死で闘っている患者にこの種の行動が今まさに起きつつあることを治療者が把握できるように，あまり脅威を感じさせることなく，しかし直接的に働きかける。長々しく書く必要はないが，自殺行動の評価が何を明らかにし，この情報が治療計画でどのように取り上げられたか（あるいは取り上げられなかったか）を診療録に記録しておく。外来治療を継続する，あるいは何らかの形で家族を治療に含めるといった決断を下した場合は，この治療計画をかならず診療録に書いておく。治療者は専門家としての判断に基づいて臨床的決断を下すことによって報酬を得ている。たとえ結果が好ましいものでなかった場合でも，臨床的決断を下した根拠となるデータが明確に記録されていれば，医療過誤として有罪とされる法的リスクはきわめて低くなるだろう。どういった評価のデータが集められたのか，これらのデータがどのようにして臨床的決断に用いられたか，データがいかに治療計画に利用されたかといった点につい

て，不完全な記録しかないことが法廷でもっとも問題となる。法律に関する次のような金言を忘れてはならない。「**診療録に記録されていないことは，実施されなかったこととみなされる**」。

以下は治療について記録する指針となるような診療録の見本である。

　　ジョン・Mは本日再受診し，50分間の診察を受けた。不眠，食欲不振，重度の快感消失を呈し，うつ病の症状が続いていた。患者は処方通り抗うつ薬を服用し，行動を活発にする計画を続けていると述べた（週に3回の運動，2回の社交）。治療を開始してから，気分が改善してきたとも話した。ここ数日，何度か自殺を思い浮かべたが，自殺未遂に及んだことはないという。そのような考えに襲われるのはごく短い間で，15〜20分間で元に戻る。重症度を1〜10の尺度でみると，最悪の時を4，しかし全体的には2〜3と患者は評価した。現在，自己破壊行動に及ぶつもりはないという。自殺は自分の抱えた数々の問題の解決にはならないと考えていた。この情報に基づいて，現時点で患者が自己破壊行動に及ぶ危険はないと担当医は判断した。もしも患者の状態が悪化した場合には，患者が担当医か救急部に電話をかけるという危機対応計画を担当医と同僚たちが再検討した。治療計画としては，1週間後に外来に再受診して，担当医と患者の1対1の面接を行う。

インフォームド・コンセント

初診時にインフォームド・コンセントを得ることは常に有用である。そして，治療の選択肢，治療に伴う利益と危険，自殺の危険が高まるような緊急事態に対処する手順についての合意，さまざまな他の治療の選択肢について説明され，患者が納得し，患者自身が選択したことについ

て，患者と何を話し合ったか記録しておく。このような手順はわずらわしいと感じられるかもしれないが，患者や患者にとっての重要な他者（たとえば，配偶者）が治療計画を立てる過程に参加できなかったという気持ちを抱かせないために役立つ。過失死に関する訴訟においてかなり高い率で，患者および患者にとっての重要な他者がさまざまな治療の選択肢があることや，各選択肢の利益や危険について十分に知らされていなかったと主張される。とくに，入院治療がこのような主張の対象となる。治療に関する他の選択肢が話し合われ，患者や重要な他者やあるいは両者が何に合意したのかを記録しておくことは，訴訟が起こされた場合に，特定の記憶に伴う多くの問題に対するよい反証となる。

定期的に自殺行動を再評価する

　もしもある患者が自殺行動を主訴として治療を求めてきたり，あるいは，治療経過中に自殺の危険が生じたりしたならば，受診時に定期的に自殺行動を再評価することが重要である。この過程もまた，かならずしも時間をかけた，深刻な「危機管理」を実施することなどでなく，むしろ，この前のセッションからの今回までの間の患者の状態について率直かつ感情を交えずにデータを集めるようにする。患者の状態に変化があれば，その変化やそれに対する臨床的決断について記録する。自殺の危険が現れては消え，消えては現れることは，かならずしも自動的に治療が効果を現していないことを示しているわけではないと承知しておくことが重要である。言い換えれば，患者が治療に応じているとの印象を受ければ，治療計画を修正する必要はないかもしれない。もしも治療計画を修正したら（たとえば，追加の面接を計画する），修正した点をかならず記録しておく。法的な問題が提訴された場合，どのような治療がどのような理由で実施されたのか思い出すのに，診療録はしばしば最善の

手段となることを忘れてはならない。

同僚による診療録の検討と専門家によるコンサルテーション

　さまざまな分野の専門家から成るチーム・ミーティングで自殺の危険の高い患者について検討したら，治療計画に重要であると思われる事実や主要な意見を記録しておく。多分野のスタッフが治療計画に全面的に同意した場合でも，この合意についてたとえ短くとも診療録に記録しておく。標準的治療は同僚からの意見やセカンド・オピニオンをかならずしも必要とはしないが，こういった意見を活用したり，活用したという事実を診療録に記録しておくことは，治療者がきわめて慎重に治療を進めていったという印象を与える。患者を他の治療者に評価のために紹介した場合には，紹介した根拠を記録し，紹介先の治療者の返書や意見の要約も記録に含めておく。ただし，これは訴訟を起こされた際に印象をよくできるという副産物はあるかもしれないが，もしもコンサルテーションを依頼しておきながら，治療者が他者からの意見を治療計画に統合していなかったととらえられると，かえって不利になりかねない。再び指摘しておくが，適切な記録は，それが必要なときには特効薬の役割を果たす。

エヴィデンスに基づく治療計画の決定

　治療計画を立てるにあたり，実施中の治療を支持する科学的根拠について短く記載しておくことがしばしば役立つ。たとえば，自殺の危険の高い患者を外来で治療していくと決めた場合，入院治療ではなく，外来治療のほうが最善の結果をもたらすことを示唆するエヴィデンスを治療者は記録しておく。科学的に支持された治療を実施することに熱心な治

療者は一般的に陪審員に好印象を与える。専門家証人も陪審員に対して同種の戦術を用いるのが普通であるので，専門家のようにエヴィデンスに基づいた治療の根拠を記録することは積極的な戦略である。

自殺予防対策に惑わされない

　もう一度次の点を強調しておくのは意味がある。自殺を予防するのに効果的であったと証明された介入法はひとつもない。皮肉なことに，自殺しないという契約をすることによって，実際にはそうではないのに，患者の自殺の危険が本質的に減ると治療者が信じこんでしまうという誘惑にかられてしまう。ある自殺予防の戦略を用いたために，高まりつつある自殺の危険に対して治療者が適切に警戒しておく姿勢を弱めてしまうかもしれない。古典的な自殺予防戦略を首尾よく実施したと思った直後に，患者が自殺してしまったといういくつかの例に著者らは関わった経験がある。この種の介入法を行うという決定が下されたならば，その対策は暫定的で，時間の限られた戦略であると常にとらえておかなければならない。最初の診察で自殺しないという契約をしたからといって，次の診察のときにもそれがかならずしも有効というわけではない。ある自殺予防戦略が開始されたものの，その後の治療場面でそれが再検討も再合意もされていなかったことに焦点を当てた訴訟もあった。一般的に，もしもそのような介入法が用いられるとするならば，毎回の診察で予防介入について記録しておく必要がある。予防対策は「治療」ではなく，それは統合的な治療計画の一部にすぎないという点を再度強調しておく。

方針や手順に拘束された治療を減らす

　民法上の過失に関する矛盾のひとつとして，所属機関の方針や手順が

自殺の危険の高い患者を治療するうえで臨床的に無効な戦略であったとしても，単にそれに従わなかったとして治療者や機関の責任が問われることがある。したがって，治療者が標準的治療よりもはるかに優る治療を実施できていたとしても，所属機関の方針や手順を守っていなかったとして過失の責任を問われかねない。あまりにも多くの危機管理戦略を治療の基準に含めることには危険が伴う。こういった方針が，過失の主張に関連して，実質的な「治療の標準」となってしまう。その方針は別種の標準的治療を構成し，その方針に該当するすべての臨床スタッフに適用されると原告は主張するだろう。一般的に言って，要求される臨床的介入の数は最小限にとどめておくことが望ましい。そして，エヴィデンスに基づく危機管理の方針や手順を工夫しておき，必要とされる特定の介入法を決定する唯一の基礎は臨床的判断であることを強調する。たとえば，自殺しないという契約を拒否する患者は入院させるという機関の方針は，単に被告の過失についての主張を原告から招くばかりである。患者を入院させるという臨床的決定に関与する，あるいは関与しない，一連の要素を記述しておくほうがよりよい。

● 患者の自殺が生じた後の危機管理

　患者が自殺したと知らされると，ほとんどの精神科医療従事者は信じられないという想いとともに，心理的なショック状態に陥る。ほとんどの場合，自殺は予期せぬ出来事である。こういった混乱の中で，治療者の態度と，その病院やクリニックの他者の反応は引き続いて訴訟が起こされる可能性にきわめて大きな影響を及ぼしかねない。不幸な出来事をただちに保険会社に連絡する（この事例の危機管理について評価する機会を保険会社に与える）ことに加えて，以下の指針に従うように努める必要がある。

遺族と連絡を取る

　自殺後に遺された人々に連絡を取り，何らかのグリーフカウンセリングを受けられるようにするのは，人間的かつ倫理的な行為である。担当していた治療者あるいは他の治療者がカウンセリングをするかもしれないが，遺された人々が担当の治療者に連絡を取れるようにすることを助言する。自殺で遺された人々の地域のグループなどに長期にわたり相談にのってもらえるように働きかける。ある機関が関与しているならば，遺された人々は故人が受けていた治療についての関連記録のすべてをただちに閲覧できるようにする。記録を遺族の目から離そうとすると，治療者やその所属機関が何かを隠そうとしているのではないかとの疑惑が自動的に生じてくる。さらに，遺族は，自殺が起きる前に故人が受けていた治療費用の全額を免除されるべきである。遺された人々に対してはただちに連絡し，率直な態度で，そして自己弁護に陥らない態度で接する。このような反応は遺された人々からの共感を呼び起こし，故人を担当していた治療者もまた心理的な打撃と悲嘆の状態にあることが理解される。

自殺が起きた後にけっして診療録に変更を加えてはならない

　患者が自殺した場合，治療者は診療録の内容を変更しようという誘惑に屈してはならないし（しばしば最後のセッション中に治療者が患者の自殺の危険を評価していたと述べたい誘惑に駆られる），結果論から得た分析を新たに診療録に付け加えるべきではない。ショック状態の中で，自殺した患者の診療録中の治療過程を振り返ることによって自己分析を始める治療者もいる。この分析には，治療者自身が見逃していたものは何かを考えたという点に対する意見や，実施すべきであった臨床的戦略

についての反省が含まれる。ある状況では，患者の治療に何らかの役割を果たしていた他の治療者を批判する内容も含まれるかもしれない。一般的に，自殺が起きた後には患者の診療録は慎重に取り扱うべきである。変更を加えられた診療録について法廷で説明するのはきわめて難しく，患者を担当していた治療者の信頼をなくすばかりでなく，他の治療者たちに罪を負わせる材料を原告に与えることになってしまいかねない。

結果論から結論を導き出そうとしない

　自殺のような不幸な出来事が生じた場合，治療経過中に他に何ができただろうかと想像するのはきわめて容易である。実際のところ，この種の思考法は原告の弁護士のいわば「奥の手」である。何度も強調するが，弁護士は治療者が他に何をすべきだったかと質問をしてくる。被告とされた治療者が他の評価や治療戦略をとっていたならばよりよい結果が生じたはずだと認めれば認めるほど，原告側の弁護士は過失が存在したことを決定しようとする。この状況では，個々の事例において自殺を予測したり，予防したりできるというエヴィデンスはないという点を忘れないでおくことが重要である。したがって，別の評価や治療戦略を用いたからといって自殺を防ぐことができた可能性は改善できなかっただろう。証言録取書の中や証言台で質問されたら，被告は正々堂々とした態度で基本的には次のように述べればよい。「もしもあの時点で手に入る情報が同じで，自殺の危険の高い患者に対する訓練や経験が同じものであるとするならば，おそらく私は同じ臨床評価をし，同じ治療計画を立てる可能性がきわめて高いでしょう」。堂々とこのように述べると，この種の反応は，入手可能な情報をもとに，治療者が下した臨床的決断は明らかに標準的治療の範囲にあったことを陪審員に確信させることになる。

　自殺といった自らがもたらした行為が他者の行為によって引き起こさ

れると仮定するのはきわめて不合理であるのだが，このような仮定は米国の司法体系によって決定された「現実」でもある。最終的な分析では，司法体系は幅広い法律の解釈に基づいている。あまりにも多くの訴訟を減らすひとつの方法は，どのような種類の精神医学的結果が過失の主張に組み入れられるのかよりよく定義している法律を支持することである。自らもたらされた死である自殺は完全に予測することも予防することもできないととらえなおすことは，この行為自体の特徴をより正確に描写するとともに，精神保健の専門家が現時点では自殺を予防するのに必要な技術を完全には有していないという事実を認めることになるだろう。

自殺の危険の高い患者の治療に関する倫理的問題

　患者の自殺を予防することはすべての治療者の義務であると，多くの自殺予防の専門家が主張する。しかし，これは残念ながら，「言うは易し，行うは難し」である。さらに，こういった「要求」が患者に対する臨床家の他の倫理的義務をより困難なものにしている。生命を保持する義務は，他のいくつかの行為を当然のものとしてしまい，それらには多くの問題が伴う（たとえば，守秘義務を破る，強制入院に踏み切るなど）。臨床の場においては，この白か黒かといった二者択一的な倫理的立場は，特定の患者の人生の複雑な状況を過度に単純化させてしまう。なお，法的および倫理的基準の間にはかならず軋轢があるものだと著者らは主張しているわけではない。訴訟を起こされる不安が増している影響のため，法的に求められているものと，倫理的に求められているものの境界を臨床家は明確に区別できなくなっているのかもしれない。これらのさまざまな影響を認識できていないと，社会の利益を押しつけるあまりに，患者に害をもたらすことになりかねない。このような状況では倫理をどう解釈して，どのように応用するかということは，たとえ同僚

に助言を求めたとしても，臨床家自身のまったくの主観的行為となる。結局，倫理とは，哲学者，僧侶，倫理学者といった高尚な存在のもとで実施されるものではない。むしろ，倫理が必要とされるのは，高尚とは程遠い臨床の現場であり，臨床家は論理ばかりではなく，直感によって反応しなければならないこともしばしばあるのだ。

　倫理的基準はまさに生きていて，呼吸をしている原則であり，その「実効性」を検証されなければならない。実効性とは，倫理的難題が生じたときにはいつでも，たとえ他の方向に進む圧力があったとしても，患者のために正しいことをするというのが目的である。これは倫理を自殺の危険の高い患者に応用しようとする際の基本的な逆説を代表している。法，所属機関，そして危機管理についての責任を認識しなければならないが，それにとらわれきって身動きができなくなってはならない。法が要求するものが，有用な指針を与えてくれているだろうか，それとも，たとえ「正しい」危機管理の手順が守られたとしても，患者に不利益をもたらすことはないだろうか？　この状況で誰が守られているだろうか？　患者か，治療者か，社会の利益が守られているのだろうか？　治療者の患者に対する否定的な道徳的感情的反応がどの程度隠されるために，法が適用されているだろうか？　法と専門家の倫理の間に軋轢が生じた場合には何をすべきだろうか？　これらの疑問のそれぞれが，自殺の危険の高い患者を治療していくという過程で何度も生じてくる。

●自殺の危険の高い患者の治療に対する倫理ガイドライン

　すべての治療者は自分の専門分野における倫理規定を守ることを求められている。ほとんど常に，最初の条項は，有害な治療を行わないという点である。「第一に，（患者に）害をなさないこと」とヒポクラテスが数千年前に述べている。自殺の危険の高い患者の治療では，害とは主に

次の2領域から生じる。①自殺についての個人的な反応，道徳，信念が影響を及ぼす。②効果があるとされている評価や治療を実施しない。この2種の害について簡単に解説し，従わなければならないいくつかの一般的なガイドラインを示すことにしよう。

倫理的には，自殺についての感情的反応，道徳あるいは宗教的な信念，個人的な価値観が，患者にとっての最善の治療戦略を選択し，実施する過程を妨げないようにすることが，治療者の義務である。自殺は個人的な選択であり，法によって制限されるべきではないと信じる治療者もいるだろう。また，患者が自殺について思い浮かべること自体が神に対して罪を犯したことになると信じる治療者もいるだろう。もしもこういった信念が治療に影響を及ぼして，コントロールできなくなってしまうと，どちらの立場も悪影響をもたらしかねない。自殺に対してあまりにも寛容な治療者は患者の問題を解決するために自殺以外の選択肢を一生懸命探すように働きかけようとしないかもしれず，患者に対して微妙な形で自殺を許してしまうかもしれない。あるいは，自殺に絶対反対する治療者は患者を非難し，道徳的な指導をし，直面化したり，州立精神科病院に入院させると脅すかもしれない。

こういったジレンマに対する解決策は，概念としては単純だが，実行するのは複雑である。治療者は，自殺についての患者の信念，道徳心，視点に寄り添うべきである。そして，患者にとって他の選択肢となる解決法を探るようにする。治療者は自己の信念を患者の信念と混同してはならない。これらの目標はいくつかの特定のガイドラインに沿うことで達成できる。

第一に，治療者は自殺や非致死性自傷行為の問題について自分自身の道徳観や価値観を定期的に検討すべきである。人生の経験を積み，成熟するとともに，自殺行動についての道徳観，価値観，感情的反応は，変化し得る。以前の自己評価から変化をもたらすような自分の道徳的信念

について定期的に検討することはきわめて重要である。付録A～C（「自殺に関する哲学」「自殺行動の結果アンケート」「生きる理由調査票」）を少なくとも毎年1回は検討して，自殺についての自分の道徳観や価値観を評価することを著者らは勧める。

　第二に，自分の感情的反応，道徳観，価値観が，自殺の危険の高い患者の治療を妨げていないか確認すべきである。臨床の場面で生じたある問題に対する治療者の反応のために，問題を呈している患者の治療を効果的に行うのが難しくなったり，不可能になったりしていることを認めるのはけっして恥ずかしいことではない。この問題を適切に認めるほうが，効果のあがらない治療をしたり，あるいは，有害な治療をしたりするより，よほどよい。もしも疑問に感じたら，必要な視点を示してくれるような同僚とこれらの問題を話し合うことはしばしば役立つ。

　第三に，治療者は自殺の問題について患者と率直に，そしてあまり自己弁護的にならないように話し合うべきである。こういった話し合いは，自殺行動の治療法に関して患者からインフォームド・コンセントを得るのと同じ意味がある。話し合いの結果，自殺行動に対する信念について意見を交換できることが理想的である。これには，実施可能な治療の種類，それぞれの治療がもたらす利益と危険，治療計画を立てる過程に患者も参加させるようにするといったことが含まれる。要するに，倫理的に要求されているのは，治療に対して患者からインフォームド・コンセントを得ようとすることである。

　第四に，患者が自殺行動に及んだり，自殺の危険が高まったりした場合に，治療者は何をするかという点を患者に明確に示しておく必要がある。この話し合いには，治療者が救急の医学的措置を要請する，患者を入院させる，患者からの緊急電話相談に応じるなどの状況が含まれる。

　最後に，人生の問題に対する最善の解決策を見出すことができるように助力することが治療の目的であることも明らかにしておかなければな

らない．患者が自殺しないことを治療者が希望していることをはっきりとした形で伝えるとともに，患者が自殺するのを助力するようなことはけっしてしないという点も明らかにしておくべきである．

　ほとんどの治療者が必死になって試みるもうひとつの基準は，効果的な治療アプローチだけを実施しようとすることである．絶対に害を及ぼしたくないと考えるあまりに，恐ろしく的外れな心配をする治療者がいる．たとえば，自殺行動について患者に質問したならば，その可能性のある人に影響を与えてしまって，自殺行動に及ぶかもしれないといった心配である．こういった心配を支持する臨床的な経験も研究知見もない．むしろ，自殺の危険について質問することは，それに働きかけていく第一歩となる．とくに小児や思春期患者は被暗示性に対する抵抗力が弱いと思われているので，治療者のこのような不安が強まってしまう．しかし，自殺の危険について質問したからといって，実際に自殺の危険を引き起こすことを支持するデータはないことを，もう一度強調しておく．実際のところ，自殺の危険について質問しないことから害が生じるのだ．質問しないと，重要な情報が得られないことになってしまうだろう．そして，最悪の場合には，自殺は取り上げてはならないタブーのような話題であり，誰にも助けを求めることができない問題であると患者は考えてしまうかもしれない．

　効果的な治療法だけを実施しようと必死になることはよくあるのだが，これはしばしば倫理規定を無視してしまうことになる．効果的な治療についての記録が十分でないことにも問題がある．これは人間のさまざまな病気にも当てはまる問題である．既存の入院治療あるいは外来治療の臨床的有効性を実証する文献は現在までのところほとんど存在していない．治療が効果をあげていないのだが，そのほかに選択肢はないと治療者が認識していることがしばしばある．あるいは，ある特定の治療戦略が効果をあげると治療者が確信していても，所属機関の方針がその戦略

の実施を許可しないということもあり得る。自殺に対する危機管理手続きが患者にとって無効であるばかりか，最悪の場合は害をもたらすと治療者が考えているのに，所属機関によってそれを実行するように強制されたいくつかの例を，著者らは知っている。その一例として，自殺念慮のある患者や自殺しないという契約を拒否する患者は入院させなければならないといった方針がある。現在実施している介入が効果を現していないのに，必要な介入が実施できないというのが，主な倫理的ジレンマである。このジレンマを直接的かつ適切に取り上げないと，欲求不満が生じ，望ましくない結果に結びつきかねない。治療のための面接が，自殺についての講義，懇願，直面化へと変わってしまう可能性がある。このような技法はどれも効果をあげないばかりか，実際のところ，治療同盟を破壊してしまい，患者に害を及ぼすかもしれない。その結果，治療者は患者が次の予約日に姿を見せないことをひそかに望み，さまざまな方法でそういったメッセージを伝えるように振る舞い始めるかもしれない。あれこれ話し合われるのだが，あまり多くが生じないことになってしまう。ある患者にとっては，こういった展開はこれまでに何度も経験してきたことの不幸な繰り返しとなってしまう。

　倫理上のジレンマを最小にするいくつかの方法がある。第一の，そして最善の方法とは，患者を助けるために介入が計画されていることをけっして忘れないことである。定期的に，そして合意された間隔で，治療が患者にとって役立っているかどうか質問する。もしも役立っていないならば，役立つようにするには何をしなければならないか患者に尋ねてみる。治療者の自己防衛は控える。治療者は全能ではないし，この特定の患者に関して治療者は正しい方向に向いていないのかもしれない。治療者と患者の両者がそのほうがよいと合意した場合には，患者を別の治療者に紹介しなおす。

　倫理的問題を避ける第二の方法とは，専門分野における最近の進歩に

ついて常に知識を新たにしておくことである．この知識は，たとえ所属機関からの制限があったとしても，効果的な治療を実施する機会を増してくれる．一貫した治療法を個人的に学び，それを活用することも重要である．自分の治療法について自信が増すほど，その効果も高まる．

　最後に，治療者ばかりでなく所属機関もその方針に基づいた介入について説明責任をますます求められるようになってきている．効果がない，あるいは有害な治療を支持するような方針を定めている機関で治療者が働いているならば，治療者は同僚からも同意を得て，方針を変更させるように試みるべきである．所属機関の方針が治療者に誤った方法を強制しているならば，同じことを他者にも強制している可能性があることを忘れてはならない．とくに，何人かのスタッフの署名入りの書面で準備された「治療の質」に関する抗議は，変化をもたらすためのきわめて有効な手段である．

役立つヒント

- 自殺の危険について，治療者が自分の感情的反応，道徳的あるいは宗教的反応，個人的な価値観を認識していないと，患者を論理的かつ一貫した態度で治療することができない．付録A〜C（「自殺に関する哲学」「自殺行動の結果アンケート」「生きる理由調査票」）の練習を用いて，自分自身の陥穽について認識しておく．

- 訴訟の恐れが治療に影響しないように，医療過誤訴訟の危険から身を守るための実用的な戦略を持っておく必要がある．付録E（「医療過誤に対する管理評価」）の練習をして，この問題に対する自身の立場を検討しておく．

- 自殺の危険の高い患者に対して倫理的な治療を実施するには，自殺に対する治療者の個人的な反応や訴訟に対する恐れについて自覚すると

ともに，エヴィデンスに基づいた治療法についても知識を新たにしていく必要がある。たとえ所属機関の方針であったとしても，科学的根拠に乏しい治療をしてはならない。

文　献

Dewitt NW: Epicurius and His Philosophy. Minneapolis, MN, University of Minnesota Press, 1954

推薦図書

Bongar B: The Suicidal Patient: Clinical and Legal Standards of Care. Washington, DC, American Psychological Association, 1991

Bongar B, Berman A, Maris R, et al (eds): Risk Management With Suicidal Patients. New York, Guilford, 1998

Gutheil TG: Paranoia and progress note: a guide to forensically informed psychiatric recordkeeping. Hosp Community Psychiatry 31:479–482, 1980

Linehan M, Goodstein J, Nielson S, et al: Reasons for staying alive when you're thinking of killing yourself: the Reasons for Living Inventory. J Consult Clin Psychol 51:276–286, 1983

Litman RE: Psycholegal aspects of suicide, in Modern Legal Medicine, Psychiatry, and Forensic Science. Edited by Curran W, McGarry AL, Petty CS. Philadelphia, PA, FA Davis, 1980, pp 841–853

Murphy GE: Problems in studying suicide. Psychiatr Dev 1:339–350, 1983

Nolan JL (ed): The Suicide Case: Investigation and Trial of Insurance Claims. Chicago, IL, American Bar Association, 1988

Perr IN: Suicide litigation and risk management: a review of 32 cases. Bull Am Acad Psychiatry Law 13:209–219, 1985

Robertson J: Psychiatric Malpractice: Liability of Mental Health Professionals. New York, Wiley, 1998

第3章
自殺行動の基本モデル

　本章では自殺行動について，簡潔で，効果的で，臨床的な思考法を提示する。自殺行動とは強烈で否定的な感情から逃れたり，あるいは避けたりすることを目的として学習された問題解決法としてとらえることに焦点を当てる。自殺行動の二次的な影響とは，自らが置かれた状況を（意識的あるいは無意識的に）変化させるきわめて効果的な方法である。さまざまな精神障害において自殺の危険が高まることは確かだが，自殺行動を単に精神障害の一症状と考えることは適切ではない。うつ病，統合失調症，パニック障害といったさまざまな精神障害の患者の多くは自殺したいなどと言うこともなければ，自殺を図ったりすることもない。同様に重要な点は，自殺を考えたり，自殺未遂に及んだり，自殺したりする人の多くは，精神障害に罹患していない。ある患者に自殺の危険が迫る理由を精神障害の存在では完全に説明できないならば，患者のために完璧な治療計画を立てるために必要な理解を助けるような枠組みを提供する追加の情報とは何なのだろうか？　重度の精神病理の状態を認識し，適切に治療しなければならないのだが，ある人物が自殺行動に及ぶことを決定する，より基本的な他の臨床的要因が存在していると著者らは確信している。精神障害が存在するか否かとは別に，明らかな一連の行動特性として自殺行動に相対することによって，治療をより効果的に

できるだろう．要するに，読者が患者の精神医学的診断を超えた視点を持ち，患者がいかにして苦痛に満ちた感情に対処しているかを評価してほしい．このアプローチによって，さまざまな年齢や，診断や，人生の困難な状況で，どれほど多くの人々が自殺行動に及んでいるかということを説明できると著者らは信じている．

図3-1は，自殺行動の多次元モデルを示している．このモデルは，研究論文を総説した結果に基づいている．これは，過去数十年間にわたりさまざまな自殺の危険の高い患者を治療してきた著者らの臨床経験によって確認されている．このモデルは，ある人物が自殺行動に及ぶ前に共通して認められる，次の4つの重要な要素を強調している．

- 強烈な否定的感情状態が問題の多い内的あるいは外的出来事や契機によって引き起こされる．
- 逃走，感情の回避の戦略と強烈な苦悩に耐えられないという特徴のある受動的な問題解決スタイルが生じる．
- 自殺について考えたり，自殺を図ったりするという，学習され強化されたパターンが，苦悩を一時的に和らげる．
- 感情をコントロールするひとつの方法として自殺念慮や自殺行動を用いた結果として，否定的な感情が逆説的に強まる．

問題の果たす役割

まったく何もなくて，自殺行動が起きるということはめったにない．患者は自分では対処できないようなきわめて難しい内的あるいは外的な出来事に迫られていることが普通である．内的状態とは，うつ病，不安，喪失，逃走，耐え難い退屈，怒り，他のいくつもの不快な感情体験といった，否定的な感情である．しばしば患者の人生には外的な問題も認め

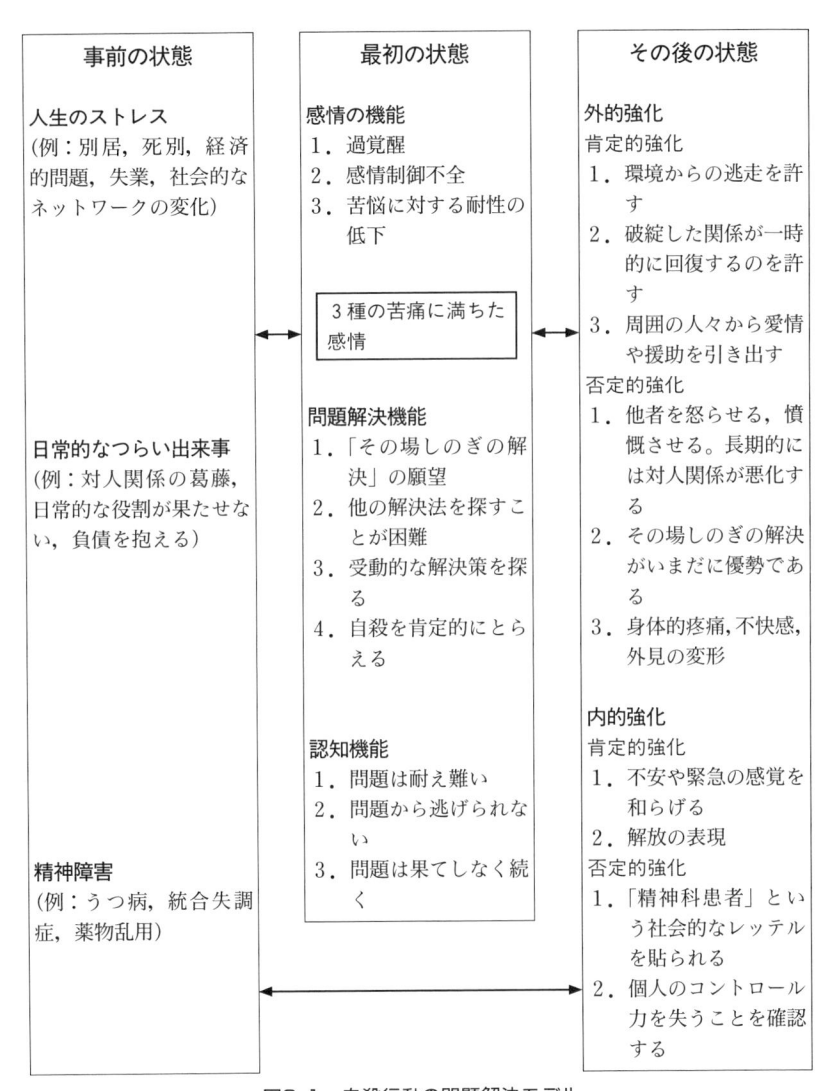

第3章 自殺行動の基本モデル 71

事前の状態	最初の状態	その後の状態
人生のストレス (例：別居，死別，経済的問題，失業，社会的なネットワークの変化)	感情の機能 1．過覚醒 2．感情制御不全 3．苦悩に対する耐性の低下 　3種の苦痛に満ちた感情	外的強化 肯定的強化 1．環境からの逃走を許す 2．破綻した関係が一時的に回復するのを許す 3．周囲の人々から愛情や援助を引き出す 否定的強化 1．他者を怒らせる，憤慨させる。長期的には対人関係が悪化する 2．その場しのぎの解決がいまだに優勢である 3．身体的疼痛，不快感，外見の変形
日常的なつらい出来事 (例：対人関係の葛藤，日常的な役割が果たせない，負債を抱える)	問題解決機能 1．「その場しのぎの解決」の願望 2．他の解決法を探すことが困難 3．受動的な解決策を探る 4．自殺を肯定的にとらえる 認知機能 1．問題は耐え難い 2．問題から逃げられない 3．問題は果てしなく続く	内的強化 肯定的強化 1．不安や緊急の感覚を和らげる 2．解放の表現 否定的強化 1．「精神科患者」という社会的なレッテルを貼られる 2．個人のコントロール力を失うことを確認する
精神障害 (例：うつ病，統合失調症，薬物乱用)		

図3-1　自殺行動の問題解決モデル

られる。たとえば，別居や迫りつつある離婚のために，重度の喪失感や自責感が引き起こされている。友人として助けてくれることを期待していた人に裏切られたり，傷つけられたりしたために，怒りの感情が引き

起こされるかもしれない。混乱し，ストレスに満ちた人生を送っていて，日常のつらい出来事や問題によって心のバランスを崩しているかもしれない。これらの問題がしばしば徐々に山積していき，ある特定の日常の出来事が，極限状態での最後の一押しとなるのかもしれない。次のようなテーマは単純なものである。

- 自殺の危険の高い患者は，原因が何であるかにかかわりなく，常に重度の苦痛に満ちた感情を抱いている。

感情の制御と回避の役割

　感情面での回避の対処スタイルとさまざまな精神病理状態との間に強い関連があることを多くの文献が指摘している（Hayes et al. 1999）。さらに，自殺の危険の高い患者は，運，他者の行動の変化，単に時間が経過するのを待つといった，受動的な対処法に頼っていることを，彼らの問題解決スキルについての研究結果が示唆している。感情の回避と受動的な戦略への依存が相互に関連して，いわば一触即発の心理状態が生じる。

　感情の回避にはどのような意味があるのだろうか？　単純に言うと，感情の回避とは，自殺の危険の高い患者が苦痛に満ちた感情を受け入れるのではなく，否定的な経験を支配し，除去し，抑制しようとするという意味である。否定的な感情状態が何か悪い（有害な）ものであって，それを何とかしなければならない，あるいは，人生の目標は気分がよくなることであり，不快な感情は精神疾患，性格や意志の弱さ，他の否定的な人格の側面を表す兆候であると，多くの人々が信じるようになっている。そこで，ごく自然な傾向として，こういった好ましくない経験を取り除くような解決法や対処戦略を探して，本来あるべき快適な気分に

戻ろうとする。これは，人生の難題に対処する目的とは，難題がもたらしている不快な感情を取り除いて，快適な感情をもたらすという意味である。こういった思考法は，自殺の危険の高い患者が診察室に持ちこんでくる正常への変化の課題である。そして，（常に起こることだが）否定的な感情状態が意図的に制御できないとなると，必死になって制御しようとして患者はさらに極端な行動に走る。より極端な形の感情の制御とは，ほとんど常にただちに行動を起こし，結局，極端に否定的な結果をもたらす。この対処法から，自殺行動が，アルコールや薬物の使用，摂食障害，依存行動，自傷などときわめて高い頻度で合併するという側面が説明されるだろう。これは，否定的な感情をただちに除去し，制御しようとする試みである。自殺行動に関するモデルのこの部分の重要な要素は次の点である。

- 自殺行動は極端な形の感情の回避である。これは，望ましくない感情，思考，記憶，身体的感覚に対するコントロールを取り戻そうとするものである。これは自己破壊という点では積極的であるが，行動自体は受動的な問題解決の方法である。

学習と強化の役割

　自殺行動が学習された方法であるという考えは，それが強化によって形成され，維持されているという意味である。強化は，自殺行動の前あるいは後に起きる出来事であり，自殺行動に報酬あるいは罰を与える。報酬とはある行動を奨励する何かである。罰はある行動を抑制する何かである。自殺行動は報酬と罰によって形成される。形成とは，ある行動を変化させて，最大の報酬と，最小の罰を受けるようにすることを意味する。自殺の危険を伴う対処スタイルが発達していくのは，その行動に

密接に関連した強化の結果である。自殺行動は，いったん形成されると，その後も維持される。維持という概念は，自殺行動が引き続き存在し，さらに強化されるという意味である。その行動からすべての強化が除去されたならば，行動は消失する。さて，この過程がどのようにして起きるか検討していくことにしよう。

　自殺行動が内的あるいは外的問題に対する反応であるように，強化も内的あるいは外的なものである。内的強化は，身体的，感情的，心理的状態の変化を巻きこむ。たとえば，不安や恐怖を和らげることはきわめて強力な内的強化である。多くの自殺の危険の高い患者は自殺未遂後に安堵感を覚えると述べる。自殺行動が起きたとしても，自己破壊の衝動がコントロールできるだろうかという不安は和らぐのだ。自殺未遂が起きた後には，自殺念慮や自殺未遂は，感情的な危機における強烈な不安感や内的なプレッシャーを和らげる方法とみなされる。否定的な感情体験を除去し，抑制し，制御する目的はこうして達成される。

　外的強化は，ある人物の自殺行動に対する反応として外界で生じた出来事であり，それには多くの出来事がある。図3-1に外的強化の例をいくつか挙げてある。そこに挙げたもののうちで，もっとも重要な肯定的な強化とは，愛する人や（けっして稀ではないが）精神科医療従事者からこれまで以上に関心や愛情を得られることである。さらに，この行動パターンは，きわめて基本的な環境の変化をもたらし，患者が食事や住居といった基本的な要求をするのに役立つかもしれない。さらに，混乱し葛藤に満ちた生活環境から患者は逃れることができる。治療で応用する主な原則は以下の通りである。

- 自殺行動は学習された対処反応であり，問題解決戦略である。この行動パターンは，内的感情状態や外的ストレッサーにきわめて劇的なさまざまな影響をもたらすことができる。このような影響のため

に，自殺行動は多くの効果をあげる一時的な問題解決行動となる。

短期的結果と長期的結果の役割

　自殺行動がどのようにして学習され，なぜ持続するのかを理解するためには，短期的結果と長期的結果の差を理解する必要がある。短期的結果とは，自殺行動がただちにもたらす効果である。時間枠は数分間から数日間である。不安の緩和はきわめて短期的な結果であり，自殺行動に及んで数秒間あるいは数分間以内に生じる。ただちに感情を制御するという目的は，常に短期的な結果をもたらすことである。苦痛に満ちた感情からただちに救済されることが唯一重要なことであるとするならば，自殺行動は非常に効果的な反応である。

　中期的あるいは長期的結果をもたらすには，数週，数カ月，あるいは数年かかるかもしれない。これらの結果は，内的かつ外的な，問題解決行動の領域で生じてくる。内的には，苦痛に満ちた感情を制御するために自殺行動に及ぶ結果，逆説が生じる。すなわち，苦痛に満ちた感情を制御しようとする試みが，この苦悩をさらに強いものにしてしまうのだ。なぜ，このようなことが生じるのだろうか。感情は人為的な行為で統御することはできず，単に一時的に麻痺するだけであるからだ。このような感情が再び生じると，状況の心理は劇的に変化する。感情は再び代償されなければならないのだが，今度は，より深刻な自殺念慮や自殺行動を用いなければならなくなる。そして，患者は悪循環に陥る。患者が望まず，受け入れられない最初の感情を和らげるために用いていた自殺念慮や自殺行動が強まれば強まるほど，このような同じ体験がさらに強烈になっていく。そして，患者の自殺の危険と否定的な感情がともに高まっていくという否定的な相互作用が起きてしまう。

　外部の世界でも同様の逆説的な効果が認められる。患者にとって親し

い人々は最初のうちは自殺行動に対して比較的共感に満ちた態度で反応し，その関係に変化が起きるように思われるかもしれない。しかし，この和解には相手を強制するという性質があるため，時間とともにしばしば怒りや憤りを引き起こしてしまう。自殺行動がもたらす短期的な結果とは，他の人々が心配し同情してくれるといったように，しばしば強力で共感に富むものではあるが，長期的な結果は，逆説的で反発するようなものとなり，親しい人々は自分が利用されたとか，操られたとか思ってしまう。しかし，ただちに変化させたいのが感情の制御であるとすると，長期的な効果は即座の目的に比べてむしろ二次的なものである。不快な感情をただちに追いやり，快適な感情をただちにもたらそうとするのだ。この視点でとらえると，自殺行動は極端に強力な問題解決行動である。

　自殺行動は正当な問題解決の方法であるという点を強調することも重要である。患者の心の中では，自殺は複雑であると同時に単純でもあり，さまざまな問題を解決する方法ととらえられている。一般に周囲の文化が自殺行動を受け入れないことに拘っているが，これに影響されて，治療者も患者がこの視点を信じるべきだと働きかけてはならない。自殺の危険の高い患者は一般的に自殺を問題解決の好ましい手段であるととらえている。この文化的慣行と，難問を解決しようとしている個人の苦悩に満ちた世界の間の緊張は，しばしば援助をする関係の主な力動となる。ここでの議論のもっとも重要な教訓とは以下のようになる。

- 自殺行動には逆説的な効果があり，短期的にはその効果は一般に肯定的ではあるが，長期的結果としては，これまで以上の，より制御不能な否定的な内的状態や周囲の人々の否定的な反応を生み出す。

手段としての機能と表現としての機能

　自殺行動に伴う問題解決能力について考えるもうひとつの方法は，それには，手段としての機能と表現としての機能の両者があるととらえることである。**手段としての機能**とは，自殺行動をある問題を解決する意図のもとに利用することを意味している。たとえば，自殺は耐え難い苦痛に満ちた感情という問題に対する解決の手段である。誰かが亡くなったら，感情はもはやない。死ぬということは，不快な感情という問題に対する解決の手段である。

　表現としての機能とは，自殺を図ったり，自殺について他者に語るという行為には，意志を伝えるという意図があることを意味している。表現としての機能には普通は問題解決の意味あいがあるのだが（たとえば，助けを引き出そうとする，他者の理解を得ようとする，周囲の人々との絆を強めようとする），その人独自の感情を伝える手段でもある。たとえば，自殺の危険の高い患者は，他者，自分自身，そして自分が生きている世界をしばしば白か黒かといった具合に，極端に二者択一的なとらえ方をする。こういった一方的な判断を下そうとする傾向のため，さまざまな否定的で，他の方向に向けられた感情が生まれてしまう。自殺行動は怒りや非難を必死に自己弁護している配偶者に向けてしまうかもしれないし，性的虐待をした親に対する復讐という働きをするかもしれない。表現としての機能について考えるもうひとつの方法は，手段としての機能は自己に向けられたものであるのとは対照的に，表現としての機能はしばしば他者に向けられているととらえることである。

　自殺の危険に満ちたコミュニケーションに働きかけていくうえで最大の難問のひとつは，個々の患者にとって手段としての機能と表現としての機能の相対的重要性を評価することである。これを誤解すると，自殺の危険の高い患者，とくに自殺をほのめかす患者を正しく理解できない。

「自殺をすると脅して，自己の利益のために周囲を操作しようとする」などといった言葉のために，患者が自殺について語るのは，他者にある種の行動を強制しているからだと，臨床家が誤解してしまうかもしれない。しかし，実際のところ，患者は漠然とではあるものの，圧倒されるような絶望感を口にしているのかもしれない。健全な臨床的枠組みには，自殺行動の手段としての機能も表現としての機能も適切に評価することが含まれなければならない。こういった点を理解していないと，治療者と患者がまったく異なる方向に進んでいってしまう危険がある。このモデルのこの部分の主な臨床的規則とは以下のような点である。

- 自殺行動は特定の問題を解決する手段であるとともに，患者の苦痛に満ちた感情や絶望感を伝えるという機能がある。

自殺の危機に関する基本原則：3つの苦痛

　なぜ米国でこれほど多くの人々が人生のある時期に深刻な自殺の危機を経験するのだろうか？　**次のような感情的なあるいは身体的な苦痛を経験すると，自殺の危機は誰にとっても起きても不思議はない経験となる。**

> 耐え難い
> 逃れられない
> 果てしなく続く

　ある人が自分の耐性を超えた感情的あるいは身体的な苦痛を経験すると，その苦痛は**耐え難い**ものとなる。そして，苦痛をもたらしている問題を解決するための手立てがないと感じると，その苦痛は**逃れられない**

ものとなる。さらに，強烈な苦痛を生み出している状況が変わることなどけっしてないと考えるようになると，その苦痛は**果てしなく続く**ととらえられてしまう。こういった3つの態度を取るようになると誰でもが，たとえ自殺を図らなかったとしても，自殺について考えるようになる。

　この3種の基準に合うような状況にどのようにして追いこまれていくのだろうか？　それには2つの基本的な状況がある。第一に，外的な状況がある人にとって圧倒されるような挑戦として迫ってくる。たとえば，会社が倒産して突然失業する，配偶者や子どもが死亡する，慢性で苦痛を伴う病気にかかるといったことである。1970年代に中国で起きた文化大革命などといった大規模の予期せぬ社会変革などもこのような困難な状況をもたらす。もっとも客観的な基準とは，圧倒されるような否定的な問題に直面することである。第二のそして状況が広範囲にわたる問題が起きるのは，状況自体はそれほど圧倒的なものではないのだが，個人にその状況が要求するものに応える特定の能力が欠けていて，スキルの不足が最大の障害となる場合である。このような状況の例として，別居，職場での懲戒処分，長期にわたる失業，家族の葛藤などがある。第二のタイプの状況で機能不全を呈するのは次の2つの場合である。

1．その人が状況に伴う苦痛に耐えようとしないか，あるいは耐えることができない。そして，状況に対処する代わりに，感情の制御や回避の戦略を用い始める。この種の機能不全では，問題はほとんど解決されないまま残ってしまう。
2．その人は，最初は否定的な感情に何とか耐えることができていたかもしれないが，効率的な問題解決法を用いることができない。問題の特質を正確にとらえることができないために，非効率的な問題解決が図られ，実際に行動を起こし，結果として非現実的な問題解決の目標に向かう。持続的な苦痛のためすっかり消耗してしまう。そ

の結果，さらに否定的かつ行動を優先する問題解決が図られ，自殺念慮を抱いたり，自殺未遂，既遂自殺に及ぶこととなる。

　これが意味するのは，自殺行動は問題解決を図ろうとしない状況ではまず起きないという点である。実際にこれは問題解決の一連のスペクトル上にあるからだ。換言すると，自殺の危険の高い人は，問題を解決するための他の合理的な方法をすべて試みたものの，それがうまくいかなかったと固く信じている。こういった問題解決の選択肢が一連の可能性から除外されてしまい，とくにその問題に圧倒するような苦痛に満ちた感情が伴うと，新たな選択肢が頭をもたげてくる。

　臨床経験からは，誤った問題解決が自殺行動へと発展していくことが示唆されている。自殺が効果的な解決手段だと最初から考えている患者はほとんどいない。むしろ，そこまで極端ではない問題解決法をあれこれ試したものの，うまくいかなかったために，彼らは自殺を考えるようになったのだ。これまで十分に機能していた人が，自殺の危機に陥った場合は，気分や外的ストレッサーをコントロールしようとしてさまざまな方法を試みてきたものの，それに失敗している。彼らは自殺こそが唯一の脱出口だという思いにとらわれている。このように事実を認識したために，さらに恐怖感が増し，自分の感情や行動をコントロールできなくなるという感覚が強まっていく。自殺を考えることは，感情的な負荷を一層強めてしまう。

　対照的に，繰り返し自殺の危険が高まる人は，人生の大きなストレスであれ，日常の嫌な出来事であれ，自殺行動はほとんどすべての問題の解決法であると考えるようになる。彼らは反復して生じてくる自殺念慮のために，自殺行動は最初に試すべき方法であり，問題を解決するよい方法であると考えるようになる。

　これらの双方の状況で，読者は他にうまくいく問題解決法はないと時

間をかけて周囲の人々を信じさせてきた患者を治療している。こういった思考法を理解することは，自殺の危険の高い患者に介入するうえできわめて重要である。自殺という行為が本質的に悪いものだと患者を説得するのではなく，むしろ，有効な問題解決の選択肢が見逃されているか，適切に試みられてこなかった点について，患者が気づくように働きかけるのが焦点となる。すべての自殺の危険の高い患者は問題を解決するために自殺以外のあまり極端ではない方法を探したいと考えているが，それに必要な努力や忍耐には価値があるという直接的な体験をしなければならない。この概念は，自殺の危険の高い患者の両価性としてしばしば言及される。この治療原則の臨床的主題は以下の点である。

- 自殺行動は極端に苦痛に満ちた感情を伴う状況で生じ，その人の苦痛に対する耐性が消耗し，（自殺以外の）あまり極端ではない問題解決戦略がうまくいかないと思われている。

患者とその苦悩の関係

　自殺の危機について重要な点は，患者本人が自分の抱えた苦悩とどのように関連づけているかという点である。米国の文化では，気分がよいことを強調し，苦しむ必要がない人生を楽しむべきだとする表面的な態度をよしとするような雰囲気が奨励されてきた。しかし，けっして和らぐとは期待できない苦痛に満ちた感情に圧倒されている人にとって，興味深い逆説が生じている。そのような人は進んで，苦しむことと必死になって闘っている。そして，苦痛を受容することはほとんどないのだ。苦痛が生じると，人生は不公平だ，誰かが自分を犠牲にしている，自分には強い性格も意志もない，苦しんで当然だなどと信じている。これまで自殺の危険がなかった人でさえ，個人的な苦痛を受け入れがたいと自

問自答し始めるのが普通である。この感情のために，感情の高ぶりを制御するのがきわめて難しくなり，まったくコントロールできなくなってしまったとしばしば考えられてしまう。感情や行動がコントロールできなくなってしまったという感覚は，すべての自殺の危機の中心的な特徴である。自己評価の過程は，苦痛の耐性の低下という状態を生み出す。こういった挑発するような自己評価がさらに強まっていくと，受容の感覚は減り，危機の感覚が増していく。耐性が極端に低く，いかなる苦悩も受け入れてしまうような人では問題解決能力がますます限られてしまい，慢性の自殺行動が生じる。このような人は日夜苦悩している。精神障害の存在は新たな苦痛の刺激をもたらし，苦痛耐性をさらに低くしてしまうのだが，受容能力や苦悩耐性スキルが低いという特徴はごく普通に認められ，それがうつ病や不安障害といった精神障害の**原因**ともなり得る。うつ病であっても自殺の危険がけっして高くない患者も多いし，うつ病でなくても自殺の危険が高い患者も多いという事実を，この概念によって説明できるかもしれない。

結 論

この多次元学習モデルは，臨床家と患者の両者にとって，自殺行動を再評価するための柔軟な方法である。これは自殺行動の過程を客観的にとらえ，患者の否定的な自己評価や，治療者が患者に対して下す侮蔑的な評価を和らげる。この再評価には，きわめて強い正常化の特性があり，患者が直面している社会的偏見や孤立感を弱めるという意味あいがある。現実生活で抱えている問題の解決法を探るとともに，苦悩に満ちた感情を受け入れていくことを強調するのは，患者の欠点に焦点を当てるよりもはるかに希望に満ちている。自分は気がふれてしまったのではないかといったことに患者がとらわれる時間が減り，問題を解決することによ

り多くの時間を使うようになる。このアプローチに基づく介入は，人格の変化を目指す全般的な介入に比べて，簡便かつ完全で，実行可能なものである。次第に，患者は耐え難い，逃れられない，果てしなく続くという3つの苦痛をただちに和らげることができると感じられるようになる傾向が高まってくる。なお，この問題解決モデルが十分に応用できないような臨床状況（たとえば，自殺を命令する幻聴がある急性の精神病状態の患者）について常に注意を払っておかなければならない。しかし，もちろん最初に症状がなぜ生じてきたのかという点に注目しなければならないのだが，たとえ重症の患者であったとしてもある時点では現実の生活の問題を解決し始める必要がある。患者が苦悩の受容に基づく問題解決法の基礎について理解する認知能力が得られたら，この技法を用いる時が来ているのだ。

役立つヒント

- 自殺の危機の本質は以下の3種の苦痛に満ちた感情である。
    - 耐え難い
    - 逃れられない
    - 果てしなく続く
- 自殺行動とは，他の選択肢のすべてが失敗したと思われるときに用いられる，学習され，強化された問題解決行動である。
- 自殺の危険の高い患者は全般に，苦痛に満ちた感情を進んで受け入れようとはしない。
- 自殺行動による問題解決機能とは，患者が内的問題および外的問題をコントロールしたり，除去しようとしたりすることである。
- たとえ自殺に社会的偏見が伴っているとしても，自殺の危険の高い患者は自殺を正当な問題解決法ととらえている。

文　献

Hayes S, Strosahl K, Wilson K: Acceptance and Commitment Therapy: An Experiential Approach to Behavior Change. New York, Guilford, 1999

推薦図書

Blumenthal SJ, Kupfer DJ: Suicide Over the Life Cycle: Risk Factors, Assessment, and Treatment of Suicidal Patients. Washington, DC, American Psychiatric Press, 1990

Linehan M: Dialectical Behavior Therapy for Borderline Personality Disorder. New York, Guilford, 1994

Maris R: Pathways to Suicide: A Survey of Self-Destructive Behaviors. Baltimore, MD, Johns Hopkins University Press, 1981

第4章
自殺行動とその契機についての評価
評価と治療の統合

　自殺の危険の高い患者を治療していくうえで臨床家が抱える基本的な難問とは，初診後に自殺行動が生じる可能性である。これはさまざまな状況で起きてくる。患者は強烈な自殺念慮のため，あるいは自殺未遂に及んだために，治療を求めてくるかもしれない。あるいは，患者は当初は自殺の危険が高くないが，治療経過中にそうなるかもしれない。いずれの状況でも，治療者は患者の自殺が起きないかどうかを予測し，もしもその可能性があるならば，それを予防するというプレッシャーを，さまざまな理由（ほとんどは外的な理由だが，内的な理由でもあり得る）から感じるだろう。

　プレッシャーを生む次の2つの暗黙の，そして広く受け入れられた前提がある。①ある個人の自殺行動を予測できる特定の要因が存在する（例：危険因子）。②自殺を予防する正しい介入法が存在する（例：薬物療法，心理療法，危機介入，あるいはこれらを組み合わせたもの）。残念ながら，これらの介入の効果を支持する研究知見はほとんどない。大部分は，この「妥当性」が科学的研究の産物というよりは，むしろ実態のない臨床経験の一部にすぎないからである。それにもかかわらず，臨床家は自殺を予測し，予防できるという考えが社会に広くいきわたっていて，精神保健のすべての分野で標準的治療が求められるようになって

いる。第3章（「自殺行動の基本モデル」）で解説したように，ほとんどの医療過誤や過失に関する訴訟はこれらの暗黙の前提に関連している。こういった前提がなければ，自殺に関連する民事訴訟は今よりも少なくなるだろう。

　本章では，正確な自殺の危険を予測するには多くの困難が伴うことに焦点を当てるとともに，自殺行動を把握しなおして，治療を成功に導くような評価法を用いる他のアプローチを紹介する。この評価モデルによって，治療の基本を自殺行動に応用することが可能になる。そして，患者がなぜ他のより効果的な問題解決法ではなく，自殺行動を用いるのかという点に関する多くの背景状況について評価し，それに焦点を当てることができるようになる。

　評価はそれ自体で独立した行為ではないという点を忘れてはならない。これは治療の一環である。

自殺行動の予測：臨床経験と臨床研究

　臨床家はきわめて近い将来（普通は24～48時間以内）に患者が自殺を図る可能性について予測しなければならないというプレッシャーをほとんど常に感じている。真の自殺の危機がそれ以上持続する患者はほとんどいない。そこで，きわめて近い将来の自殺の危険を予測することが課題になる。すなわち，担当の患者がこの数日間のうちに自殺行動に及ぶだろうかと予測することである。緊急の自殺の危険（一般には，これは自殺企図の緊急の恐れや威嚇と定義される）があると判定されたならば，予防のための行動を取ることをほとんどの州では要求される。そこで，自殺について考えている患者と，実際に自殺に及ぶ患者をどのようにして識別するかという問題が持ち上がる。第2章（「臨床家の感情，価値観，法的問題，倫理：自殺の危険の高い患者の治療に関する全般的

問題」）で解説したように，自殺念慮は一般人口でも広く認められるが，既遂自殺は稀である。この差のために，**基礎率問題**と呼ばれる，本質的な問題が生じる。予測されなければならないとされている事象（すなわち，ここでは自殺）の頻度があまりにも低いため，その予測に関する統計的・臨床的精度はほとんどないに等しい。実際に，自殺について考えたり，語ったりしても，それだけでは24〜48時間以内に自殺に及ぶことを正確に予測はできないことを意味している。その理由は，既遂自殺者1人当たり，自殺について考えたり，語ったりする患者は数千人もいるからである。宝くじを思い浮かべれば，この確率についてよく理解できるだろう。

　問題をこのように考えてみるとよい。読者は救急部で多忙な日々を送っていて，1,000人の自殺未遂者の診察にあたったとする。自殺未遂歴はもっとも重要な自殺の危険因子である。統計学的には1％，すなわち，診察した1,000人の自殺未遂者のうちの10人が1年以内に自殺で死亡する。読者は非常に有能な臨床家で，こういった状況において80％の効率で自殺する患者を予測できたとする（実際にはほとんどの臨床家はこれほど有能ではない）。したがって，1年以内に自殺に終わる10人のうち8人を正しく同定できる。しかし，このきわめて低い確率のために，992人が偽陽性となる。一般の危険因子だけではなく，読者のきわめて優秀な臨床的技能をもとにして，1000人の自殺未遂者の中から非常に自殺の危険の高い200人を同定できたとしても，その中で実際に自殺するのは1年間に8人なのだ。読者はこれ以上正確に自殺の危険を同定することはできないのだ。さて，それではどのような介入をすることになるのだろうか？

　多くの臨床家は**ハイリスクの特徴に該当する**患者を入院させることでこの問題に対処している。これを全米で，どのような時期にも同じように実施するとなると，ハイリスクの患者を収容するベッドが身体科およ

び精神科のすべての病院で足りなくなってしまう。非常に自殺の危険の高い患者の治療に関する研究では，6カ月間から1年間という治療期間が設けられているが，これを当てはめると，とくにベッドが不足してしまう。残念ながら，多くの臨床家はこの**偽陽性**のジレンマを無視する。ハイリスクとみなされているものの，けっして自殺未遂に及んだり，実際に自殺してしまったりすることのない患者を入院させることに伴う悪影響がもたらす副作用の可能性に気づいていないか，十分に考慮しないのだ。入院させることの影響が，「治療によって患者に害をもたらしてはならない」という精神保健の主要な倫理に反していないか熟考すべきである。この問題について第8章（「入院と自殺行動：複雑な関係」）でさらに考察する。

危険を予測するシステム

過去30年以上，自殺予防の専門家たちは統計学に基づいて，危険を予測する方法を開発することによって，危険予測の課題を克服しようと試みてきた。この戦略は，自殺者と対照群（すなわち，自殺しなかった患者）の間で，環境，パーソナリティ，生活史，そして生物学的な主な特徴などを比較することである。このように比較することによって有意差を示す変数を予測の公式へと組み入れる。誰が自殺する可能性が高いか正確に同定する最善の因子を探るのが目標である。この種の研究が数多く実施されてきて，その結果，自殺の危険を予測する多くの方法が開発された。一般に，こういった方法自体は臨床的に有用な情報を与えてくれるのだが，ある患者の自殺の危険が比較的高まっていることを同定する以上のことは残念ながら基本的に不可能なのである。これは今まさに迫りつつある自殺の危険を同定することではないのだ。

自殺の危険を予測する方法についての真の試練とは，誰が自殺し，誰

が自殺未遂に及ぶのかを事前に正確に同定できるかどうかである。このためには，ハイリスクの患者を前方視的に追跡調査して，どの因子が実際に自殺行動を予測するのか確認する必要がある。しかし，（自殺は確率の非常に低い現象であるため）研究対象がきわめて大きなものとなり，複雑な追跡方法をとらなければならないので，この種の研究を実施するには莫大な費用がかかる。こういった研究のうちの2つで，この領域における多くの先行研究から導き出された一連の自殺の危険因子について調査された（Goldstein et al. 1991；Pokorny 1983）が，両研究の結果はきわめて類似していた。ハイリスクとされた患者を長年追跡しても，自殺の危険を正確には予測できないというのがその結果であった。ベック絶望感尺度（Beck Hopelessness Scale）を用いた2つの研究はそれよりもわずかばかり期待できる結果を示していた（Beck et al. 1985, 1989）。数年間の追跡調査を実施したBeckらの研究では，入院あるいは外来治療の開始時点における絶望感の評点が，その後生じた自殺の約80％を正確に予測していた。しかし，この結果を得るのに必要とされる期間は初診時から数年もたっていた。きわめて致死性の高い自殺未遂者で精神科入院治療を受けた患者を対象として，同じ方法を用いたより短期間の予測に関する研究では，ベック絶望感尺度は100％同定に失敗した（Strosahl et al. 1984）。

　さて，自殺を予測することに関してどのような結論を下すことができるだろうか？　①正確に予測できない行動に対して臨床的に介入し，予防するのは，不可能と言えないまでも，困難である。②先行研究は，臨床的に要求される期間という枠組みで実施されてこなかった。急性の自殺の危険因子が従来の自殺の危険因子と同様であるかどうかを知る方法がない。③自殺の予測と予防という観点に立って臨床家の能力を誤って評価しないために，地域における標準的治療が必要とされている。そもそも不可能である予測をするというさらなるプレッシャーを受けずに，

自殺の危険の高い患者を治療していくのは非常に難しいことであるのだ。

自殺行動を評価する

　自殺の危険の高い患者に対して系統的な面接がきわめて重要である。これにより，臨床的に有用な情報が得られ，徹底した，関連の臨床記録が可能となる。このような面接に際して，いくつかの基本原則を覚えておく必要がある。第一に，頻度，重症度，持続期間などが異なるさまざまなタイプの自殺行動があることを忘れてはならない。**頻度**とは，自殺行動，自殺念慮，自殺の言語化がどれほどしばしば起きているかを意味している。**重症度**とは，ある時点において自殺行動がどれほどの強度を示しているかである。**持続期間**とは，自殺行動のエピソードがどれくらいの期間続くかということである。これらの次元は各自異なり，ひとつの次元の程度が他とかならずしも関連するわけではない。一般的に，頻度，重症度，持続時間が増していくことは，危険が増している指標とみなす。患者は，こういった自殺行動の頻度，重症度，持続期間の増加によって危険のサインを発する傾向がある。

　第二に，患者に自殺行動について質問したからといって，患者が自殺したりすることはないという点も忘れてはならない。すっかり打ちひしがれたまま放置されるよりも，むしろ，このような質問をされるほうが患者は安心することが多い。質問されることによって，これまで必死で秘密にしてきた事柄や，個人的な恥や屈辱の原因に終止符が打たれる。なお，治療中に自殺行動が生じる患者もいれば，最初は自殺行動を否定する患者もいる。そこで，たとえ担当の患者にとってこの問題は関連がないように思えたとしても，毎回の診察の際に自殺行動について質問するのはよい考えである。

　第三に，患者が自殺行動について進んで話すからといって，危険が低

くなったということではない。きわめて自殺の危険の高い患者はいかなる自殺の意図も否定することを示唆する臨床報告がいくつかあるが，系統的な研究結果はこの意見を支持していない。自殺の意図に関するコミュニケーションはすべて同様に妥当性がある。自殺について質問した際に，患者が躊躇したり，他の非言語的コミュニケーションについて読者が察知したら，質問をさらに続けていく。患者がこの件を話題にしてもまったくかまわないという点を明確にしておく。自殺について話したり，考えたりすることは，苦悩を示す特徴であることを覚えておくとよい。

　第四に，自殺念慮は，基本的には感情とはいえない。むしろ，特定の一連の問題を解決するための思考と表現するほうがより正確である。問題であるのは，うつ病，不安，怒り，外傷体験のフラッシュバック，苦痛を伴う身体的感覚といった否定的な出来事を患者が体験したくないことが多いという点である。第3章（「自殺行動の基本モデル」）で解説したように，自殺について考えることは，不快な感情を経験しないという問題解決の目的がある。自殺について考えることを（他の受け入れがたい経験に対する反応ではなく）感情ととらえてしまうと，より基本的かつ否定的な感情が抑えこまれてしまう危険が生じる。死んでしまえば解決すると考えている問題を詳しく話すように患者に働きかける。これは基本的で否定的な感情状態を評価するよりよい，直接的な方法である。

　最後に，特定の臨床的目的を支持する情報を確実に収集する。患者に自分のことを理解してもらっていないという感じを抱かせてしまうと，教科書に記載されているような自殺の危険因子ばかりを検討していくことが不毛なばかりか，反治療的ですらある。より肯定的な介入に用いることのできる情報を確実に収集しなければならない。**表 4 - 1，表 4 - 2**に挙げたように，背景にある情報と前景に出ている情報を識別することが重要である。背景の情報とは，典型的にはこれまでに起きた出来事に関する情報であり，変えることができない。というのも，すでに生じて

表4-1 自殺行動の危険を示す重要な要因

危険因子	質問
1．自殺行動に対する肯定的な評価	1. 自殺はあなたの問題を解決するのにどの程度効果があるでしょうか？ 1から5で点をつける。1＝まったく効果がない。5＝非常に効果がある。
2．苦痛に満ちた感情に耐える能力が低い(耐え難い)	2. もしも今の状況に変化がないならば，あなたが今感じていることに耐えられるでしょうか？ 1から5で点をつける。1＝まったく耐えられない。5＝よく耐えることができる。
3．絶望感（果てしなく続く）	3A. 将来について考えると，自分の努力や自然の成り行きの結果，人生が好転すると考えられますか？ 1から5で点をつける。1＝何も変わらない，事態は悪いままだ。5＝将来はかならずよくなる。 3B. ベック絶望感尺度で8点以上
4．逃れることができない	4. あなたの現状では，何をしたとしても，事態が悪いままか，あるいはさらに悪くなるように感じますか？ 1から5で点をつける。1＝私が何かすることによって大きな違いがある。5＝私が何をしてもまったく影響はない。
5．生存や対処に対する信念に乏しい	5A. 自殺しない理由を考えると，人生は本質的に生きる意味があり，将来に関心があり，この状況を最後まで見届けようという考えはどの程度重要でしょうか？ 1から5で点をつける。1＝こういった理由はまったく何の重要性もない。5＝このような理由は大変重要であり，これからも生きていたい。 5B. 生存と対処についての信念に関する評点が3点以下（付録C「生きる理由調査票」参照）。

しまったことであり，それは患者の相対的な危険を高めている（例：自殺未遂歴）。前景に出ている情報とは，患者の現在の自殺の危険に関するものであり，現時点で認められる影響が，患者の自殺行動に及ぶ程度を高めるという点と関連する（例：現在，飲酒している）。原則として，背景情報に関する要因には注意を払うものの，それほど強調せず，むしろ，現時点での自殺行動や，患者を自殺行動へと駆り立て，自殺未遂や既遂を防ぐことを妨げる要因に焦点を当てる。その患者が自殺に対してとくに抱いている信念や期待に十分に注意を払う。たとえば，患者が自殺にはほとんど否定的な点はなく，それが自分の問題を解決すると固く

第4章 自殺行動とその契機についての評価　93

表4-2　自殺の危険の高い患者の前景情報と背景情報に関して評価すべき点

背景情報	背景情報の状態	前景情報	前景の状態
1. 自殺未遂歴	(+)	1A. 現在の自殺念慮 　a.頻度 　b.強さ 　c.持続期間 そして／あるいは 1B. ベック自殺念慮尺度で18点以上	(+) 日々強まっている。 ありありとしたイメージ，自殺念慮に対処するのがつらい。 30分間以上続き，持続時間が長くなってきている。
2. 以前の自殺未遂における自殺の意図 　a.致死性に対する考え 　b.発見されないようにする試み 　c.死後の用意	(+) 確実に死ぬと信じていた。 発見されないように必死になっていた。発見されたのは偶然にすぎない。 用意をしていた。	2. 準備行動 　a.手段の確保 　b.予告 　c.他者の注意を逸らす試み 　d.死後の用意 　e.時期の設定	(+) 手段を確保している。 自殺未遂に及び，他者も知らされていた。 当人がどこにいるのか他者に知られないようにしていた。自殺未遂は周囲の人々の知らないうちに生じた。 遺言状が書き直されていた。大切にしていた，大切なものを他者にあげた。遺書を用意していた。 時期を設定していた。「他者の自殺の記念日」に自殺しようとしていた。
3. 以前の自殺未遂における身体面から見た致死性 　a.方法の種類 　b.発見された状況 　c.身体医学的状況	死ぬ危険が非常に高かった。 意識がなかった，あるいはほとんど意識がなかった。 救急部や集中治療室での治療が必要であった。	3. 現時点での薬物やアルコールの乱用	(+)：量が増しつつある。
4. 自殺の家族歴	一親等の家族に自殺者がいる。	4. 現時点での精神医学的状態 5. 現時点での身体の健康 6. 現時点での人生のストレス 7. 現時点で周囲から得られるサポート	うつ病，失調感情障害，物質乱用 不良：慢性の病気や疼痛 高：経済，職業，対人関係の深刻な問題を抱えている。喪失体験がある。 乏：社会的孤立，あるいは，周囲から否定的に扱われている。

信じている場合，自殺を図る意図は非常に高いと考えるべきである。自殺の危険へとつながる問題が生じた後に，「1がまったく効果がない，5が非常に効果的であるとします。自殺はあなたの問題を解決するのにどの程度効果があるでしょうか？　点数をつけてみてください」といった簡単な質問をすることによって，治療者はこの情報を収集できる（Chiles et al. 1989）。この方程式の他の側面も同様に重要である。自殺未遂のために入院した患者を対象とした調査では，たとえ現在問題を抱えていたとしても，救命されたことに対する意義と，これからも生き続けていく理由としての対処の信念が，絶望感よりも，自殺の意図を予測する重要な要因であるとStrosahlら（1992）は発見した。問題解決策として自殺をどのようにとらえているかという点に関する質問と生存と対処に関する態度の評点を比較したところ，問題解決に関する質問のほうが臨床的に豊富な情報を得られると評価された。この話題については第5章から第8章（「自殺の危険の高い患者に対する外来での介入」「自殺行動を繰り返す患者」「自殺の危険を伴う緊急事態への対処」「入院と自殺行動」）で詳しく取り上げる。計画，手段の入手，致死性の3つの側面に焦点を当てるように臨床家はしばしば指示される。すなわち，「自殺する計画を立てていますか？　その手段を手に入れていますか？　それは容易に手に入るものですか？　その計画で命を落とす危険はどれほど高いのですか？」といった点である。しかし，自殺にとくに強く結びついた信念や人生を生き延びようとする肯定的な信念に焦点を当てるほうがより効果的な問題解決法が生まれることを経験が示している。

●自殺行動をとらえなおすための評価

　多くの臨床家にとって，治療を評価する段階と，治療を実際に行う段階がある。自殺の危険を評価する段階では，何らかの否定的な事柄を予

防することに焦点を当てているので，肯定的な動きをする余地は多くの場合ほとんどない。逆に，治療者が治療を実施しようとする段階にあるのに，それを自殺の危機を呈し苦悩に満ちた患者を評価するために突然妨げられると，治療者は多くの問題を抱えることになる。これは従来の医学モデルでは，適切な治療を始める前に，正式な診断を下していなければならないとされているためである。しかし，自殺の危険の高い患者を治療するのに従来の医学モデルは効果的なのだろうか？　もちろん，患者が主要な精神障害に罹患していて，適切な薬物療法を選択しなければならない場合には，このアプローチが必要である。しかし，ほとんどの自殺の危険の高い患者は，初診の段階から，診断的評価も介入もどちらも必要としている。この理由により，評価の過程を治療からすっかり分けてしまうのではなく，治療過程の一環としておかなければならない。

予防に焦点を当てた評価

治療者：お話を聞いていると，あなたは仕事で強いストレスを感じていて，そのうえ，結婚もうまくいっていないのですね。とても抑うつ的であることも明らかです……。これまでに自殺を考えたことがありますか？

患者：そうですね，そんなことを考えたこともあります。

治療者：どれほど真剣に自殺を考えているか話してくれませんか？たとえば，自殺する具体的な方法まで考えていますか？　毎日のように自殺を考えていますか？

患者：最近は本当によく自殺について考えますが，実行するかどうかははっきりしていません。

治療者：自殺の方法や計画がありますか？

患者：山道のカーブのところで自動車を谷に突き落としてしまうこと

をよく空想します。

治療者：実際に山道のカーブまで自動車を運転していき，まっすぐ走らせることを空想したことはありますか？

患者：はい。仕事でよくその道を通りますが，時々，そうやってすべてを終わらせてしまおうかと空想します。そうすれば，妻や子どもたちは私の生命保険金を手にすることができます。少なくともそうすることによって，私のことを何かよい意味で覚えておいてくれるでしょう。

治療者：すると，あなたは最近こういった考えが以前よりも多く浮かぶようになったということですか？

患者：はい。でもいつも考えているわけではありません。みじめなときだけです。最近みじめなときが多くなっています。

治療者：そうですか。お話を聞いていると，あなたが本当にみじめに感じたら，実際に自殺してしまうのではないかと，私は心配になってきました。もしもそんなふうに感じたら，まず私に電話をかけて，あなたの気持ちについて話してください。そうしないで，自殺を図ったりしないことを私に約束してくださいますか？　あなたの問題に一緒に取り組んでいる間，そういったことを試みないことに同意してほしいのです。

患者：それについて同意できると思います。

治療に焦点を当てた評価

治療者：あなたは今，人生で仕事や結婚の問題といった，とても大きな問題を抱えていると話してくださいました。こういった問題に対する解決法がないと感じると，それに立ち向かうための方法として自殺を考える人が時々います。こういった数々の問題を解決するひ

とつの方法として自殺を考えたことがありますか？

患者：そうですね，最近そういった考えが時々浮かんできます。

治療者：自殺を選択肢のひとつと考えるとすると，そうすることで問題のどの特定の部分が解決すると考えていますか？

患者：仕事に行かなくて済むし，文句ばかり言う上司とやり取りする必要がなくなります。私が死んだら，妻と今のように口論することも当然なくなります。

治療者：ということは，あなたがよくなると想像していることとは，もしも自殺したら，上司や奥さんとの間で葛藤に陥ることがなくなるということですね。言い換えると，こういった対人関係のためにあなたがみじめに感じている問題を解決するのに，自殺が役立つということですね。自殺について考えたり，振る舞ったりすることは，こういった不快な感情を克服するのに役立つという目的があります。こういった説明に意味があると思いますか？

患者：ええ，私は欲求不満でいつも腹を立てていてすっかりうんざりしていますが，ほとんど何もしてきませんでした。必死になって今の状況に前向きに取り組んできたのですが，結局，何もうまくいかなかったと思い始めています。

治療者：では，こういった対人関係でみじめで，欲求不満で，怒っているだけでなくて，問題を解決しようと努力したところでうまくいくはずはないと悲観的になっているということですか？　このつらい感情を和らげようとすればするほど，かえって強まってしまっているというように私には思えます。このような感情が強まってしまうと，それをコントロールしようとすることに絶望してしまうのですね。そして，自殺はこういったことをコントロールすることを助けてくれる秘密の方法になるかもしれないというわけですか？

患者：ええ，自殺は最後の手段のように思います。そして，今の私は

それに向かっているように感じています。

治療者：追いつめられてしまう前に，あなたと私が協力して，自分ではコントロールできないと感じている問題を解決するために，これまでに試みてきたことを探っていき，自殺以外の何とかうまくいく方法を見つけようとする価値はあると思いませんか？

患者：そうですね。

　この2つの症例は，患者の自殺の危険に働きかけるうえで対照的なスタイルを示している。**表4-3**は，評価のみのモデルと，評価と治療の双方を目指したモデルの対照的な戦略をまとめたものである。評価に多くの焦点を当てた症例では，治療者は自殺行動自体に関するデータを収集し，自殺の危険を決定することに最大の関心がある。面接の暗黙の焦点は，患者の意図を検討することによって，自殺が起きるのを防ぐことである。このアプローチでは，統合的で問題解決を目指す治療という概念はほとんど活用されていない。自殺が話題の中心になっていて，それに治療者が焦点を当てすぎるということが問題である。

　対照的に，治療に焦点を当てたアプローチを図る治療者は，患者の自殺念慮や強まりつつある自殺の意図を認め，理解しようとする。さらに，感情のコントロール，回避，問題解決行動といった文脈で，この問題をとらえなおそうとする。その結果として，強まりつつある悲観的な態度，欲求不満，怒りに対する反応として自殺念慮が生じていることを理解するとともに，他の解決法も可能であるという余地を残しておく。問題解決のための他の選択肢を試みる前に自殺をするという決定をしないように治療者は患者に依頼するが，これが主な臨床的介入ではないことは明らかである。治療者は自殺行動という問題にあまり焦点を当てないことによって，患者の感情状態や，患者が否定的な感情を進んで受け入れようとするかといった点に関する多くの情報を得ていく。患者の自殺の危

表4-3 自殺の危険の高い患者に対して，評価と危険に焦点を当てた
アプローチと評価と治療に焦点を当てたアプローチの比較

臨床的課題	評価と危険に焦点を当てたアプローチ	評価と治療に焦点を当てたアプローチ
1．セッションの焦点	自殺の危険を評価し，対処する。	問題解決の手段として自殺の危険をとらえなおそうとする。
2．自殺の危険因子について知る意義	きわめて重要。治療者と患者との間のやり取りの中心的課題である。	より重要性は低い。問題解決という状況の中で情報を集める。
3．「信頼可能な危険」を検討する意義	治療のタイプや頻度について重要である。	より重要性は低い。自殺が起きる危険は予測できない。
4．危機管理に関する関心	きわめて高い。危険因子に焦点を当て，患者を守るために強力な方法をとる準備をしておく。	低い。自殺行動自体は予防できない。患者の背景の問題に焦点を当てる。
5．現在進行中の自殺行動に対する態度	禁止するような態度。現時点で起きている自殺行動を発見し，それを予防する。	そのような行動が起きる可能性に備える。問題解決に関する情報を集める。
6．自殺行動の正当性	自殺行動は問題である。それを除くことを目標にする。	自殺行動は正当であるとするものの，問題解決の手段としてはあまりにも犠牲が多いととらえる。
7．自殺の危険について話し合う時間	セッション中のほとんどの時間を使う。	セッションであまり時間を取らない。
8．予防への志向性	自殺行動を予防することにほとんどの戦略の焦点を当てる。	予防戦略を用いることはより少ない。

険が急性に高まっている場合は，この視点から問題をとらえることによって，患者はただちに再保証される。このアプローチは，異常で偏見を伴う出来事（例：自殺について真剣に考える）であると患者が確信している点を治療者が支持的に受け入れるだけではなく，なぜひとつの選択肢として自殺を考えるようになるかという点について何らかの視点をも

たらす。患者の自殺の意図に関連した情報を集めることはできるが，セッションの一般的な方向性はより穏やかなものであり，患者の苦悩や欲求不満を受容することになる。

　自殺念慮や自殺の意図について話し合う際に，可能な限り，受容的な問題解決のための再構成を試みるべきである。**念慮**とは自殺について考える行為を指し，**意図**とは何らかの明らかな行動に及ぶことについての患者の関わりあいの程度を意味している。念慮から意図へと進んでいくことは，有用な問題解決法として自殺をおそらく認知的に評価していることに基づいているという点を理解するのは重要である。耐え難い感情状態を除去しようとすることは患者の基本的課題であるのだが，それほど強くなかった自殺念慮が，現時点ではきわめて高い意図になっていることは，この問題解決手段と関連している点を明らかに示している。中等度の念慮から，重度の意図への移行は患者にとって恐ろしい体験となり，それを抑えることなどできないととらえられている。この種の経験を単純であるが信頼できるモデルで治療者が患者に説明できるならば，患者の状態を評価しながら，急性の自殺の危険に伴う基本的特徴に働きかけることになる。患者が経験している強烈な自殺念慮を承認し，正常化するとともに，問題解決と苦痛に満ちた感情の受容に焦点を移していくと，自殺念慮や自殺の意図がしばしばただちに軽減していく。

自殺行動を検討するために自己モニター法を用いる

　自殺の危険の高い患者に対して評価と治療を相互補完的に用いるという原則を守るには，評価の戦略を現在進行中の治療に組み入れていく方法を活用することが重要である。もっとも効果的な戦略のひとつとして，各セッションとセッションの間に自己モニター法を用いる。この自己モニター法は柔軟で有力な治療の手段であり，臨床で現れてくるさまざま

な問題に対して治療的な効果を現すことがしばしば報告されてきた。情報を収集する行為が，検討されている行動に対して影響を及ぼしている場合に，治療効果が現れる。たとえば，自殺の危険の高い患者が自殺念慮を抱くという体験について情報を客観的に集められるようになると，患者は参加者の心理から観察者の心理へと移行していく。参加者の視点よりは，観察者の視点のほうが，何を実行しなければならないかを見きわめるのがはるかに容易である。ただ経験に巻きこまれてしまうよりは，それを客観的に検討してみると，自殺念慮は明らかに異なるように見えるし，感じられる。

　自己モニターの戦略は，現在進行中の（そして，しばしば明らかになっていない）自殺念慮や他の自殺行動を，治療の中心に置くことにもしばしば役立つ。たとえば，治療を受けている際に患者が自殺念慮を抱いたならば，それを引き起こした環境要因を同定するために自己モニター法を使うように働きかける。契機となる環境要因とともに，関連する思考や感情についても書き上げてみるように患者に指示する。患者は自殺に関するエピソードの強度，頻度，持続時間を毎日記録し，一日のうちでも自殺念慮が生じる傾向の高い時間を慎重に見きわめていく。このような課題は，現実の人生における難題に対する解決策を探すことに関与しながら，患者が面接に持参した資料を活用し，前述したアプローチを活用して自殺の危険に働きかけていく。

自己モニターの課題を患者に出す

　患者は状態を改善するには，自らの意志の力で自殺念慮に立ち向かうしかないとしばしば感じている。ところが，多くの患者は，自殺念慮に抵抗すればするほど，かえって自殺念慮が強まっていく傾向がある。この逆説はほとんどの患者にとって，コントロールができないことの典型

例ととらえられてしまう。患者は自殺について考えないようにと決意するのだが，皮肉なことに，自殺念慮は毎日ますます大きくそして強くなっていく。自己モニターの課題を患者に出すことによって，治療的変化に関するこの誤った考え方を正すことができる。自殺行動に抵抗するというのではなく，それを検討していくという科学的な方法を提供するのだ。患者が自己の意志の力に頼る戦略にあまりにもとらわれきっていて，自己モニター法がほとんど逆説的な意味で用いられることもある。自殺衝動を検討することによって，患者が自殺衝動の構造について多くの点について理解できるようになるという説得力のある根拠を治療者は示すことができる。選択肢として自殺が現れないようにしながら，それ以外の方法で問題を解決するのに必要な変化をもたらすのはとても難しいことであると治療者は患者にあらかじめ説明しておくとよい。患者は繰り返し現れて，自己強化する認知の過程に抵抗するという不毛な試みをしている。そこで，自己モニターという枠組みを活用して，治療者は患者の注意をこの不毛な試みから逸らすことができる。患者の否定的な関心が実際のところ繰り返し現れる自殺念慮を強化していることを治療者は認識している。このアプローチでは，患者には能力があり，同時に自殺衝動について考えることができるという点について治療者が信頼していることを患者に伝える。意志の力で自殺念慮を取り除こうという方法にとらわれきっている患者に対して，この種の介入は一般的に効果がある。意志の力では経験を支配することができないという患者の不快感を和らげることがこの介入の目的である。

協力して情報を集める

　患者と協力して課題を考えることが重要である。協力することによって，この課題を患者の問題に関連させると，患者が課題を実行する可能

性が高くなる。自己モニター戦略を計画することや，毎日のデータを集めるどのような記録法にも，患者を参加させることが重要である。患者自身が実行しやすいようにするとともに，本人にとって重要な問題に焦点を当てることに，治療者は常に注意を払わなければならない。自己モニターの課題を立てたならば，患者の環境でどのような感情的な変化があったとしても，患者自身がその課題を実行することが可能だと感じていることを治療者は確認しておく。集めているデータが将来活用され，自己モニターの課題を自発的に行っていると患者が感じるようでなければならない。自己モニター法のこの側面は，患者が自分自身の問題に対して，まるで科学者が観察するような視点を育むように働きかけていき，課題に取り組む率も高める。治療者が患者に1枚の紙を渡し，「これに記録して，私に渡してください。とても重要です」と言うだけでは，失敗に終わってしまう。

　この種の課題を介入構造の統合的な部分ととらえることも重要である。これをセッションの最後の2分間で取り上げる話題にしてはならない。むしろ，良好で一貫した協力的な作業の中心ととらえるべきである。患者が情報を集めるのに時間も努力も費やしたならば，治療者も次のセッションでこの課題について無視したり，取り上げるのを忘れたりしてはならない。気楽に課題を出すとしばしばこのようなことが起きてしまうのが現実である。患者が時間をかけて努力して情報を集めたのに，次のセッションで治療者から無視されてしまうと，患者はセッションとセッションの間の課題をすぐに実行しようとしなくなるだろう。患者はセッション間の課題をしないことを学習してしまうのだ。

自己報告調査票を用いる

　「危険を予測するシステム」ですでに述べたように，自殺の危険を予

測する方法の多くは，臨床家にとってきわめて限られた価値しかない。しかし，自己報告調査票や自己評点質問紙が評価や治療の過程で有用であることがある。たとえば，うつ病や不安障害といった精神状態が自殺へのとらわれと関連している患者では，感情の状態をモニターするために，うつ病や不安障害に関する調査票を定期的に使うことには意味がある。自殺に特異的な思考に関心のある治療者は，ベック絶望感尺度（Beck et al. 1985），「生きる理由調査票」（付録C），問題解決や苦痛に満ちた感情への耐性についての評点を下す質問紙などを使うことができる。一般に，患者による自己報告の評価過程は，患者の現時点の感情状態を治療者に伝えて，有効な治療目標を示す。この種の評価を用いて，自殺行動に及ぶ危険が高い人口と比較して，患者の相対的危険を分類できる。患者が強い絶望感を示し，生きる理由について重視せず，自殺を問題解決の選択肢としてとらえていると報告してきたら，その患者は自殺行動にとらわれている傾向はきわめて高い。また，患者がこの種の情報を明らかにするのをためらっているような場合には，治療者は患者に自殺について考えていないかを直接質問して，自己報告の評価過程を進めることができる。なお，治療者は患者の自殺行動のパターンに関するさまざまな特徴について知りたいと思うこともあるだろう。これには，「自殺についての思考と態度に関するアンケート」（付録D）が非常に有用で簡便な手段である。現時点での自殺念慮の評価のために勧めるのは，ベック自殺念慮評価尺度（Beck et al. 1979）である。これは，面接に基づいて，自殺に関する思考の強度を評価する。もっとも重要な原則とは，関連する特定の治療目的に合った評価法を用いることである。たとえば，治療開始時点では患者の全体像を浮かび上がらせるように評価法を用い，治療が開始された後には，それを特定の目的のために活用できるかもしれない。治療者は患者が何回か治療を受けた後どれほどの変化を示したか関心を抱くかもしれない。このような場合には，この種の質

問紙を繰り返し用いるのが賢明である。

　自己報告調査票を用いる主な利点とは，さまざまな臨床症状を呈する多くの患者を比較するための量的な方法を得られることである。興味深いことに，治療開始時にこの種の調査票を実施する治療者に対して，患者はしばしば肯定的な感情を抱く。調査票を用いることによって，治療者が信頼でき，知識が豊富であるとの印象を患者に与えるのだ。恐怖感を抱き，自制力を失っていると思っている患者は，特別な知識があり，混沌とした状態から秩序を取り戻すための系統的な計画を持っているように見える治療者に出会うと安心するものである。

契機となる要因を評価する

　自殺行動の基本モデルや，自殺行動のさまざまな側面を直接的に評価する方法について理解したならば，次に，患者を治療するうえで取り組みたい特徴について検討を始めることができる。自殺行動とは，さまざまな能力や態度の変数が結びつき，自殺行動が患者にとって選択肢となったという最終結果であるという点を思い出してほしい。自殺の危険の高い患者のパーソナリティ，環境，対人関係の特徴を検討するために数多くの経験的研究が実施されてきた。残念ながら，これらの研究のほとんどが，自殺について考えたり，自殺の意図を言葉で伝えたり，自殺未遂に及んだりした人を対象に実施されてきた。このような研究から導き出された特徴が，どの程度，実際に自殺に終わる患者にも当てはめることができるのかさかんに議論されている。そこで，著者らはこれらの特徴を概観し，読者が臨床の場でこれらの特徴を評価できるように助力するが，前項（「自己報告調査票を用いる」）で指摘した点を忘れないでほしい。すなわち，評価の結果や他の臨床的な情報を得たとしても，臨床家は自殺や自殺未遂を完全に正確に予測できるという科学的エヴィデン

スはないという点である。この分野における莫大な情報を理解するのを助けるために，研究の主な知見に焦点を当て，これらの特徴がどれほどたしかに診察室でも現れてくるものであるかを示す。最後に，それぞれの患者がこれらのさまざまな次元のどの位置に立っているかを判断するのに，簡便に使用できる評価法を紹介する（表4-4参照）。

思考のスタイル

　自殺の危険の高い患者のパーソナリティについてもっとも広く指摘されているのは，認知の柔軟性に欠ける点である。自殺の危険の高い患者は柔軟な態度をとりつづけるのが難しい。ひとつの事柄，問題のひとつの側面だけにとらわれてしまい，広い視野でとらえることがきわめて難しい。ある意味で，患者は新たな考えを得るためにしばらく人生の問題に距離を置くといったことができない。運，偶然の変化，他者の行動に頼るといった，受動的な問題解決戦略に過度に依存している。この過度の依存の結果，問題解決能力が極端に狭められてしまい，心理的視野狭窄というよく知られた現象が生じる。問題が，柔軟性に欠けた価値観に強く彩られたものとしてとらえられてしまう。この思考法は，その人物がすべきことに関して，白か黒かといった二者択一的な価値判断を生む傾向につながる。

　効果的な問題解決のためには，特定の一連のスキルが必要である。自殺の危険の高い患者はしばしばこの種の能力が低い。この現象が状態を表しているのか，傾向を表しているのか今のところ明らかではない。自殺の危機がこのような傾向を生み出しているのかもしれないし，あるいは，自殺行動に及ぶ傾向の高い人にはこのような傾向が以前から存在していたのかもしれない。いずれにしても，自殺の危険の高い人は特定の状況に対して他の解決法をほとんど見出すことができず，効果的な方法

表4-4 自殺の危険の高い患者のパーソナリティと環境要因の評価

認知のスタイル（1～5点で点数をつける）*
1. 白か黒か（正か邪か，善か悪か）と簡単に決めつける思考法をする。
2. 頑なで，柔軟性に欠ける認知のスタイル（物事を額面通りにそのまままともに受けとめる）を認める。

問題解決のスタイル（1～5点で点数をつける）
1. 行動がもたらす長期的な影響よりも短期的な影響を考える。
2. 問題解決のための戦略として自殺を肯定的にとらえる。
3. 洞察に自信がない。言葉よりも行動が先になりがちである。
4. 問題解決能力が低い。
   ・問題を同定し，その原因を探ることが難しい。
   ・可能な解決策をわずかしか考えつかない。
   ・有効である可能性が高い他の選択肢を早々と拒否してしまう。
   ・受動的な問題解決行動に及ぶ。
   ・問題解決戦略を実行する能力が低い。

感情面における苦痛や苦悩（1～5点で点数をつける）
1. 怒り，自責，抑うつ，不安，退屈といった慢性的な感情に陥る傾向がある。
2. 周囲に深刻な苦悩の原因がある（例：対人関係の喪失，死亡）。

感情的に回避する対処スタイル
1. 否定的感情に耐えるのが難しい。いったん感情が高ぶると，それを制御できない。
2. 苦痛に満ちた感情は間違っていて，有害であり，性格の弱さを示す証拠であり，生きていくことに失敗したと確信している。
3. 感情を除去しようとして衝動的な試みに及ぶ（例：自傷，飲酒，薬物の使用，過食）。

対人関係の障害
1. （とくにアルコールの問題はないのに）適切な自己主張ができない。
2. （アルコールの問題がある場合には）自己主張と攻撃を混同する。
3. 対人的な不安をしばしば感じる。他者が自分をどのように見ているかをひどく気にする。
4. 孤立，依存の葛藤，他者への過度の不信感といった傾向を認める。
5. 対人関係に過度の葛藤や頻回の「浮き沈み」の特徴を認める。

自己制御の障害
1. 行動を修正する主な手段として自罰や自己批判を用いる。
2. 自力で行動変化をもたらすことがほとんどうまくいかない。
3. 小さな，肯定的な目標を設定することが困難である（ただちに劇的な解決を望む）。

環境のストレスと社会的サポート
1. 急性の人生のストレスに関連したストレスが存在する（例：失業，別居，離婚）。
2. 現在進行中の日常的なストレスのレベルが高まっている（例：日々の困った出来事）。
3. ストレスを和らげるのに有効な周囲からのサポートがほとんどない。
   ・重要な絆のある人が患者に反対している。
   ・重要な絆のある人が問題解決の役割モデルとなっていない。
   ・重要な絆のある人が患者に説教したり，道徳観を押しつけたり，甘言で言いくるめようとする。
   ・重要な絆のある人が不適切な助言をする（例：意志の力で治す）。

＊全般的評価：1＝臨床的危険が低い，5＝臨床的危険が高い

を試したけれども失敗したといってそれを早々と捨て去ってしまい，長期的な影響をほとんど考えずに短期的な結果を生み出すための解決法を探り始める。受動的あるいは回避的な解決法をとる傾向がある。たとえば，上司に直接交渉するよりは，むしろ仕事を辞めてしまうといった傾向が強い。

この問題解決のスタイルのために，自殺の危険の高い人は，自殺行動を効果的な問題解決手段であるとみなしてしまう。周囲の人々に頼ったり，影響を及ぼしたりすることをやめてしまい，完全に個人の中だけで問題解決を図ろうとする。自殺は問題解決のための積極的な行為のひとつのタイプであるという主張があるかもしれないが，著者らはこの態度を典型的な受動的反応であると考えている。自殺の危険の高い患者との間で交わされる臨床的対話の一般的な特徴は，短期的な結果と長期的な結果に関する話題である。自殺の危険の高い患者は短期的な修復に強い関心を向け，自分の行動がもたらす長期的な意味について話し合うことにはそれほど興味がない。たとえば，自殺企図が未遂に終わり，長期的にはより深刻な問題を引き起こすかもしれないと患者を説得しようとしても，それが空しい働きかけになることが普通である。

否定的感情への耐性

2種の感情機能の特徴が自殺の危機を増悪させる傾向を認める。第一に，感情の興奮を制御する効果的なスキルに欠けていることである。自殺の危険の高い人には，慢性的な感情の過覚醒をもたらす身体的基盤となるいわば生理的ポンプのスイッチを切る手段がない。臨床的にしばしば認められる訴えには，過剰な生理学的刺激に慢性的に暴露された結果として生じる感情の消耗や麻痺がある。患者を身体的に緩和させ，興奮した認知を修正する働きをする行動を発展させるためには，自殺の危機

に働きかけていくことがきわめて重要である。自殺の危険の高い患者は，明らかな原因の有無にかかわらず，急激に変化する強烈でさまざまな感情状態を経験する。不快な感情は受け入れがたいが，身体的かつ感情的にコントロールする能力を失うよりはましだと，患者はしばしば訴える。

　この領域の第二の臨床的特徴とは，感情，思考，記憶，身体感覚などに関する，否定的な個人的体験を受け入れるのが難しいという点である。自殺の危険の高い患者が「私はこの不安感に耐えられない」「私は何をしても，自分を責めることになってしまう」などと言うことがよくある。これはまるで，生きている唯一の目標とは，患者の人生に現れる否定的で個人的な出来事をすべて何とか克服することだと言っているようなものである。その結果，衝動的な問題解決が，より好ましい解決法として現れてくる。強烈で慢性的な否定的感情のために，絶望感に駆られた決定を下すようになる。自殺行動に，飲酒，過食，薬物の使用といった依存的行動が同時に現れてくることを，この態度から説明できると著者らは確信している。不快な感情を避けようとして，いわば「毒」をいくつも選ぼうとし，その中には「死をもたらしかねない毒」まで含まれている。最終的には，これらの逃走や回避の行動のすべてが同類の行動となる。

社会的行動

　一般に，自殺の危険の高い患者は効率的な対人関係を保つことが難しい。ただし，この状態が自殺行動パターンの原因なのか，あるいは結果なのかは明らかではない。自殺の危険の高い患者は極度の対人不安，拒絶される恐怖，慢性的な劣等感を経験していることが研究によって示唆されている。自殺の危険の高い患者は社会的に孤立していることが普通であり，救いの手を差し伸べてくれる人がほとんどいない。対人関係に

は一般に，過度の依存，服従，他者との葛藤の回避という特徴が認められる。なお，自殺の危険の高い患者は他者との関係でごく普通の外見を保つことを重視していることが多い。この外見のために，治療者は判断を誤ってしまい，患者の社会的能力や行動面での能力を必要以上に高く評価してしまうかもしれない。ところが，日々，積極的に他者と関わっていかなければならなくなると，一見うまくいっていた対人関係も普通は悪化していく。

周囲から得られるサポートは一般に限られたものである。援助をしてくれる可能性のある人の数も，そして，得られるサポートの質も限られたものである。患者のサポートシステムにおける主要人物は，患者を支援するという意味では頼りにならないかもしれない。家族が患者は問題を解決できるだろうと期待すると同時に，そもそも問題が生じたことに対して怒っている場合には，この状況がとくに顕著となる。

患者の社会的サポートシステムの中で，サポートを与えるどころか，それとは正反対の人が存在することを常に忘れないために，**有効な社会的サポート**という言葉を著者らは用いている。患者の周囲のサポートネットワークを評価する際に，実際の社会的サポートネットワークと患者が期待し想像しているそれを正確にとらえておくことが重要である。患者が周囲の人々からサポートを得ようとしても，批判，道徳的指導，無益な指示などを受けてしまうと，治療計画の多くが失敗する。慢性的な自殺行動パターンを示す患者に関連した他の状況では，患者の「友人」は，患者が最近入院したときに出会った仲間である自殺の危険の高い患者かもしれない。著者のひとりである Strosahl は，患者の仲間が保証や肯定的な指示を与えてくれる可能性を期待して，急性に自殺の危険の高い患者にとってのごく親しい他者を含めた社会的サポート計画を立てた。なお，社会的サポートの計画が患者の自殺の危険を減らすことに常に失敗してしまうと，自殺の危機の最中の社会的サポートの相互交流の

中心的な内容が，心中を引き起こすことになるかもしれない。

行動を変化させるスキル

　自殺の危険の高い人は自己制御スキルや個人の行動を修正する戦略を応用する能力が低い。彼らはどちらかというと完全主義的で，「よりよい」行動を引き起こす方法として，罰や回避を乱用するかもしれない。この自己強化のスタイルによってもたらされた不安のため，自殺の危険の高い患者は行動を変化させようと長い間試みてきたものの，それらが失敗したとしばしば述べる。内的な自己報償システムが機能しないために，患者はただちに緩和をもたらすアルコールや薬物といった外部から得られる強化物に頼るようになっていく。自己強化戦略（たとえば，意志の力）に過度に頼る治療的介入は効果的でないことが多い。「私の治療を受けたければ，自殺行動をやめなければならない」などと言って，行動をただちに変化させようと忠告しても何の意味もない。こういった意志の力による治癒について患者はこれまでも否定的な経験をしているからである。治療者からであろうと，家族や友人からであろうと，「あなたがしなければならないのは〜だけだ」といった忠告は患者を意気消沈させてしまう。「奥さんに（ご主人に）優しくしなさい」とか「自分の健康について心配するのをやめなさい」といった言葉が役に立つことはめったにない。単純な洞察に基づいてこのような行動変化をもたらすことができるくらいならば，そもそもその人はとっくにそうしていたはずで，自殺の危険の高い患者などになっていないだろう。

人生のストレス

　人生のストレスはこれまでも自殺行動と関連してきたし，患者の周囲

で起きている障害の程度を測る重要な方法である。(たとえば，長期にわたる失業，周囲からのサポートが不十分であるなどの) ストレスは慢性的なものであることが一般的であり，自殺の危険の高い患者は急性のストレス (たとえば，別居，離婚，愛する人が最近死亡した) を抱えている率も一般よりも高い。患者の身の上に毎日のように生じる多くの苦労が感情面での抵抗力を弱めていき，真に否定的な出来事が起きたときに，自殺の危機をもたらす基本的な傾向を生み出している。自殺の危険の高い患者，とくに自殺行動を繰り返す患者を治療していくうえでごく普通に生じる問題として，今週の危機症候群 (crisis-of-the-week syndrome) がある。要するに，患者は毎回のセッションで新たな人生のストレスを持ち出してきて，基本的な治療計画を治療者が実施するのが不可能とまでは言わないものの，難しくなってしまう。この問題が示唆しているのは，大きな問題を単に解決するというよりはむしろ，患者の日常生活で決まりきった出来事を扱っていくことに焦点を当てるほうが有益であるということである。実際に，時間をかけていくつもの小さな解決をするほうが，患者が人生を好転させる方法となることを，学習モデルは強調している。とくに慢性的な外部のストレスに耐えてきた患者に対しては，ただちに劇的な変化を引き起こすという考え方は，意志の力がもたらす呪いと同じくらい有害である。患者が短期間のうちにこういった状況に陥ったわけではないのだから，そこから抜け出すにも多くの小さなステップの積み重ねが必要となるだろう。

契機となる要因を評価する手段

　表4-4には，契機となる主な要因と関連させて患者の状態を描き出すための臨床的手順を示した。この手段によって，治療に導入される際の患者の特徴をとらえ，臨床的結果を予測する手段として活用できる。

契機となる要因を数多く認めるからといって，その患者にただちに自殺の危険が迫っているという意味ではないことを忘れてはならない。これは治療に際して取り上げるべき目標（すなわち，足りないスキルは何か）を見定める手助けとするように作られたものである。患者が呈している自殺の危険は，このようなより基本的なものであり，背景に存在する障害の副産物として生じている。担当患者が自殺行動に及ぶ傾向を予測するだけでなく，治療的介入の焦点となる不足したスキルが何であるかをただちに評価することも著者らは強く助言する。

⚠ 役立つヒント

- 誰が近い将来に自殺するか，あるいは自殺しないかを予測するのはほとんど不可能である。
- 自殺の危険を予測する尺度は臨床的に有用な情報をもたらすかもしれないが，誰が自殺するか，あるいは，自殺未遂に及ぶのかを予測することはできない。
- 自殺行動にはさまざまな形態があり，その頻度，持続期間，強度はそれぞれ異なる。
- 患者が自殺を問題解決の手段とみなしていることは，現在進行中の自殺行動と密接に関連する。
- 否定的な個人的出来事を除去あるいは制御するために，問題解決行動としての自殺行動をとらえなおしていく。患者が問題解決戦術として自殺行動の効果をどのように見ているか，否定的な感情（表4-1）に進んで耐えようとしているかといった点に関していくつかの質問をすることで，患者の自殺行動に対する基本的な立場を明らかにするのに役立つ。
- 自殺の危険の高い患者の評価と治療を別に扱ってはならない。この2

つの戦略を相互補完的なものとして用いる。
- 評価に際して，背景に存在する自殺の危険因子と，前景に存在する自殺の危険因子を識別し，前景に存在する因子により多くの注意を払う。
- 「生きる理由調査票」（付録C）や「自殺についての思考と態度に関するアンケート」（付録D）といった方法を用いて，患者の否定的および肯定的要因について評価するのに役立てる。
- 毎日記録する自己モニターの課題を出して，患者自身が自殺行動を客観的にとらえられるように助力する。
- 関連の評価戦略を立てる際に患者を含め，患者と協力していく。
- 初期評価には，自殺行動の契機となる一連の要因をかならず含める（表4-4）。契機となる要因には以下のようなものが含まれる。
  - 認知の硬さ，対人関係における問題解決能力の低さを認める。
  - ストレスのもたらす身体的，認知的要素をコントロールできない。
  - 否定的な感情状態，認知，記憶，身体的症状を進んで受け入れようとしない。
  - 一般的な対人的スキルが低く，周囲からの効率的なサポートが乏しい。
  - 慢性かつ急性の人生のストレスを認める。日々，精神的な危機を経験しているような患者もいる。

文　献

Beck A, Rush J, Shaw D, et al: Cognitive Therapy for Depression: A Treatment Manual. New York, Guilford, 1979

Beck A, Steer RA, Kovacs M, et al: Hopelessness and eventual suicide: a 10-year prospective study of patients hospitalized with suicidal ideation. Am J Psychiatry 142:559–563, 1985

Beck A, Brown G, Steer R: Prediction of eventual suicide in psychiatric inpatients by clinical ratings of hopelessness. J Consult Clin Psychol 57:309–310, 1989

Chiles JA, Strosahl KD, Ping ZY, et al: Depression, hopelessness, and suicidal behavior in Chinese and American psychiatric patients. Am J Psychiatry 146:339–344, 1989

Goldstein RB, Black DW, Nasrallah A, et al: The prediction of suicide. Arch Gen Psychiatry 48:418–422, 1991

Pokorny AD: Prediction of suicide in psychiatric patients: report of a prospective study. Arch Gen Psychiatry 40:249–257, 1983

Strosahl K, Linehan M, Chiles J: Will the real social desirability please stand up? hopelessness, depression, social desirability and the prediction of suicidal behavior. J Consult Clin Psychol 52:449–457, 1984

Strosahl K, Chiles JA, Linehan M: Prediction of suicide intent in hospitalized parasuicides: reasons for living, hopelessness and depression. Compr Psychiatry 33:366–373, 1992

推薦図書

Beck A, Schuyler D, Herman I: Development of suicidal intent scales, in The Prediction of Suicide. Edited by Beck AT, Resnik HL, Lettieri DJ. Bowie, MD, Charles Press, 1974, pp 45–56

Beck A, Weissman A, Lester D, et al: The measurement of pessimism: the Hopelessness Scale. J Consult Clin Psychol 42:861–865, 1974

Harris EC, Barraclough BM: Suicide as an outcome for mental disorders: a meta-analysis. Br J Psychiatry 170:205–228, 1997

Linehan M, Goodstein J, Nielson S, et al: Reasons for staying alive when you're thinking of killing yourself: the Reasons for Living Inventory. J Consult Clin Psychol 51:276–286, 1983

Litman R: Predicting and preventing hospital and clinic suicides. Suicide Life Threat Behav 21:56–73, 1991

Patsiokas A, Clum G, Luscomb R: Cognitive characteristics of suicide attempters. J Consult Clin Psychol 47:478–484, 1979

Schotte DE, Clum GA: Problem-solving skills in suicidal psychiatric patients. J Consult Clin Psychol 55:49–54, 1987

第5章
自殺の危険の高い患者に対する外来での介入

　本章では，一連の臨床状況で自殺の危険の高い外来患者に用いることのできる介入法について解説する。これらの介入は，危機を安定化させて，その後の治療へと患者を紹介することを目的とした一度限りのセッションから，長期の治療関係を築くための技法までとさまざまである。患者への関与の期間にかかわらず，主な臨床的目標とその目標を達成するための関連の戦略は同じものである。第一に，一貫し，患者を思いやり，信頼できる治療的枠組みを設定し，患者に保証を与え，第二に，自殺の危機を和らげる。これらの目標を混乱させ，妨害するかもしれない治療者の側の「陥穽」という問題をよく理解しておくことが重要である。介入について読み進めていく前に，第2章（「臨床家の感情，価値観，法的問題，倫理：自殺の危険の高い患者の治療に関する全般的問題」）を再読しておく。治療者の態度や行動はしばしば治療の成否にもっとも重要な役割を果たす。自殺行動という課題をひどく取り扱いにくい問題であると感じる治療者もいるが，そのような場合は，現状をできる限り早く安定化させた後に，患者を他の治療者に紹介しなおすほうがよい。治療者自身の耐性について認識し，自殺予防において自分にできることとできないことを承知しておくべきである。**自分の限界を知るということは，能力の重要な部分であり，個人的な弱さを示す兆候ではない。**

治療に関する哲学の概観

　自殺の危機とは，患者が**耐え難い，逃れられない，果てしなく続く**と信じている苦痛に満ちた状況と直面するために用いている方法である。これが自殺の危機に伴う3種の状態である。治療目標はこの3種の状態の1つまたはそれ以上を変化させることである。これを達成するには，患者を指導して，実験的で，経験に基づいた学習をさせなければならない。逃れられないととらえられている問題へ効果的に対処し，解決することができる場合もあることを，治療者は患者に示さなければならない。否定的な感情は常に変化し，患者の行動が変化することに反応して変わり得ることも治療者は示さなければならない。否定的な感情に耐えつつ，適応的な行動をとることも可能であると示す必要がある。3種の状態のどれか，あるいはすべてについてたとえ部分的であっても目標が達成されると，患者自身の能力やその援助源が支配力を取り戻し，目標を完全に達成する機会を得ることになる。

　本章では，問題解決と情動受容スキルを学習することに焦点を当てたさまざまな臨床的介入について解説する。これらのスキルは患者が治療目標を達成するのに役立つ。表5-1に治療の基本原則についてまとめておいた。

　患者は3種のスキルを発達させる必要がある。①患者はすでに獲得している問題解決スキルをこれまで以上に効率的に用いるようにするか，新たな問題解決技法を学ばなければならない。効果的な問題解決能力を発展させるということは，「解決できない」ととらえられていた問題を解決することによって，「逃れられない」という確信に働きかけていく。②患者は自己認識あるいは自己観察戦略を発展させて，苦痛に満ちた感情のレベルに自然で自発的な変化が起こり得ることを観察できるように

表5-1 自殺の危険の高い患者に対する外来治療の基本原則

1. 自殺行動は問題を解決しようという試みである。患者は問題を次のようにとらえている。
   - 逃れられない：問題を解決することができることを治療者は患者に示す必要がある。
   - 果てしなく続く：否定的な感情が終わることを治療者は患者に示す必要がある。
   - 耐え難い：患者が否定的な感情に耐えられることを治療者は患者に示す必要がある。
2. 自殺行動は効率的な問題解決方法ではないことが一般的である。問題をさらに困難にしたり，新たな問題を生じたりする。
   - 自殺はほとんどの場合一時的な問題に対する永遠の解決策であることを強調する。
3. 自殺したいと感じることは，苦痛に満ちた感情に対する妥当で，理解できる反応である。
   - 患者の苦痛に対して治療者が共感的に理解している点を示す。
4. 自殺について率直かつ正直に話してもよい点を示す。
   - 事実に沿って淡々と話す。
   - 自殺念慮や自傷行為について常に評価する。
   - 自殺は臆病で，罪深い行為だとか，復讐だとかといった，価値判断を控える。
5. 自殺行動の話題に関して，直面化ではなく，協調的なアプローチをする。
   - 自殺行動が生じた際に，治療者と患者の間に起きる主導権争いに注意を払う。
   - いかに問題を解決するかという点に助力するが，意志の力で解決するといった助言には注意を払う。
6. 自殺行動に対して注意と関心を払う。
   - 時折，電話をかけて患者を支えていることを示す。
   - 肯定的な行動面での課題を出す。
7. 可能であれば，構造化された行動面での訓練を行い，修正可能な不足しているスキルが何かを明らかにする。
   - 対人関係スキル
   - ストレスマネジメントスキル
   - 問題解決スキル
   - 自己制御スキル

し，わずかでも異なる方法で物事にあたれば，気分も改善するという関連に気づく必要がある。この点が達成できると，苦痛に満ちた感情は常に強烈で，変化することなく，永遠に続くという確信を，徐々に崩していくことになる。③否定的な感情が高まってきたときには，患者は少し距離を置き，注意を逸らすスキルによって，それに耐えることを学ぶ必

要がある。このように努力することで，否定的な感情は人生の一部ではあるが，急性の圧倒されるような感情ととらえる必要はないことを患者が学ぶのに役立つ。

患者がすべての問題を取り上げるためには3種のスキルセットを用い，スキルを統合していく必要がある。治療目標のひとつは自殺行動を減らすことであるが，この過程は患者が**自己観察，問題解決，苦痛に満ちた感情への耐性**がいかに生活の質を形作る一部となっているのかを理解できるように援助することである。治療が成功したかどうかは，これらの3種のスキルを患者の人生に組みこんでいく能力によって知ることができる。換言すると，患者の人生行路と患者の特定の問題を区別してはならない。両者は互いに関連があり，どちらかの問題の解決は，他の問題の解決にもなる可能性が高い。

対極との和解：自殺行動に対処する鍵

対極と和解するという概念は，自殺の危険の高い患者を理解し，治療していくためにきわめて重要である。本質的に，自殺の危険の高い患者は，同じ事柄に関して複数の葛藤に満ちた確信と必死になって取り組んでいて，しばしば白か黒かといった，二者択一的な思考をする。たとえば，幸せと悲しさは対極にあり，患者は幸せはよいことで，悲しさは悪いこととらえている。しかし，どちらの感情ももう一方の感情なしでは意味ある形で存在できない。人生において幸せも悲しさも経験することが必要だと考えられるようになると，幸せと悲しさの実体験に真の意味が出てくる。この概念はことさら目新しいものではないのだが，最近の治療のほとんどは対極の和解に働きかけずに，むしろ直線的な対応をするという特徴がある。要するに，これらの治療は人生を送っていく方法として，論理や演繹的な根拠の役割を強調している。直線的なアプロ

ーチでは，自殺のもたらす利益が不利益を上回らないことを治療者が示すことができれば，患者は合理的に振る舞い，自殺行動をやめるだろうと期待される。患者がこの目標に向かって進むことができなければ，治療者は患者が「抵抗している」「反抗的である」「自己の利益のために他者を操作しようとしている」などとレッテルを貼って，治療過程が不首尾に終わったことに対して不満を訴えるかもしれない。こういった一方的なレッテルを貼られていると患者がとらえると，当然，防衛が生じ，対極化や敵対的関係がさらに増悪してしまう。

　対極との和解の過程とは，対極の一方が他方を圧倒しなければならないと感じるのではなく，むしろ対極を尊重することを学ぶことである。対極との和解によって，白か黒かではなく，その中間の灰色の領域を理解できるようになり，これは心の健康に必要である。自殺の危険の高い患者の世界の心底ではどちらの極をとるべきかという，和解に至っていない葛藤が存在する。こういった葛藤の例として以下のようなものがある。

- 私は生きるべきか，死ぬべきか？
- 私は善か，悪か？
- 私は正常か，異常か？
- 私はコントロールできるか，できないか？
- 私は苦痛に満ちた感情に立ち向かうべきか，避けるべきか？
- 私は対人関係の葛藤や拒絶に立ち向かうべきか，それから身を隠すべきか？
- 私は受身の立場にいるべきか，それとも自ら積極的に事に対処すべきか？

患者が同時に1つ以上の極をとらえることができないと，自殺の危機

において心理的視野狭窄が生じる。

　和解の過程を治療的に用いるには，正しい意味を探す姿勢は患者にとっても治療者にとっても有用である点を理解する必要がある。苦痛な体験をしている人は，対極を除外して特定の意味に決定しようという誘惑に駆られる。たとえば，自殺の危機は実際には生と死の双方に関するものであって，死が生に勝利するといったものではない。人生を肯定的にとらえられるようになるには，人生には絶望的なまでに沈みこんでしまう時期もあることを理解しなければならない。効率的な行動および情動機能のためには，この2つの極に同時に焦点を当てなければならない。これは，自殺の危機の最中に何か建設的で楽観的なことをしなければならないというプレッシャーを感じている治療者には難しいことである。治療者自身が葛藤に満ちた状況を受け入れるというモデルを示すことができれば，治療がもっとも効果をあげる瞬間が生じることがある。

　患者が現在の苦悩の程度が受け入れがたいと訴えるときには，患者は苦悩も快楽も同時に経験しているという現実や合理性を否定している。これらの両極を受け入れることに常に失敗している人は，強烈な苦悩に圧倒されてしまうという重大な危険を冒す。というのも苦悩が強すぎるあまりに，バランスをすっかり崩してしまうからである。両極ともにコントロールできるし，また同時にコントロールできないというジレンマを，治療者と患者の両者が理解しなければならない。コントロールの問題をひとまず棚上げできれば，自殺の危険の高い患者はバランスを取り戻す。コントロールは問題であって，解決ではない。

　一見対極にある状態の間で和解に達することによってバランスを取るという目標は，急性の自殺の危機ばかりでなく，苦痛や苦悩の時期にあっても，より快活に適応していくという態度を発展させていくのにも必要不可欠である。たとえば，患者が経験について語るときに，問題のす

べての側面について検討するように治療者が患者に教えるのは，対極を受容するのを教えていることになる。治療者が互いに矛盾している経験を受け入れ，患者がそのどちらにも理解を示すことができるように助力したならば，両極ともに同じ人間に存在すること，すなわち，一方が他方を圧倒するのではないということを患者は学ぶ。直線的なモデルでは，この態度は死に対する患者の両価性と呼ばれるが，和解モデルでは，この概念は生と死が互いに共鳴しているととらえられる。どちらの考え方のほうが問題か，あるいは解決策になるかは，読者の決断にゆだねよう。

治療中に自殺行動が果たす役割

　唯一の治療目標が患者の自殺行動を予防することだなどと決めつけてしまうと，失敗を招くだろう。いったん治療が開始された後に，自殺行動が再び生じると（そして，現実に自殺行動は生じるのだが）治療者は患者に対して敗北感や怒りを感じることだろう。視点を変えて，たとえ患者が治療を受け始めたとしても，現実の生活と治療の間には容易に変化しない連続性が存在しているのだと考えてみるとよい。患者が治療者の前に現れたというだけで，自殺の危険が和らぐなどということを信じる理由などほとんどない。「舟は帆任せ，帆は風任せ」という古くからの諺を思い出すのは役に立つ。自然の成り行きに身を任せて，流れに逆らわないことも時には必要である。患者が自殺について考えるとか考えないとか，自殺未遂に及んだとか及ばないとかで，状況の成否を決定するのは控えなければならない。自殺行動が繰り返されるのは残念ではあるのだが，患者が解決を求めてきた問題が，単に治療を受け始めただけですぐに解消すると思いこんではならないという点ははっきりとさせておかなければならない。治療を受け始めたという行為自体が，患者が改善に向けた第一歩となるだろう。治療者は初診のすぐ後に（あるいは，

おそらくその前でも）いかなる患者も治療を終了させようと思えば，そうすることが可能であるだろう。したがって，治療者の抱く救済幻想が生み出すジレンマに常に注意を払っておくべきである。精神保健の専門家というのは，助けられることに躊躇している患者に親身に接するのを難しく感じる。自殺の危険の高い患者の治療で，ただちに救済できることなど滅多にない。治療者の最初の課題とは，一貫して，正直な態度で，患者を思いやるというアプローチを築いていくという困難な仕事に取りかかることなのである。

初診：評価は治療の一環である

表5-2に，自殺の危険の高い患者について初診時にもっとも重要な目標と戦略をまとめた。患者との出会いがこれから続いていく一連の治療の第一回目であっても，一度だけ診察した後に他の治療者に紹介する場合であっても，あるいは危機管理の面接であっても，このような目標や戦略は妥当なものである。

主な目標

治療目標は，自殺行動を問題解決行動としてとらえなおし，患者が必要としている保証と情緒面でのサポートを与えることである。しかし，この際に緊急で困難な感じが伴うのが普通である。患者との間に実効的な関係を打ち立て，今にも緊急事態となりそうな多くの心配事に反応することが目標となる。初診時には，治療者は単純な現実に注意を払う必要がある。そして，自殺の危険のさまざまな側面について記録することが重要である（付録D「自殺についての思考と態度に関するアンケート」参照）。しかし，すばらしい対応によって自殺を防ぐことも，大失

表5-2　自殺の危険の高い患者との最初のセッションにおける目標と戦略

目標	戦略
1．自殺の危険についての患者の恐怖感を和らげる。	1A．自殺行動を正常な現象としてとらえる。 1B．患者が現状において自殺の危険が高いと感じていることを治療者が認める。 1C．他のタイプの自殺行動についても穏やかにそして率直に話す。
2．患者の孤立感を和らげる。	2A．患者が感じている苦痛を認める。 2B．患者との協力関係を築く。 2C．3種の状態（耐え難い，逃れられない，果てしなく続く）を認める。 2D．周囲からの効果的なサポートを探す。
3．患者の問題解決能力を高める。	3A．自殺行動を問題解決行動としてとらえなおす。 3B．自発的で，肯定的な問題解決を探し，それを誉める。 3C．問題解決の状況において自殺行動を検討するという考えを育む。 3D．短期間（3～5日間）の肯定的な行動計画を立てる。
4．追加のケアが開始されるまで，情緒面でのサポートや問題解決の支援をする。	4A．患者と一緒に危機対処カードを作る（第7章「自殺の危険を伴う緊急事態への対処」を参照）。 4B．助けを求めるために電話をかける練習をする。 4C．必要ならば，薬物療法を実施する。 4D．再診の予約をする。あるいは，患者を他の治療者に紹介する。

敗が自殺を引き起こすことも，どちらもあまり起きるものでもない。患者が自殺する可能性が高かったとしても，危険因子は患者の行動を予測（とくにごく近い将来の予測）するのにほとんど役立たない。したがって，初診時の質は，患者を死なせないことによって決まるのではなく，治療者がこれから患者と協力して，患者の人生にとってよりよい解決法

を探っていくという態度によって決まる。

初診を終える過程

　初診を終える過程は，自殺の危険の高い患者との最初の出会いでもっとも顕著な特徴を示す。患者は自殺に対する治療者の態度を確かめる。治療者は，自殺を異常なものと決めつけるだろうか，不安になったり動揺するだろうか，自殺をひとまず受け止めて治療を進めていこうとするように見えるだろうか？　患者は治療者が自殺そのものに対してどのように振る舞うかを注意深く見つめている。治療者は患者に対して踏み入るような態度で，指示的なアプローチをするだろうか，それともあまり侵襲的でない，より寛容なアプローチをするだろうか？　もっとも重要なのは，患者は自分が抱いている絶望感を治療者が自然な態度で話し合ったり，それに対処できるだろうかという点を見きわめようとしていることである。

絶望的な臨床家

　何かはっきりとしたことをしなければならないし，そうしなければ患者が自殺してしまうといった，ある種の絶望感を初診時に抱く臨床家がいる。この感情自体が初診時に不安感をかきたてる。患者は治療者が示す不快のサインにひどく敏感であるかもしれない。最悪の場合は，神経質で，不安に圧倒された治療者は，患者を神経質で，不安にさせてしまう。治療者が平静で自信に満ちた態度を取ることは，初診時に合意された介入の内容と少なくとも同様に重要である。特定の技法を用いることがもたらす影響はあるのだが，ゆったりとし，現実的で，平静な態度の臨床家がいくつかの技法を用いるほうが，神経質で，落ち着きなく，不

安げな臨床家が多くの技法を用いるよりもよほどよい。

苦痛に満ちた感情を承認する

　患者との初めての出会いがもたらす重要な結果とは，患者の苦痛に満ちた感情を承認することである。患者が何を感じ，どのような問題がこの感情を引き起こしているかという点を，初診の面接のきわめて早い時期に確かめる。最初の面接では，自殺の危険の高い患者は否定的な感情にとらわれていることが多く，問題解決の選択肢はごく限られていると感じている。患者自身が苦痛に満ちた感情を理解し，その感情を経験しても今までよりも平静でいられるように治療者は助力する。このようにして患者を助ける最善の方法は，危機を招いた人生の状況について話すように患者に働きかけることである。患者が慢性的に自殺の危険が高いとしても，些細なことかもしれないが，一般には最近苦痛に満ちた感情や絶望感を増悪させた契機となる出来事がある。治療者は患者の言葉に傾聴しながら，患者の絶望感に対して共感的な言葉を返す。しかし，その状況が実際に解決できないものだという点にかならずしも同意する必要はない。一例として，次のように反応することができる。「あなたが私に話してくれた問題はとても難しいものです。あなたの立場になったらほとんどの人は気分が沈んだり，腹を立てたりするでしょう」。

　治療者が患者を救うことにあまりにも熱心であると，苦痛に満ちた感情を承認することはさらに難しくなるだろう。治療者は患者が抱いている苦痛を飛び越して，患者に代わって問題を解決し，その人を救おうとするような自らの態度に気づいていなければならない。このような傾向は，患者との最初の出会いでしばしば否定的な結果をもたらす原因となる。自殺の危険が高まっていると感じることは，苦痛に満ちた感情に対する妥当で理解できる反応であると治療者が考えていることが，患者に

伝わらなければならない点を覚えておく。患者の苦痛が治療者に認められないと，その強さが増していき，面接中の他の活動をすべて台無しにしてしまうかもしれない。最悪の場合には，自殺の危機が訴えていた内容が軽視されたり無視されたりしたために，自殺の危険がさらに悪化していくかもしれない。患者の抱いている苦痛に満ちた感情は事実では正当化できないとか，患者には感謝すべきことがたくさんある（たとえば，「人生はあなたが考えているほどひどいものではない」）などと示唆するような方法は，ほとんどすべての場合，否定的な結果を確実にもたらす。

問題解決の枠組み

　初診時のもうひとつの主な目標は，問題解決の枠組みを築くことである。治療者がどのような言葉を使うかはきわめて重要である。問題をどのようにしてあらためてとらえなおすかということは，失敗に終わった問題解決法と自殺行動の関係を明らかにするのに役立つ。なお，患者が真剣に問題を解決しようとしたかといった点に判断を下すようなことは控える。むしろ患者が問題を解決しようとしたのだがうまくいかなかったという事実を受け入れるようにする。同時に，患者が自殺行動を正当な問題解決の選択肢ととらえている点についても認める。そうでなければ，自殺の危険は危機の一部とはならないだろう。たとえ患者が自殺行動に対して両価的な態度を取っていたとしても，この両価性は他の解決法を追求することに伴う両価性と何ら異なるものではない。すべての解決法には肯定的結果も否定的結果も伴い，ある程度はいかなる解決法も何らかの両価性を生み出す。次に挙げる例は問題解決状況で患者が抱えた問題をとらえなおすために情報をどのように活用するかを示している。

　治療者：今日はなぜ受診されたのですか？

患者：私は最近とてもつらかったのです。失業し，妻ともうまくいっていませんし，別居について話し合ってきました。別居したらどこに住んだらよいかわかりません。妻と別れることに耐えられるかどうかもわからないのです。

治療者：今，どのような気分ですか？

患者：そうですね，何が起きるか本当に不安だったのですが，何も希望が持てないし，本当にひどいことになるのではないかと思い始めています。今日こちらに伺った理由は，すべてを終わらせたいとますます考えるようになったからです。これはとても怖いです。前はこんなことを考えたりしませんでした。これから自分がすることをコントロールできるかどうか心配になってきました。

治療者：あなたにとって状況がとても難しいということですね。人生でとても大切なものを失い，大きな疑問が湧き上がっているということですね。あなたがつらい気持ちであることが私にはわかります。自殺がこういった問題を解決するひとつの方法だと思ったりしますか？

患者：そうですね，みじめな気分に耐えられなくなっている，それはたしかです。

治療者：あなたはとてもみじめな気持ちなっていますが，今までに問題を解決しようとしてきたどういった点がそうさせたのでしょうか？

患者：私は妻との間ですべてを試みたのですが，状況は変わりませんでした。それに就職できる見込みもありません。数社に応募しましたが，どこからも断られてしまいました。

治療者：奥さんとの間がうまくいく見込みも，新たに就職する見込みもないので，すっかり絶望してしまったのですね。ひとりきりになってしまうことや経済的な問題について考えると，とても怖くなっ

てしまうでしょうね。

患者：はい，そうなんです。こんな人生を送ることはできません。

治療者：ということは，もしもこういった問題を解決できないならば，目の前に迫っているような人生を送るよりは，いっそのこと死んでしまったほうがましだということですか？

患者：ええ，そうですね。

　この面接では，治療者は問題解決の枠組みを示すとともに，患者の絶望感を承認している。この短い例では，自殺念慮が問題であるという点はあまり強調せず，むしろ，問題解決を迫られる状況で患者が自殺をどのようにとらえているかという点をより強調している。この戦略を用いることによって，治療者は患者の自殺の危険の高い問題解決法の妥当性を否定しないで，みじめな気分で将来に希望が持てないという患者の絶望感に対して共感的態度を取ることができる。患者が絶望感を抱きながらも，自殺を（たとえ最善の選択肢ではなかったとしても）可能な選択肢であるととらえることを許されたと感じると，患者の危機感は和らげられる。この事例の患者は，最初は自殺念慮が生じることを恐れていた。問題解決の枠組みを築くことは，自殺の危機に常に伴う「自分をコントロールできなくなるのではないか」といった恐れを和らげるだろう。問題解決の枠組みによって，患者は自殺念慮の出現をこれまでとは異なる視点でとらえ，それに距離を置き，少し離れたところから苦痛に満ちた出来事を長期的な状況でとらえなおすことができるようになる。このように，自殺の危険を現時点の苦痛に満ちた状態からとらえるのではなく，問題を解決するのに十分に理解できる試みであると考えられるようになることは，危機の最中にある自殺の危険の高い患者を治療するうえで基本的な側面である。

率直に自殺について話す

　初診の結果，自殺についてありのままに，直接的に，率直に話してもかまわないという雰囲気を作り，そうすることによってどのようにして自殺行動が起こり得るかを説明する信頼に足る枠組みを築くことが望ましい。この枠組みは，患者の現在の信念に取って代わる他の選択肢を与えることになるだろう。一般的に，自殺の危険は精神疾患，怠惰，個人的な未熟さ，自己のコントロールを失うことを表しているといった不安を抱きつつ，患者は恐る恐る診察を受けに来たのだ。

最初のセッションを終了する

　最後に治療者と患者が協力して考えて合意に達した目標について計画を立てて，最初のセッションが終了する。この計画では，患者を他の治療者に紹介する場合もあれば，同じ治療者がその後も引き続き担当する場合もある。この段階では，入念な計画を立てることよりも，小さな課題に焦点を当てる。およそ手に入れることなどできない奇跡のようなことを追い求めるよりは，患者が小さな成功を経験できるほうがはるかに重要である。「実際にあなたが達成できるような，事態が好転する小さな課題を選ぶことができるとしたら，それは何でしょうか？」などと質問をするとしばしば役立つ。そして，治療者と患者が協力し，患者の報われなかった日々の活動に変化をもたらし，肯定的な一歩ととらえられる特定の課題を達成する活動計画を立てるのもよいだろう。同じ治療者が初診後も引き続き担当する計画を立てたならば，患者自身が感情状態の自然な変化を観察する能力を増すために自己モニター法の活用を考えてみる。これには，否定的な感情状態（例：絶望感，耐え難い苦痛に満ちた感情，自殺念慮）も肯定的な感情状態（例：ユーモア，周囲の美し

い景色を楽しむ，優しい感情）のどちらも含める。

　第7章（「自殺の危険を伴う緊急事態への対処」）で，ケースマネジメントと危機介入の技法について解説するが，その章で取り上げる戦略の多くは，（患者が初診後も同じ治療者から継続して治療を受ける場合には）最初の面接の最後と一部は同じである。このような戦略には，危機的状況に対処する手順を患者と計画する，診察時間外の緊急事態に対する手順に合意する，定期的に自己モニターを実施することなどが含まれる。初めて受診したために少しだけでも状況が好転したように患者が感じたとするならば，次の予約までのどのような瞬間についても焦点を当てるように治療者は患者を励ます。自然に起きた肯定的な出来事に注意を払うとともに，否定的な感情が続く可能性も高いという事実を認識しておくように，患者に働きかける。なお，患者を他の治療者に紹介するときには，患者と協力して，初診の際の重要な内容をまとめ，その中で患者が役立ったと思った点をとくに強調しておく。この情報を次に担当する治療者に注意深く伝達し，患者が継続して治療を受けられるようにする。

治療の初期段階

　自殺の危険の高い患者の治療を継続していく際の主な目標と戦略を表5-3に挙げておいた。治療の初期段階で取り上げる主要な点は，①患者に問題解決の枠組みを設定し，それを強化する，②苦痛に満ちた感情に対処する能力を高める，③現実の世界で問題の解決に取り組むようにする，などである。なお，自殺の危険の高い患者の抱える次のような本質的なジレンマについて忘れてはならない。すなわち，患者は実際に対処能力を妨げる深刻な人生の障害にさらされていると同時に，適応的な反応を麻痺させる苦悩をけっして変えることができないという思いこみ

表5-3　自殺の危険の高い患者に対する継続的な治療の目標と戦略

目標	戦略
1．自殺行動に対する偏見を除く。	1A．個人的な科学者のような雰囲気を育む。 1B．自己モニター法を用いる。 1C．状況的アプローチを教える。
2．患者の自殺行動を客観的にとらえる。	2A．問題解決のための再構成を用いる。 2B．苦痛に満ちた感情と自殺行動の間の現在進行中の関係を承認する。 2C．自殺行動を中心から逸らす。 2D．過去，現在，そして起こりそうな将来の自殺行動について平静かつ直接的に話し合う。
3．自殺行動が再び起きる可能性がある点を取り上げる。	3A．面接後や他の予定外の時間に連絡してくることや，危機の際の行動手順について患者と合意しておく。 3B．危機カードがうまくいくかどうか再確認する。 3C．連絡可能な機関との危機管理計画を立てておく。
4．患者の問題解決行動を活性化させる。	4A．個人的な問題解決スキルを教える。 4B．短期的結果と長期的結果についてよりよく理解できるようにする。 4C．自然に起きた問題解決行動を探り，それを誉める。 4D．小さな，肯定的な問題解決計画を立てる。 4E．個人的な機能や対人関係の機能を改善するために必要な特定のスキルを教える。
5．患者の苦痛に満ちた感情への耐性を高める。	5A．自殺を感情的な回避行動としてとらえる。 5B．感情を抱くこととそれを除去することの差を教える。 5C．否定的な思考や感情に対する状況的なアプローチを教える。 5D．距離を置くスキルを教えるために受容の練習をする。 5E．感情的な自発性と苦痛に満ちた感情に実験的に接触することを強調する。
6．特定の対人関係スキルや問題解決スキルを発達させる。	6A．対人関係スキルを発達させる。 6B．問題解決スキルを発達させる。
7．中期的な人生の方向性を示す。	7A．「人生で何を達成したいか」という練習をする。 7B．否定的な思考や感情があっても自分の人生に関わっていくことについて話し合う。 7C．目標を達成することよりも，目標に向かって努力する過程を強調する。 7D．中期的な目標を立て，前向きの最初の具体的な段階を考える。
8．適切なフォローアップのサポートを与えながら，治療を終結する。	8A．再発予防のための計画を立てる。 8B．セッションを徐々に減らしていく計画を立てる。 8C．試験的に，面接と面接の間隔を長くしていく。 8D．治療の効果を維持するために，定期的に「ブースター」セッションを設ける。

にとらわれきっている。

解決法を探ることを学習する

　緊急の自殺の危機は最初のセッションの結果，過ぎ去るかもしれないし，あるいは，その後の数セッションの間，続くかもしれない。一般的に，深刻な問題を抱えているものの，まずまずの対人関係スキルを備えている，比較的適応力の高い患者は，背景に性格的な問題を抱えている患者よりも，危機を早く乗り越える傾向がある。危機をどれほど早く克服するかどうかにかかわらず，治療のこの段階の課題は，危機そのものを受容し，解決法を探り，それを実行する態度を増していくことである。治療者が用いる戦略には次の2種類がある。①苦痛や苦悩のもたらす打撃を最小限にする方法として，苦痛や苦悩をどのようにして受容するかを患者に教える。②患者が自殺以外の他の解決法に目を向けるように働きかける。他によりよい解決策があるはずだというのが常に治療哲学であるべきなのだが，同時に，患者が選択肢として自殺を考え続けているかもしれないという点についても治療者は率直に取り上げていくべきである。患者が自殺について治療者と話し合うことに不安を覚えるような状況はけっして作り出してはならない。

偏見と戦う

　初診から治療の終結まで，治療者は自殺行動に伴う偏見と戦い続けなければならない。患者は，自殺念慮や自殺行動は異常で，受け入れられず，何らかの弱点を示しているとしばしば思いこんでいる。自殺念慮を増してしまう日々の悩み事を問題解決モデルに統合することができるのだと患者に常に示すように働きかけていく。好ましくない状況で生じた

一連の出来事のために，妨げられたり，欲求不満に陥ったりしたあげく，自殺念慮が湧き上がってくるという点について，患者が理解していくように助力する。治療の焦点は，自殺行動そのものから，問題解決行動へと移っていく。自殺の危険が生じる前に，問題解決行動がうまくいったかもしれないし，うまくいかなかったかもしれない，あるいはそれが試されることさえなかったかもしれない。自殺行動は，とくに強烈な苦悩に満ちた感情に圧倒されているときの非効率的な問題解決の自然の結果であることを患者は徐々に学び始める。

状況特異性

　認知行動療法的介入の重要な特徴である，状況特異性について患者は学ぶ必要がある。特定の状況が，ある患者に特定かつ独特な認知，感情，行動の反応を引き起こす傾向がある。これらの反応の多くは条件づけられたものであり，当初それに備わっていた有効性はもはや存在しないものの，反応だけが残存しているのかもしれない。この概念によれば，自殺の危険というのはけっして安定した状態で経験されているものではないという前提がある。それどころか，自殺行動が動揺するのは，特定の状況と関連している。このような状況は第三者には些細なことに見えるかもしれないが，患者がそれに付与している意味のために，日常の機能に決定的な害をもたらす。うつ病患者は，一片の焦げたトーストを見て，自分の人生の過ちをすべて現している象徴ととらえるかもしれない。自殺の危険の高い患者も同様に些細な出来事を同じようにとらえるかもしれない。この感情はうつ病の一症状というよりは，適応力が低く，欲求不満に陥り，苦痛を感じている人の一症状であるのだ。

自己モニター

　自己モニターとは，自分の感情，気分，行動に関する情報を収集する行為である。この課題は，自殺行動に対して不注意に過度の焦点を当てることなく，治療の過程と患者の現実生活における自殺行動を関連させる洗練された方法である。自殺念慮に点数をつけて毎日記録することを患者に指示する。こうすることによって，自殺念慮が時によって劇的に変化することに患者はまず気がつくだろう。別のきわめて有用な方法は，一日の終わりにその日にあった肯定的な出来事を記録する。その日に比較的うまくいったと思われる戦略を患者は書き上げていく。この種の自己モニターは，患者が問題であった事柄にではなく，むしろうまくいった事柄に焦点を当てなおすことを助力する。こういった戦略は，うまくいかない事柄に対する患者の概念を揺るがし，自殺行動に対する新たな視点を生み出すように患者に働きかける。

　患者は治療過程を通じて，苦悩に満ちた感情を引き起こしたり，苦悩への耐性を下げてしまう傾向のある状況を同定できるようになっていく。そして，根底に存在する脆弱性も肯定的な対処法のどちらも明らかにするようなパターンが一般的に明らかになり始める。表5-4は自殺念慮が増強する状況に焦点を当てた典型的な自己モニター用紙である。

引き金となる状況

　表5-4に挙げた状況は，引き金になるような状況の一例である。患者の配偶者は含まれるように思われるが，同僚との同様な状況にまでは一般化していない。患者の答えは，自分にとって近い関係にある人から批判されたり，見捨てられたりすることは，自分がけっして受け入れてもらえないという思いこみを示唆しているかもしれない。効率的な問題

表5-4 毎週の自殺行動記録の一例

自殺念慮がとても強くなってきたら，かならず以下の欄に記入してください。各欄に答えることは，自殺行動について治療者と患者が理解するのに役立ちます。

日付	状況	否定的な思考	否定的な感情（1～100で評点）	自殺願望／自殺行動（その強度と持続時間に点をつける）（1～100で評点）	他の問題解決の試み（どれくらい実効性があったか1～100で評点）
5/4	資産の査定を依頼する手紙を妻の弁護士から受け取った。	1. 妻は私を追い出そうとしている。こんなことには耐えられない。	恐れ (20)	こんなことをしたくない (60)。	長めの散歩をした (45分間) (30)。
		2. 妻は私に何とか努力していると嘘をついている。	怒り (30)	私はますます気分が悪くなる (70)。	私の弁護士と話した (70)。
		3. またひとりぼっちになってしまう。きっとこれからずっとそうだ。	自責感 (50)	もしも私が自殺したら，少なくとも子どもたちは保険金が手に入る (30)。	兄に連絡しようとしたが，駄目だった (0)。
			孤独 (70)	これ以上時間稼ぎをする理由がない (10)。持続時間：2時間 (80)	明るい側面を見ようとした (5)。

解決を図るためには，患者はこういった状況を分解していくつかの小さな部分にすることを学ぶ必要がある。みじめな気分にいつも取り組んでいくというのは，圧倒されるような課題である。苦痛に満ちた感情を引き起こす特定の状況を是正するのはむしろ可能性の領域にある。治療者と患者はその状況についてロールプレイを行い，否定的な感情に対処する他の戦略について試してみる。

　自己モニターの課題によって状況をとらえると，患者はむしろ失敗す

ることが難しい。「毎日少なくとも2回か3回は記録しなければならない」といった指示を出すことに注意を払っておく。患者の報告を受け入れ，それを肯定的に活用する。患者がさらに系統的な報告のほうがより効果的であると思うと，記録の数が増していくだろう。自殺の危険の高い患者がしてきた宿題を巧みに扱えず，言われたとおりのことをするのが患者が進んでよくなろうとする指標であるととらえるような治療者がいる（要するに，治療者の指示に従わないのは，患者の抵抗であるととらえる）。治療者が守るべき一般的な基準として，患者が課題を自分に関連があるととらえることができ，その課題を十分に達成できるほどの大きさにしておけば，患者は失敗することはない。たとえば，患者が記録するのをためらっていたら，「世の中には2種類の人間がいます。リストを作る人と，作らない人です。あなたがどちらのタイプであるか考えて，自分にとってうまくいくような方法で情報を集めてください」と治療者は話しかけることができるだろう。必要ならば，実際に記録を書き上げるのではなくて，患者が心の中で点数をつけてもよい。たとえ患者が一見些細なことを取り上げたとしても，それを誉めて，活用していく。

　治療の初期段階で重要であり，能力を増す目標とは，どの対処反応が有効で，どれが無効かを患者が認識できるように助力することである。新たな問題解決スキルを教えるよりは，患者がすでに持っているスキルを発展させるように働きかけるほうが容易である。たとえ急性に自殺の危険が高まっている患者であっても，日常生活で何らかの問題を解決している。しかし，残念なことに，患者の認識や関心はうまくいかなかったことばかりに焦点が当てられている。したがって，効率的な問題解決の努力が見逃されてしまう。そこで治療者の役割は，うまくいった試みに焦点を当て，それを強化し，バランスを取ることである。問題解決モデルを用いることによって，治療者はある対処戦略がうまくいったように思えるか点数をつけるように患者に指示し，価値判断を控えることが

できる。

　たとえば，ある特定の状況で患者の期待通りに，自殺について考えることが何か役立つだろうかと，治療者は直接的に，そして，さりげなく関心を持っているといった雰囲気で質問することができる。みじめな気分でいるよりは自殺について考えるほうがうまくいくように思うとただちに答えて，その直後に，それがうまくいくのはほんの数分間だけだと患者は付け加えるかもしれない。そうしたら，治療者はどのような問題解決行動にも短期的な結果と長期的な結果があるように思うと指摘すべきである。この技法により，患者はほどほどにうまくいくような対処行動を増やしていくとともに，欲求不満に陥り，何も解決しない行動を評価し始めるのに役立つだろう。自発的に生じた効果的な問題解決を誉め，患者の能力を高める。患者が自分の能力や，能率や，うまく反応していく力が増していくと感じると（第6章「自殺行動を繰り返す患者」の「患者にあるがままを許す」を参照），ストレスに満ちた状況に本質的に伴う，耐え難い，逃れられない，果てしなく続くという感じが弱まってくる。

科学者の態度を身につける

　個人的に科学者のような態度を身につけるというアプローチを用いると治療の初期段階はますます充実したものとなる。これは認知行動療法モデルの基本的なアプローチである（Beck et al. 1979）。まるで科学者のような気持ちになって，自分の行動を研究するように患者に働きかける。このアプローチは，患者が問題について調査し，評価の過程に必要な重要な情報を収集し，そして刺激に応じた反応を修正していくのに役立つ。患者はある考えを検証するために，次のセッションまでにデータを収集する。うまくいくはずの反応ではなく，実際にうまくいく反応を

発展させていくことを強調する。新しい反応を試したら，患者はそれを実験ととらえるようにする。実験はいつもかならず成功するわけではないと治療者は説明する。問題解決行動のすべては，修正や変化を要する努力とみなされる。成功や失敗を強調したりしない。自殺行動が繰り返されると，ある特定の問題に対して何がうまくいき，何がうまくいかなかったのかを調査する機会と常にとらえることができる。より深い部分では，長所も短所もともに焦点を当てていくという，このアプローチに特徴的なバランスを取ることによって，治療過程の重要な要素となる。

治療の初期段階における臨床的陥穽

　治療の初期段階における第一の陥穽は，治療プロセスの焦点を自殺行動の有無に不注意にも当てすぎることである。ごく短期間であるかもしれないが，当初の自殺の危険はしばしばきわめて高い。そこで，治療者は自殺の危険がきわめて高いことに対して自殺行動を予防することを目的とした介入に躍起になり，その結果として不本意にも治療の焦点が狭められてしまいかねない。自殺行動に対する介入と，後に必要になるより幅の広い介入のための段階を設定することの間に，治療者は効果的なバランスを保つようにしなければならない。

　第二の陥穽は，患者の状態が許す以上の速さで治療者が動いてしまうことである。患者の主な動機とは，他者を喜ばせ，受け入れられることであるという点を治療者は忘れてはならない。自殺の危機に伴う緊急の状況でも，患者は自分の実際の機能レベルについて治療者を誤解させてしまうかもしれない。この陥穽に陥らないようにするためには，治療者は患者に対する介入を常に注意深く見守らなければならない。もしも患者にとって課題が難しいと感じるようなサインに気づいたならば，患者が受け入れやすいような介入へと修正しなければならない。こうするこ

とで，患者は時間をかけて成長することが許され，何が起きているのか完全に理解できるペースに治療者が十分に満足していることを明らかにできる。治療者が関心を抱いているのは，変化の速度ではない。治療者の主な関心は，患者にいかにして変化が生じるのかを理解する能力であり，その能力を築いていくことなのである。

　第三の陥穽は，ハロー効果，すなわちひとつの突出した特質のために，全体の評価を良い（時には悪い）ほうに一般化してしまうことである。患者が治療を求めてきたという肯定的な状況の一部をとらえて，自動的に状態が改善したと述べることがある。この効果はたしかに一時的な改善をもたらすかもしれないが，その後，強烈な反動が起きて，さらに深刻な自殺の危機へとさえつながりかねない。ハロー効果のために，治療者は驚き，葛藤を抱いたり，直面化したり，あるいは時期尚早に治療を終結してしまうかもしれない。重要な介入では，前向きな変化に対しては肯定的に受け止めるが，同時に，学習とは不規則な過程であることも認識しておくことである。列車はけっして駅を滑らかに出発するわけではない。最初はガタゴトと必死になって動き出そうとする。この比喩は治療の過程によく当てはまる（おそらく患者はもっとよい例を思いつくかもしれない）。患者の状態が先週よりも今週のほうが悪いかもしれないという点を治療者は受け入れて，徐々に生じる進歩に対して楽観的な態度を失ってはならない。もしも今うまくいっているとしても，近い将来にまた同じ問題が再び生じても驚くべきではないと患者に思い出させる。全体の学習の過程で肯定的な結果に対しても，それほど肯定的ではない結果に対しても働きかけていくことが重要である点を強調する。

セッションの管理と治療の進め方

　治療初期には自殺の危険の高い患者を頻繁に診察し，状況が安定して

くると，その頻度を減らして定期的に診察するというのがごく普通のやり方である。しかし，このアプローチでは，危機の際に治療者が多くの注意を払うため，患者が危機に留まることを不本意にも強化してしまうかもしれない。セッションの頻度は，患者の長期的な機能や，自殺の危機が集中的な治療に反応する可能性の程度によって決定される。次の診察まで丸一週間も治療者に会えないという患者の不安を治療者は取り上げる必要があるだろう。この不安を取り上げて，治療者は追加の面接や，次の面接までに電話による連絡を予定したりすることもできる。一般に，自殺行動が慢性化するほど，追加の面接を計画する必要性は減ってくる。慢性の自殺行動を呈している患者に対する重要な目標は，情緒面での耐性について教育することである。定期的なセッションが役立ち，セッションから次のセッションまでの間に感じた苦痛に何とか耐えることを患者が学んだとするならば，この目標が達成されたことになる。比較的高い機能を呈している患者では，臨床的効果が現れたならば，急性期においても週に1〜2回のセッションとする。状況が安定化し，患者が自力でさまざまなことを試すことが可能となり，次のセッションまで自らが科学者のような態度で活動できるようになったならば，セッションの頻度を2週に1回にまで減らすことができる。2週に1回のスケジュールのほうが実際に効果が上がることがある。状況的な契機について十分な時間をかけてデータを集めることができるし，重要な状況の多くは毎週起きるわけではないからである。

　治療初期の段階の持続や頻度についてあらかじめ決められたものはない。1〜2回のセッションでこの段階を終えていく患者もいれば，数カ月間かかる患者もいる。初期の治療段階が終わることを示す3つの兆候がある。①患者がセッション中に問題解決の心構えを受け入れ，自然にそれを使うようになる。②自分の絶望感や苦痛を治療者が理解してくれていると認識し，患者が安心感を覚える。③患者が問題解決戦略を実際

に試してみるという証拠が出てくる。これらの試みはごく初歩的なものに見えるかもしれないが，現実の世界でストレスや苦痛に満ちた感情に対処していくために他の戦略を誠実に用いようとする態度は，患者が次の治療段階へと進んでいったことを意味している。

治療の中期段階：感情を受け入れ，行為に関わりを持たせる

　すべての危機は何らかの機会をもたらす。深刻な自殺の危機は，苦悩とそれが現実世界の経験で果たす役割を一層深く理解するようになる機会を患者に与える。自殺行動を克服した多くの人がこのように学んだと語る。自分はさまざまな感情状態に耐える能力を身につけた人間であると患者は考えるようになる。治療の中期の主な目標は，苦痛に満ちた出来事に耐える能力を発達させるように患者を助力することである。苦痛に満ちた感情は耐えることができて，解決法があるという点について患者が学習することに焦点を当てる。出来事とそれに伴う苦悩の意味は，自己の思考，感情，そして感情についての思考といった個人の領域で生じていることを患者は理解する必要がある。苦悩に満ちた感情は，出来事に関する思考をある特定のひとつの視点でとらえたことから直接生じる結果である。患者がある強烈な認知に固執している状況を考えてみよう。強烈な認知が，不快な気分を受け入れられないということを指しているならば，苦悩に対する耐性が低くなってしまう。たとえば，絶望感という認知の多くが強烈であるのは，それが苦悩に関して挑発的な意味あいを引き起こすからである（すなわち，「苦しむくらいならば，生きている意味はない」）。このような状態で，患者は抑うつ，不安，絶望，そして最終的にはこれらの思考に関連して自殺念慮が生じる。

　治療の中期には2つの主な治療モデルを用いる。従来から実施されてきたものとしては，認知療法があり，人生の出来事やそれに関連して生

じる否定的な感情を現実的にとらえるように患者を助力する。このアプローチは，患者の思考，感情，行動を変化させる方法として論理に頼っているため，より伝統的かつ文化的に支持されている。自殺の危険の高い患者は，困難な人生の状況に対して常にある特定の立場を貫こうとするために，その犠牲になってしまう。心理的視野狭窄という現象は，うつ病で自殺の危険が高まっている患者だけに認められるのではなく，自殺の危険の高い患者の一般的な特徴である。治療者と患者は協力して認知の誤りを明らかにし，その妥当性を実際に検証してみなければならない。歪曲された解釈をしていると患者がはっきりと認める場合には，より妥当な解釈を試してみて，次に困難な状況が持ち上がったら，それがうまくいくかどうかを確かめる。自殺は可能な選択肢であるとするような，直接的あるいは間接的な深刻な前提を患者と治療者は検証することができる。このアプローチをさらに学ぶためには，Beckら（1979）の著作を参照されたい。

　もうひとつのアプローチ，そして著者らがしばしば進んで用いるアプローチは，距離を置き，評価を差し挟まずに自己観察する戦略に基づいて，**苦痛に満ちた感情を受容**していくことである。このアプローチの目標は，外界の要求に反応して，しなければいけないことをすると同時に，苦痛に満ちた思考や感情をひとまず棚上げにすることを学ぶ。不快な感情や思考を受容していく能力を高めるには2つの重要な戦略がある。①**再状況化**（recontextualization）とは，問題に対処するうえでより多くの選択肢を得られるように，思考，感情，行動の間の関係についてとらえることを患者に教育する過程である。②**包括的距離設定**（comprehensive distancing）という行為は，自己の思考や感情から一歩身を引いて，距離を置き，自らを参加者としてというよりはむしろ観察者としてとらえることである。

再状況化

　毎日，驚くほど多くの思考や感情が湧き上がってくる。人生とはまさに日々の数多くの認知や情動を経験することなのだが，普通はそれをほとんど認識していない。これらの過程は無意識的ということではない。というのも，自発的に注意を向けることによって直接とらえることが可能であるからだ。これらの過程は自動的に条件づけられた反応と考えるとよいだろう。多くの人は思考や感情をまるで実質的な経験の代理であるかのようにとらえる傾向がある。すなわち，認知や感情は，それを生じさせる状況とまるで同等のような状況とされるのだ。

　急性のそして慢性の危機においても，思考や感情は常に否定的な影響で迫ってくる。否定的な思考との関連を患者は苦悩の原因ととらえる。慢性疼痛と障害の差を喩えにすることができるだろう。慢性疼痛を新たな障害と認識し，それとともに人生を送っていくことが自分の課題であると考えて，慢性疼痛と共に生きていくことができる人がいる。彼らは疼痛を受け入れ，人生で起きたことをあるがままに甘受し，人生の課題を達成し続ける。一方，（少なくとも疼痛を除去する治療法が得られない限り）人生が耐えられないことの理由として疼痛をとらえる人もいる。こういった慢性疼痛という感情や認知に苦しむ人は，何とか，どこかで治療が手に入るといった考えにとらわれて，人生の他の多くの部分を停止している。しかし，それはしばしば不毛な努力に終わり，怒りを覚えながら救済を待っている。こういった人々は疼痛を理由にして，仕事をしなかったり，家庭生活に参加しなかったり，親しい人間関係を避けてしまう。疼痛の経験は一般に増悪し，大きな障害となる。このような人は疼痛を受け入れることがなく，疼痛は人生の多くを占めるテーマとなる。そして，人生はますます不満足なものになってしまう。

　苦痛に満ちた感情を受け入れようとしないで，自殺行動を受け入れ難

い思考や感情を取り除く方法としてとらえると，自殺の危険が高まってくる。自殺行動と意識を麻痺させる他の回避行動（例：アルコールや薬物の使用，摂食障害など）がなぜ合併してくるのか，疼痛の回避によって説明できるだろう。こういった行動のすべてには，疼痛（苦痛）を除くという共通の目的がある。受容能力が低い場合には，ほとんどの人々は適応的な行動に変化させるよりは，むしろ疼痛を除去しようとする。機能障害を引き起こす疼痛に苦しむ患者と同様に，自殺の危険の高い患者は人生の状況に適応するために当然しなければならないことをせず，否定的な思考や感情が機能不全の原因であることを示唆するような言葉を用いる。

　再状況化の目標とは，望ましくない思考や感情を除去するのではなく，それをひとまず棚上げにして，人生を送るうえでまず行わなければならないことを実行するように患者を教育することである。患者が否定的な思考や感情が適応的な行動を妨害しないことを学んだら，目標が達成されたことになる。次の2つは共存できる。現時点で自殺念慮や苦悩に満ちた感情が存在したとしても，必要な行動変化が起こり得るのだ。患者は過度の自己非難を交えずに，否定的な個人的出来事をどのようにして受け入れるかを学ぶことができる。思考・感情・行動の関係が再状況化されると，患者は自殺念慮を取り除くことができるかとか，自殺しそうになる衝動に抵抗できるかといった必死の努力をする必要がなくなる。否定的，両価的，肯定的な感情を問題解決の過程に組みこむとともに，変化することに関わりを持つように治療者は患者に働きかけていく。すると，苦悩に満ちた思考や感情を受け入れるということは，それらをありのまま受け止める（行動に対する影響を変化させる）ことであって，それらが大げさに訴えていることを受け止める（モンスターを家に入れてしまうと，それに食われてしまう）ことではないのだという点を，患者は学習するようになる。

包括的距離設定

　患者が自殺の危険を伴うような思考や苦悩に満ちた感情に巻きこまれてしまうことから進んで距離を置こうとすると，包括的距離設定という行為が達成されたことになる。**二方向性尺度の練習**というのは，有力な戦略である。一日の終わりに，2つの次元の経験について1〜10点で点数をつけて，毎日記録するように患者に指示する。最初の尺度は**積極性尺度**であり，一日に起きたすべての出来事について批判を交えずに記録する。これは，そのためにそこにいて，それにある程度の関心を抱き，その経験を観察することである。もうひとつの尺度は**苦悩の尺度**であり，患者がそのような体験をして，どれほど苦悩しているかを示す。患者にどちらの尺度にも点数をつけるように指示し，前日に比べて，どちらの尺度であっても変化があると思われる要因について短くメモを書いておく。2つの尺度は典型的には積極さと苦悩の間で正反対の関係を示す。一般に，積極性が増すと，苦悩の実感が和らぐ。**積極的に行動するスキル**を高めるために，積極性の評点が高まるような患者自身の肯定的な経験を用いる。これらの技法は，強烈な思考や経験に対して健康な懐疑的態度を患者が養うのに役立つ。ある程度高い機能を呈している自殺の危険の高い患者では，治療中に積極性の尺度が高まっていき，それとともにしばしば1〜2回のセッションで明らかな臨床的結果がもたらされる。

　包括的距離設定戦略に伴うさらなる利点は，治療者は患者に繰り返し現れてくる自殺念慮をモニターするとともに，それを利用することができるという点である。治療のどの段階であっても困難な臨床的課題とは，現在進行中の自殺の危険を伴う経験に注意を向けながらも，それだけを不注意にも臨床的介入の唯一の焦点としないということである。包括的距離設定が有力な戦略になると，自殺念慮や自殺行動は，ある感情に対する受容力の低さを示す単なる他の一例とみなすことができるようにな

る。換言すると，自殺念慮とは，否定的な感情を棚上げにするというよりは，むしろそれを必死で除去しようという目的があるのだ。他の問題が現時点における治療の焦点であったとしても，危機の際には，自殺行動が容易に治療の中心に再び置かれてしまう傾向が強いことを忘れてはならない。きわめて有効な多くの治療戦略とともに，Hayesら (1999) は行動変化のために詳細な受容戦略を提示した。

個人の問題解決スキル

　治療の中期には治療者は，患者が適応力のある社会的・対人的行動を増すような特定のスキルを向上させるように助力したいと考えるだろう。特定の行動スキル訓練は，個人療法のセッションでも，スキル訓練セッションでも実施できる。とくに効果的なモデルは，スキル訓練グループと個人療法セッションを統合させたものである。このアプローチによって，患者はグループの支持的な環境で新たなスキルを学習するとともに，苦悩耐性スキルや問題解決能力を個人的に学び続けることができる。もしも受容という点に働きかけずにスキル訓練を実施すると，患者はスキルを，苦痛に満ちた感情を避けたり，取り除いたりするための，新たな，より複雑な戦術ととらえてしまうかもしれない。換言すると，これまでと同様に自分を貶めるという目的を果たすためにスキルが組み入れられてしまうかもしれない。そこで，次のように患者に言うとしばしば有用である。「私たちがスキルに焦点を当てている理由は，あなたが苦痛を感じていたとしても，人生で果たすべき課題があるということです。これらのスキルをよりよく身につけることができたならば，たとえあなたが苦しいときでもそれを使うことができるようになるでしょう」。

　効果的な個人の問題解決には次のようないくつかの明らかな段階がある。①問題を同定する。②他の問題解決戦略を同定する。③さまざまな

問題解決反応の有効性について評価する。④特定の問題解決技法を選んで，計画を立てる。⑤反応を実行に移し，反応の効果を評価する。これらのスキル領域のいかなる部分が不足していても，患者が慢性的な問題や人生のストレスを抱える危険を増してしまうだろう。個人の問題解決に対するこの実用的なアプローチは，人生で抱える問題に対して働きかける効果的な努力に対して経験的な試行錯誤という特徴を強調する。人生の問題に取り組むうえでフィードバックを用いることが絶対に必要であるという点について治療者は患者に教育する。フィードバックでは「けっして失敗などということはない」という側面を強調し，問題解決アプローチは「最善の思いつき」ととらえられる。障壁を克服するために十分な情報が得られるまで，問題解決の過程は繰り返し行われなければならない。問題解決に際して，自殺の危険の高い患者に受動的な態度が固定してしまっているときには，患者が積極的に実行に移すための道具となるように，具体的に教育することが可能な他の選択肢を示す。

このモデルの特定の点をグループや心理教育の形で教える際には，同時に，先を見越した問題解決を強調して，患者に働きかけていくことができるし，そうしなければならない。積極的に問題解決の宿題を出すことを活用すると，患者の絶望感，個人的な失敗に対する不安，見捨てられるのではないかとの心配，他の多くの活動を妨げるような確信が強まってくるかもしれない。そのような場合は，問題解決モデルに基づいた高度に構造化された宿題を用いることによって，患者がこれらの否定的な不安のいくつかを検証してみるように治療者は助力できる。

対人関係効率化

対人関係スキルの領域では，対人的スキル，社会的スキル，適切な自己主張スキルを統合させたアプローチを治療者は強調すべきである。対

人関係効率化には3つの重要な要素がある。すなわち，①**葛藤解決スキル**（conflict resolution skills），②**一般的社会スキル**（general social skill），③**適切な自己主張**（appropriate assertiveness）である。

　葛藤解決スキルは，一般に，ある人との葛藤を解決するために，皆の利益を満足させる方法で解決を達成するための共通の基盤を発見することを強調する。受動的なスタイルや，白か黒かといった二者択一的な判断を下す傾向のために，自殺の危険の高い患者は，ある種の対人的葛藤を抱えると，望ましい結果を得て，その人との関係も維持し，自尊感情も高まるような解決法を思いつくのが難しい。互いの最大の利益を生む技法を含めて，交渉スキルを身につけると，患者はこの難関を乗り切って，効果的な解決法に舵を切ることができるようになる。個人療法とスキル訓練グループを併用するのがきわめて有効な方法であることをもう一度強調しておく。一般に，個人心理療法家はスキルの応用に関連した個人的な事柄に働きかけていくことに責任を持ち，グループ療法のリーダーは基本的なスキルを教えることに焦点を当てる。

　一般的社会スキルと**適切な自己主張**は重要である。この機能領域は自殺の危険の高い患者には非常に難しいことがある。というのも，彼らはしばしばスキルが乏しく（例：相手の目を見つめられない，「ノー」という代わりに謝ってしまう），否定的な確信を抱いているためである（例：「もしも私が自己主張したら，夫は私を捨てるだろう」）。自己主張スキルを訓練するには，強い反対にあっているときに，主張し続ける能力に焦点を当てる。自殺の危険の高い患者は極度に非機能的で対人葛藤に満ちた環境で暮らしていることが多い。こういった環境では他の人々は，あまり他者に配慮しなかったり，健康的な行動に対して，相手を傷つけたり，甘言で言いくるめようとしたり，強く要求したりするような態度で反応してくるかもしれない。スキル訓練グループでは患者にこのような反応に直面させることが重要であり，それによって患者はた

くましい神経を持つことができるようになる。患者の周囲にはいつも否定的で問題を引き起こすような人がいることが一般的である。そういった非機能的な人物からの否定的な反応に対抗して，患者自身が制限を設けるようなスキルを教えるようにする。ロールプレイ中に患者が現実的に振る舞えるようになると，現実の出来事もこれまでよりもうまく処理できるようになってくる。次に役割を交代させて，患者が非機能的な人物の役割を演じてみて，他者がすると考えられる反応をまねてみるというのも有用である。さらに，治療者は患者の役を演じて，限界設定の反応を示してみる。

　このような訓練の手引きとして活用できる良書がいくつもあるので，このような包括的な教科書を読むことを勧める。そのうちのいくつかは推薦図書として挙げてある。必要なスキルが欠けているということが，患者の自殺行動の重要な決定因となっていることを認識するのは重要である。スキルが欠けていることの原因としては，非機能的な家族の中で育ったために受けた誤った訓練，特定の文化の剥奪あるいは偏向，必要な役割モデルが単に欠けていたことなどのためかもしれない。より適応力の高い関係を築く鍵とは，効果のあがる認知的・感情的視点と，自分の置かれた環境で適切に行動する能力である（すなわち，何かをする必要があるときに，必要とされていることを実行することである）。

治療中期の3つの臨床的陥穽

　治療中期の第一の主要な陥穽とは，ひとたび急性の自殺の危機が過ぎてしまうと，治療の**焦点を失ってしまう**傾向である。この陥穽の主症状は，セッションとセッションの連続性を失ったり，（とくに対象を絞ることなく）「今週は一体どんなことが心に浮かんできますか？」といったアプローチに大きく頼るようになったりすることである。臨床家はこ

の時期にはいわば感情的に息切れしてしまったように感じ，患者自身に治療の形態や内容を決めてほしいと望む。このような態度は不幸なことである。というのもこの段階では主な認知，感情，スピリチュアルな問題を取り上げることができるからである。治療者の目標は，患者の問題解決の柔軟性を増し，世界に対する患者の問題解決の視点も改善することである。この目標を達成する適切な時期というのは，患者が危機の最中にいる時ではなく，そこからある程度脱した時であるのだ。

　第二の陥穽とは，危機が生じていないということは，自殺行動が止まったという意味だと思いこむことである。この段階では，しばしば**慢性的な低レベルの自殺念慮が持続している**。危機が生じていないために，自殺念慮は治療では焦点を当てられていない。しかし，慢性の低レベルの自殺念慮は治療中期に取り上げるのに理想的な標的である。このような経験に伴う苦痛はそれほど強烈ではないので，苦痛に満ちた感情への耐性，観察的な介入，個人の問題解決計画などといった課題を患者に試してみるように働きかけるのが容易である。

　第三のそしてより微妙な陥穽は，**陰性の逆転移**である。これは皮肉にも患者の改善と関連する可能性がある。換言すると，治療者が患者を救済すべきだという欲求はある程度満たされたのだが，患者はまだ治療を終えていない。治療者が関心を失い，注意をそらすと，この陥穽は危険なものとなる。治療者も，治療の終結まで患者に関与を続けることに関心を失ったことを示すような微妙な行動を取り始めるかもしれない。患者の人生のさまざまな問題を取り上げるという試みについて治療者はもはや関心を失ったように見えるかもしれない。すると，患者に対する治療者の関心は強力な強化因であるので，患者は治療者のこの態度の変化に反応して，再び自殺行動に及んだり，エスカレートさせていくかもしれない。

セッションの予定と治療経過

　治療中期がいつから始まり，いつ終わるのかということを決めるのはさらに難しい。一般に，患者が自殺念慮，否定的な思考，苦痛に満ちた感情などを一連の現象の一部として語ることができるほどまでに，急性の危機がおさまったときに，治療中期が始まる。ある出来事に対して距離を置き，それについて考えられる能力を与えてくれる，祈り，瞑想，ヨガといったスピリチュアルな経験をすると，このマインドフルネスのアプローチを楽に取り入れられると感じる患者もいる。一方，極度に強迫的な傾向のある患者や，極端に合理的な態度といった防衛スタイルを身につけた患者は，重要な関与のモデルに入っていくのに時間がかかる傾向がある。こういった患者は否定的な思考を頑なに守ろうとする。彼らにもっと受け入れるようにと指示することは，きわめて危険なことと受け止められかねない（例：「もしもそんな考えを許してしまったら，きっと私はそれにすっかり圧倒されてしまうだろう」）。このような患者に対しては異なる視点を持つことに焦点を当てるようにする。この戦略では，ある出来事に関するそれぞれの思考をひとつのストーリーのようにとらえる。患者が繰り返しそのストーリーを話すのが練習であり，毎回異なる意味あいを持たせて語らせる。ある時は良い終わり方をして，またある時は悪い終わり方になるかもしれない。目標は患者が正しいストーリーを語れるようになるまで続けることではなく，いかなる人生にも，そして，精神的な障害に働きかけるにも複数の結果があるという現実を患者に経験させることなのである。このアプローチは，強迫的な患者がマインドフルネスのアプローチを受け入れるように助力するのに役立つ。

　中期におけるセッションの頻度はさまざまである。実験的な学習をすることに加えて，2〜3週間のセッションで十分なこともある。セッシ

ョンとセッションの間隔もさまざまである。たとえば，最初は毎週のセッションから始めて，その後，患者の変化のペースに応じて2〜3週に1度のセッションでよくなることもしばしばである。毎週セッションを予定することが常にできない状況もあるだろう。急性の危機が去ったら，定期的かつ頻度を減らしたセッションを予定するのが，理想的な計画である。セッションとセッションの間に必要な課題や患者が必要としているサポートの量に焦点を当てながら，患者と協力してセッションの計画を立てることが妥当である。

中期の終了

　治療中期が終了するのは，患者がその治療を真に理解し，活用できるようになったときである。すなわち，患者がまさにそれを身につけたといえるときである。患者はこれまでならば自殺念慮を引き起こした状況の只中から**統合的視点**を得たと述べてくる。行為の結果として自殺行動が起きる可能性があることを認めながらも，患者が新たな問題解決戦略を選ぶような状況を治療者は探っていく。もうひとつの目安として，たとえ同じような考えや感情の多くが湧き上がってくるにしても，かつてのようにそれがもっともらしく強く迫ってくることはないと患者は説明するようになる。治療中期の進み具合には患者によって大きな差がある。治療効果が早く現れる患者は1〜2カ月でこの課題を達成するかもしれない。性格的な問題があり，慢性的に自殺の危険の高い患者は，この時期の治療を完了するのに必要な概念を統合するのに1年以上かかるかもしれない。

治療の終結期：将来に向けて

　自殺の危険の高い患者の治療の最終段階は，患者の長期的要求に応え，再発予防を目標にして，独自の自己修正の要素を備えた計画を立てることである。治療の終結では，患者は自殺行動ではなく，良好な問題解決の選択肢を築いているのだが，自殺について考えることが完全になくなってしまったわけではないことも承知しておく。自殺念慮が再び現れることは，受容能力の低さが今も残っていることであり，古いタイプの回避的な問題解決がまだ使われているということを患者自身が知っていることは重要である。自殺念慮が再び起きてくることは，受容戦略を始め，将来に向けた問題解決戦略に関わりを持つための刺激として用いる必要がある。

依存に対処する

　一般に，治療が成功すると，終結が常に課題になってくるのだが，これはおそらく自殺の危険の高い患者にとってさらに大きな課題となるだろう。患者は治療者とともに危機を乗り越えてきた。そしてまさにその事実が依存の可能性を生み出している。患者は治療者を必要とし，将来起こるいかなる変化にとっても重要な存在であると考えている。**依存は治療の終結段階でも対処される必要がある**。効率的な問題解決行動や自発的に受容が高まった例について患者を大いに誉めることは重要である。この段階では治療自体の重要性をあまり重視しない説明をし，むしろ治療の場以外で患者が多くの時間を過ごしている点を強調する。毎週，治療は1時間だけであり，その他の167時間は患者が現実の世界で生活している点を指摘する。難しい状況に取り組んでいても気分がよいという

能力を患者が発展させたことはきわめて重要である。治療者の目標は，患者が自己賞賛を内在化させ，実際に起きたいかなる変化についても治療者の手柄としないことである。同時に，患者は自殺念慮が再び現れる可能性があるという現実を受け入れ，それが生じたときのための予防計画を立てておかなければならない。

肯定的な将来を形作る

患者が肯定的な将来の中心的な特徴とは何かという点をとらえ，目標を設定することによって将来を形作るように助力する。単に危機をしのぎ，症状のない状態にするというだけでは満足できる臨床的結果とはいえない。患者に価値ある人生の目標を立てるようにさせることが重要である。このようなアプローチのひとつとして，たとえば次のように質問することができる。「あなたは自分の人生をどのようなものにしたいですか？」「もしも明日死ぬとしたら，周囲の人々に何を一番覚えておいてほしいと思いますか？」。正しい方向に向かった歩みを代表するような何らかの中期的目標を具体的に患者に述べさせる。一般に，自殺の危険の高い患者は結果に関心を払いすぎていて，過程の重要性を軽視しがちである。そこで，人生の目標を達成することは，その過程で学んだことほど重要ではないかもしれないと治療者は強調する。患者は目標が見えてきたものの，それが大きくなりすぎて，圧倒されそうになった例をしばしば思い出す。換言すると，今ここで自分の目標に向かって努力していることこそが人生そのものであるのだ。この戦略を自殺の危険の高い患者に応用するのがひどく難しいことがある。というのも，彼らは人生において達成されていないことに意識を向けすぎていて，目標設定や問題解決といった困難な課題に価値を見出すことがきわめて難しいかもしれないからである。多くの患者は，自殺行動の結果として生じた対人

的あるいは結婚での重要な喪失体験に耐えてきた。将来を形作るという考えは、患者に大いに保証を与え、次にやってくることに対して前向きなアプローチを許すことになる。

再発予防の役割

　患者を自殺以外の問題解決に関わるようにさせることで、再発の可能性を予防あるいは減らすことが達成される。この段階では、**初期危険警戒システム**やすでに機能しているスキルや技法を統合させた明確な**反応計画**を発展させていく。この活動を中期的な人生計画の過程に組み入れていくことが役立つ。このようにして、自殺行動が再発する可能性は、患者が克服していかなければならない、起こる可能性のある他の障害と同じようなものとして、とらえなおすことができる。危機が起きてくることは十分に予想され、危機とは自殺の問題を解決するという挑戦でもあることを治療者が患者に伝えることが重要である。自殺の可能性が高まってくるもっとも初期段階でのサインが何であるかを慎重に考えてみるように患者に指示する。他者を避けて引きこもる、自己にとらわれる（例：ある種の思考にいつも以上に多くのエネルギーを注ぐ）、感情をいつもほどありのままに受け入れられないといったことがサインかもしれない。治療過程を再検討して、どのスキルや技法が患者の対処スタイルにもっとも適しているかを見きわめる。そして、このスタイルにもっとも合致するスキルや技法を活用してみることを患者に働きかける。わざとらしく、無理に作られ、いざ使おうとするといつも不快感を覚えるようなスキルに比べて、患者の人格や世界観に合ったスキルは楽に身につくし、実際に使ってみることができるだろう。反応計画を予行して、この計画を実施に移すうえで生じることが予想されるいかなる妨害も想像してみるようにと患者に指示する。障害を克服する戦略を患者に想像さ

せ，予行させたならば，次に反応計画の実施という点に移っていく。**表5-5**は典型的な予防と中期人生計画の要素をまとめたものである。

治療の終結に新たな枠組みを設定する

　治療の終結とは，セッションの頻度を徐々に少なくしていくとともに，診察室外で実際にスキルを試してみる過程と患者がとらえるようにすべきである。この過程では，徐々にセッションの頻度を減らしていき，セッションとセッションの間隔を増していく。たとえば，セッション頻度を減らしていく典型的なスケジュールとは，その間隔を1カ月間，2カ月間，3カ月間，6カ月間としていく。各セッションの目標は，診察室外で試したことの結果を，再発予防計画や人生の目標に照らして検討することである。前もって立てられた計画に沿って，たとえ患者の人生がうまくいっていたとしても，患者はブースターセッションを受けて，治療効果を維持するために受診できる。予定外の受診も可能であるが，そうする前にできる限り予定通り受診をするように患者に働きかけておく。予定のセッションが予約簿にすでに書きこまれているという事実は患者に保証を与え，安全な環境という感覚をもたらし，患者は新たな苦悩耐性戦略や問題解決戦略を試すことができる。

　患者が自ら判断して治療を終えるのが理想的である。セッションの頻度を少しずつ減らしていくという自然の流れの中で，患者のほうからもうこれ以上受診する必要はないとほのめかしてくるかもしれない。このような形の終結が望ましいのは，治療者ではなく，患者が治療者と患者の間の絆を切ろうとすることに主導権を握っているからである。一方，たとえ1年に1回であっても，いつまでも治療関係に留まりたがる患者もいる。この方法は治療者の時間を能率的に使うことができるし，再発防止の重要な一環になり得る。このようなシナリオでは，患者は1年に

表5-5 自殺予防計画の一例

---
1. 私が信じ，考え，感じ，行動するうえで問題となる最初のサインは何だろうか？（例：あまり眠れない，多くの人と出会う状況を避ける，さらに不安で抑うつ的になる）
    a.
    b.
    c.
    d.
2. このようなサインを見守るために，私は自分をモニターする計画をどのように立てればよいのだろうか？ こういったサインを見守ることを計画したら，いつどのようにしてそれをチェックしたらよいだろうか？ 自殺を考えることに点数をつける計画を立てたとしたら，いつどのようにして点をつけたらよいだろうか？
3. 私にとって来年のもっとも重要な目標は何だろうか？
4. 今抱えているストレス（例：職場の問題，病気の親）そして新たなストレス（例：新居に引っ越す，自宅でのクリスマス）など，来年は私にどのようなストレスが起きるだろうか？ それにうまく対処できるだろうか？
5. 私が今までに治療で学んだ考えのうちで，何がもっとも重要だろうか？ それをどのようにして覚えておくことを計画できるだろうか？
6. 私が今までに治療で学んだ戦略のうちで，何がもっとも重要だろうか？ 何を，どのようにして，いつ，私は活用することを計画できるだろうか？
7. このような戦略を用いることが難しくなるような障害とは何だろうか？（例：疲れきって対処できない，問題を抱えすぎて意気消沈してしまう） 私はそれをどのようにして克服すべきだろうか？

1回の受診はしないかもしれないが，何かあれば治療者に連絡してきて，どのように事が運んでいるのか話したいと思うだろう。このように患者が連絡してきた場合には，事前の計画よりも長い期間が空いていたとしても，患者をただちに誉めることが大切である。

適切に用いるならば，セッションの頻度を徐々に減らしていくという方法は，治療の終結に伴う不安を減らし，患者の自己決定の感覚を増し，何かあれば治療を再開するための扉を開けたままにしておくうえで，効率的な方法である。患者が治療の終結を問題が解決したかどうかの試験とみなすような方法をとってはならない。こういった方法では，自殺念慮は失敗の証だから，再び治療を受けるのだと，患者はとらえてしまいかねない。自殺の危機は現在進行中の学習過程の一部であるとするよう

なモデルを発展させていくことによって，患者が不必要に治療を避けようとする状況を治療者が作り出さないことができる。「微調整」のためにいつでも再受診できるようにしておき，早い段階ほど治療者は患者に多くの助力ができることを強調する。自殺の危険が高まってかなり経過していて，圧倒されるような失敗感と必死で闘った末に再受診してきた患者よりも，早めに受診してくる患者のほうが治療の効果があがる。

　症状が悪化したために患者が再受診してきたときには，再受診の決断を肯定的な意味としてとらえる。そして，患者が絶好のタイミングで助けを求めてきた点を示唆する。決断をするうえで必要だった勇気や知恵について大いに賞賛する。新たな危機は新たな学習の機会であり，患者の過去を思い出させる失敗ではないと話し合うのが重要である。受容戦略と問題解決戦略を学習することはきわめて重要な課題である。以前よりもスキルを少ししか活用できない時期は誰にでもある。人生における挑戦は複雑で，常に変化している。ストレスに満ちた状況に新たな特徴が生じると，患者は特定のスキルをどのように用いたらよいのか常にわかっているわけではない。患者が新たな自殺の危機の早い段階で進んで治療を受けにやってきたとすると，2度目，3度目，4度目となると，いかに早く危機が解決するかしばしば驚くべきものがある。治療の最初には，数週間から数カ月もかかったことが，1〜2回のセッションで達成されてしまうこともある。患者が新たなスキルを応用する必要性にきわめてすばやく反応できたように思えたら，治療者はその点について大いに強調して指摘する。換言すると，患者の再発を取り扱うときには，常に自己効率を増すようにするのである。

　患者が再発予防計画に単に従わなかったとしても，治療者は抵抗といった解釈は控えるべきである。その代わりに，計画を実施する妨げとなったような障害に焦点を当てる。潜在的な障害を明らかにとらえていなかったことに対する責めは治療者が負うべきである。まず治療者が謝罪

したうえで，患者と協力して，計画の問題点を洗い出していく。患者が時間をかけてよりよい未来を築いていくような能力を高めることが目標である。この目標は，患者を責めることによってではなく，形成，練習，再形成を通じて達成される。

治療の終結期における臨床的陥穽

　治療の終結期における最大の陥穽は，**患者が治療者から見捨てられ，絆を絶たれたと感じる状況であり，それを避けなければならない**。この状況が起こりやすいのは，治療者が十分に早い段階から治療の終結という課題を取り上げなかった場合である。治療者が最後のセッションの1回前のセッションの最後で治療の終結を決めるというのは残念ながら稀ではない。この決定が下されるときに，この件は治療過程に統合されていない。治療中期の早い段階で治療には時間に限りがあることを話し合い，治療者も患者もどのようにして治療を診察室以外の場で実験する段階へと移行していくかわかるようにしておくのが一般的によい戦略である。より直接的かつ事実に即してこの現実を受け入れるならば，診察室以外の場で試してみて，セッションの頻度を減らしていく段階に実際に移行していくのが容易になる。

　第二の陥穽は，治療者が聡明であったために患者が臨床的に改善したのだと，両者の間で暗黙の理解が生まれてしまうことである。治療の終結と現実世界での試行の段階が近づくと，患者は治療者の助けを借りずに生きていくことに恐怖を感じ始める。この陥穽を避けるには，患者に生じた肯定的な変化は患者自身の努力によるものであることを治療者は常に患者に示しておく必要がある。治療経過中にたとえ小さなものであっても，患者がさまざまな目標を達成するために用いた方法について，治療者が喜び，関心を持つことで，この課題を成し遂げることができる。

こういった話し合いでは，患者が実際に起きたことが自分の力によるものであることを受け止め，この進歩を自己概念の一部とすることを強調していく。

　すべての治療者の救済幻想の中核には，治療者に奇跡的な能力が備わっていると常に感謝する患者に出会うというものがある。治療者が奇跡を起こそうなどという空想にとらわれないようにするには，他者に対する治療者個人の説得力や影響力には実際には限界があるという点に心を集中させておく必要がある。治療者が患者に変化をもたらすことができるという考えを広めてしまったという点で，治療的コミュニティはこの問題に関して何らかの責めを負うべきである。第6章（「自殺行動を繰り返す患者」）では，いかにしてこの破壊的神話が望ましくない治療結果に深刻な影響を及ぼしているか議論する。ここでは，失敗の責任はすべて治療者が負い，成功したことの名誉はすべて患者のものとすべきであるという点を覚えておいてほしい。この立場は実に謙虚であり，治療者にとって長期にわたる利益をもたらし，利己的な態度を減らす練習となる。もっとも重要なのは，そのような態度はよい結果を生むという点である。

結　論

　自殺の危険の高い患者に対する治療は複雑な過程であり，治療者にしばしば最善の事態も最悪の事態ももたらしかねない。治療者は他者を助けるという専門領域を選んだのだが，この特定の状況では何が役に立つのだろうか？　急性に自殺の危険が高まっている患者の治療にあたっているときには，この質問に対する答えには治療者のさまざまな複雑な思いがこめられている。これによって，慢性的に自殺の危険の高い患者のように，治療に反応せず，治療者の努力を非難する人が治療者に引き起

こす多くの否定的な感情も説明できる。苦痛に満ちた感情やつらい考えをただちに取り除く方法として治療を進めようとする誘惑を避けることから始めるのがよいように思われる。残念ながら，患者は治療者にまさにそれ（すぐに苦痛を取り除くこと）を望んでくる。この課題を達成するのは不可能であるばかりでなく，人生において非現実的でもある。治療者ができることは，将来に向けた喜びや挑戦と同様に，悲劇，後退，個人的な失敗も避けることができないという現実に対して患者が焦点を当てるように働きかけることである。生と死の問題に関して理解を深めるような価値観について明らかな態度を取ることによって，治療者は患者を助けることができる。治療者が備えているもっとも価値ある力とは，患者の苦痛に満ちた感情に反応できるという能力である。患者が苦痛を乗り越えて，将来に向かって歩んでいくように治療者が働きかけるのを助力するのは，患者と協力してともに学ぼうとする治療者の能力である。治療者が行うことが，自動的に患者が必要としていることだと思いこんではならない。このような決断は，個人の発見の問題であり，治療者の受容と関与によってのみ助力できる。

⚠ 役立つヒント

- 自殺の危険の高い患者に対する治療の主要な目標は，3つの状態（耐え難い，逃れられない，果てしなく続く）の1つまたはそれ以上を変化させることである。
- 問題解決アプローチによって，自殺行動は問題を解決するためのひとつの形式であるととらえなおすことができる。
- 患者の苦痛に満ちた感情を承認することをけっして忘れてはならない。
- 苦痛に満ちた感情に耐える方法を患者に教えることに焦点を当てる。
- 現実の生活で起きた問題を活用して，患者により効率的な問題解決ス

キルを教えることに焦点を当てる。
- 現在進行中の自殺行動を，問題解決を教える跳躍点ととらえる。
- 協力的かつ自分が科学者になったような客観的な態度で患者に接するようにする。
- 否定的な感情や思考を受け入れることができ，適応力の高い反応をすることが可能であることを患者に教える。
- 個人療法やグループ療法で，患者が対人関係スキル，問題解決スキル，自己制御スキルを発展させていくことに焦点を当てる。
- 人生と生きていくことに関する患者の両価性を支持している葛藤に満ちたさまざまな確信を和解させることに焦点を当てる。

文　献

Beck A, Rush J, Shaw D, et al: Cognitive Therapy for Depression: A Treatment Manual. New York, Guilford, 1979

Hayes S, Strosahl K, Wilson K: Acceptance and Commitment Therapy: An Experiential Approach to Behavior Change. New York, Guilford, 1999

推薦図書

Ascher M (ed): Paradoxical Procedures in Psychotherapy. New York, Guilford, 1989

de Shazer S: Clues: Investigating Solutions in Brief Therapy: An Experiential Approach to Behavior Change. New York, WW Norton, 1988

Jacobson N (ed): Psychotherapists in Clinical Practice: Cognitive and Behavioral Perspectives. New York, Guilford, 1987

Pollock LR, Williams JMG: Effective problem solving in suicide attempters depends on specific autobiographical recall. Suicide Life Threat Behav 31:386–396, 2001

Raes F, Hermans D, de Decker A, et al: Autobiographical memory specificity and affect-regulation: an experimental approach. Emotion 3:201–206, 2003

第6章

自殺行動を繰り返す患者
評価，心理療法，基礎的なケースマネジメント

　精神科医療従事者，そして医療従事者一般にとって，自殺行動を繰り返す人ほど大きな挑戦となる患者は他にはほとんどない。自殺行動が，死に至ることがまずない過量服薬の反復であるか，あるいは危うく死にかけたほどの自殺未遂であるかどうかが，問題ではないように思われる。この種の患者は医療者の葛藤の原因となるので，医療システムは患者に対処するうえで難しい問題を抱えることになる。治療者はしばしばこういった患者に，性格上の問題とかパーソナリティ障害という診断を下すが，どちらの診断も「問題が多い」というのと同じ意味である。このような患者は治療者の理論的・実際的な前提に対する挑戦となり，医療提供システムの不備を明らかにする。自殺行動を繰り返す患者は一般医療においても精神保健医療システムにおいても問題を引き起こす。救急部の医師も，経験豊富な心理療法家と同じく，このような患者を前にして，欲求不満を感じている。プライマリケア医も，入院病棟の精神科医と同じく，こういった患者に圧倒されていると感じている。換言すると，このようなタイプの自殺の危険の高い患者がもたらすジレンマにはある種の共通点がある。慢性的に自殺の危険が高い患者に対する医療体制の対応はしばしばうまく機能していない。その理由は，単に自殺予防と医療過誤の可能性を減らすことだけに焦点を当てているために，効果的な治

療の実施が制限されているからである。

　自殺行動を繰り返す患者はしばしば境界性パーソナリティ障害という臨床診断が下される。しかし，彼らには認知，感情，行動，社会的機能の面で不足している点が多いのであるから，むしろ，多くの問題を抱えた患者と表現するほうがおそらくより適切だろう。こうった患者は典型的には，抑うつ感，不安，無気力，退屈，孤独，自責，怒りといったさまざまな否定的感情状態という問題を長期にわたって抱えている。慢性的で否定的なこの感情は山積する非適応的対処反応の主な原因となっている。主な非適応的対処反応には，繰り返される自殺行動や，アルコールや薬物の乱用，摂食障害，慢性の自傷行為といった嗜癖行動がある。多くの問題を抱えた患者はまた，社会的・対人的機能において深刻な問題を抱えていて，対人関係を築き，それを維持するのが難しい。しばしば治療過程にも，気楽で親密な大人の対人関係を築き，それを維持することができないという葛藤に満ちた問題を持ちこんでくる。彼らは，安定して職に就くことができず，友人，家族，教会，地域資源といった，コミュニティの社会的サポートを活用できないとしばしば訴えてくる。

　日常生活のレベルでは，多くの問題を抱えた患者は，慢性的で厄介な精神的出来事（例：うつ病，自己非難的思考，トラウマの記憶，執拗な不安感）と決まりきった社会的機能の要求を必要最小限度満たすことの間で，不安定なバランスを保っている。内的あるいは外的な出来事が否定的感情のレベルを高めてしまうと，多くの問題を抱えた患者は解離状態になったり，幻覚や妄想などの精神病症状を呈したりするかもしれない。彼らはしばしば引きこもりがちなライフスタイルに陥るのだが，その結果，あまりにも多くの時間を自分自身に注意を払うことになってしまう。強い自意識の結果として，同時に，患者は厄介な精神状態に耐えたり，コントロールしたりすることに問題が生じる。この自己制御の失敗と，それが引き起こす極端な対処反応は，危険の高い行動に及ぶ患者

の中核的な特徴であり，このために治療者はこの種の患者の治療にしばしば必死の努力が必要となる。

　治療者は多くの問題を抱えた患者をしばしば「治療に通じている」と表現する。これは，患者がきわめて経験豊富な治療者の介入に対しても，それを巧みに予期し，抵抗してくるという意味である。患者の行動，認知，感情の問題があまりにも多く，強すぎることが，治療者の不満の原因となる。治療のどのような段階であっても，患者があまりにも多くの機能領域で失敗すると，行動計画を立てるのが難しくなる。さらに，慢性の自殺念慮，自殺未遂，他のさまざまなタイプの自己破壊行動が現れるために，治療の連続性が絶たれてしまい，治療関係に大きな問題を生じる。外来治療の有効性に関する先行研究の知見が，このような多くの問題を抱えた患者をいかに治療すべきかという点について共通点を見出していないというのは驚くべきことではない。ほとんどの研究で，治療からの脱落率があまりにも高いことが明らかにされている。実行可能な最善の治療とは，せいぜい自殺未遂の頻度と致死性を下げることくらいであると思われ，自殺行動を引き起こす基本的な問題に対する影響はごく限られている。要するに，自殺の危険の高いライフスタイルの患者に対する治療に関して明らかにされていることは非常に限られているのだ。こういった点を念頭に置きながら，反復される自殺行動の治療に対してバランスのとれた，全体的なアプローチにつながる，一連の治療原則について解説していく。

自殺，自殺未遂，パラ自殺

　最終的に自殺してしまう患者と，自殺未遂に及ぶ患者，パラ自殺の患者との間におそらく差があることについて近年，多くの点が明らかにされてきた。**パラ自殺**（parasuicide）という用語は，Norman Kreitman（1977）が最初に用いた。英国の研究者で、臨床家でもある Kreitman は、死ぬ以外の目的で自殺行動に魅せられた患者と、（実際に死に至ったかどうかはさておき）死の意図をもって自殺を図った患者との間には差があるようだという点に注目した。精神医学用語では、前者をパラ自殺患者、後者を自殺未遂患者と呼ぶ。両者の間にどのような差があるのかさまざまな推測がなされた。たとえば、パラ自殺患者は、死ぬ危険が明らかに低い過量服薬をしたり、発見されることが自明の状況で行動を起こしたりするといった方法を用いる特徴があると考えられた。対照的に、自殺未遂者は、過量服薬でも命の危険をもたらしかねない量を用いたり、発見されないように努力するといった具合に、より致死性の高い方法を使うとされてきた。研究によって、パラ自殺患者と自殺未遂患者を識別する特徴を発見できれば、臨床的に画期的な出来事となるだろう。この知見をもとに、臨床家は、致死的な自殺行動に及ぶ可能性の高い患者を同定することができるだろう。

　しかし、残念ながら、パラ自殺と自殺未遂を識別する有効な方法は実証されていない。たとえば、患者の自殺の意図（すなわち、死のうとする意図、発見されることを避けようとする努力、前もって入念に立てられた計画）と自殺企図がもたらした医学的な重症度との関連を支持する証拠はほとんどない。死の意図が確固とした患者は、集中治療室での治療が必要となる患者とまったく同じではないかもしれない。パラ自殺患者と自殺未遂患者を鑑別できるほど臨床的判断は十分に正確ではない。自殺によって問題を解決できるという患者の認識や、苦痛に満ちた感情に耐える能力といった点について多少の例外はあるものの、自殺の危険を伴うさまざまな状態（たとえ、単に自殺について考えるだけの患者と何らかの自殺行動に及ぶ患者の間でさえ）の差について研究はほとんど差を明らかにできなかった。

　自殺未遂を反復する入院患者を含めた研究では、意図の低い患者と、

意図の高い患者に微妙な差があることを著者らは発見した（Strosahl et al. 1992）。意図の低い患者のほうが，意図の高い患者に比べて，絶望感，抑うつ感，生きている意味の低さにより強く影響される傾向があった。意図の高い自殺未遂者のほうが，抑うつ感や絶望感が低く，生き続けようという確信が強かった。この研究で忘れてはならない重要な点は，こういった評価は自殺未遂が起きた後に下されているということである。意図の高い未遂者は，自らの起こした行動の結果として二次的に不安が緩和されることを経験し，その結果として，抑うつ感や絶望感が弱まり，これからも生きていくことができるという感覚を強く持ったのかもしれない。換言すると，自殺未遂が何らかの効果をもたらしたのである。対照的に，意図の低い未遂者は，同じ程度には不安の緩和や問題解決を経験しなかったのかもしれない。その理由は，おそらく，未遂が周囲の人々から深刻にとらえられず，否定的な反応を引き起こしてしまい，問題が解決しないどころか，かえって悪化したためかもしれない。最後に，自殺の意図そのものが，死ぬ意図に関して患者が自己報告したものを評価したのだから，既遂自殺の確率とはほとんど関係がないように思われる。換言すると，このような差もまた，誰が実際に死んでしまう危険が高いのかを明らかにはできない。

　問題解決の枠組みの中でとらえると，自殺行動は苦悩に対処する方法のひとつである。多くの患者が危険を冒しているうちに，命を落としてしまっている。彼らの死に対する意識的な意図は実際には両価的であったり，低かったりしたのだろう。逆に，意図の高い患者は，自殺するためにはすべてのことが計画通り進む必要があるのだが，あまりにも多くのことが予定通り進まないことに気づくかもしれない。心臓めがけて発射した弾丸がそれてしまう，首をくくろうとしたのに縄が切れてしまう，通りがかりの人が発見してしまうといった具合に，多くの人々があやうく死にそうだったところを，救命されている。このような要因は次の結

論へとつながる。いかなるタイプの自殺行動も場合によっては命を落とす可能性がある。したがって，致死性に基づいて患者を分類しようとするのは，不正確であるばかりでなく，重大な介入の過ちを引き起こす可能性がある。

とはいえ，パラ自殺の概念は英国では過量服薬（自殺未遂の約70％）への対処に大きな影響を及ぼし，好結果をもたらす介入法の開発へとつながった。英国では，パラ自殺は（自殺未遂とは）明らかに別種の治療が必要な症候群と考えられている。パラ自殺をこのようにとらえた結果，過量服薬治療センターといった，革新的で効果的な他の治療戦略が生まれた。このセンターでは，患者は単に身体医学的に評価され，状態を安定させ，すみやかに退院させ，他の医療機関に紹介される。精神科入院治療は，多くの治療形態のひとつにすぎない。こういったアプローチによって，自殺行動を強化するのを避けることができ，患者を現実の人生における問題解決が迫られる一般の環境に戻すことができる。興味深いことに，英国の医療システムは，反復する過量服薬に対する，このあまり集中的でない方法をうまく活用している。これは，同様の状態に向けて米国で危機管理に対して抱かれている先入観のいくつかを真っ向から打ち破るものである。

反復する自殺行動に関する機能モデル

機能面からとらえると，多くの問題を抱えた患者は次のような行動パターンを呈する。

- 広汎性：非適応的な反応が広範囲の状況で生じる。
- 持続性：その反応は長期間持続する。
- 抵抗性：その反応は否定的な結果をもたらすにもかかわらず変化し

ない。
- 自己否定性：その反応は患者にとっての最大の利益を妨げる。

　自殺行動を繰り返す患者に対する治療効果をあげるには，治療者は患者の診断分類（構造的概念）をあまり強調するのではなく，むしろ，非能率的な行動パターンを維持する役割を果たしている機能に焦点を当てていくことが重要である。このためには，次の4つの概念を詳しく検討することが有用であるだろう。

非適応行動の広汎性

　患者はある特定の限られた状況においてだけで機能に問題があるために，人生で問題を抱えているというのではない。彼らの行動は非常に広い範囲で効果をあげていないととらえるべきである。広汎性の非機能的反応は，一般化された規則支配的反応（rule-governed responses）の結果として起きる。規則支配的行動は関係性の枠組み理論の中核概念，すなわち，人間の言語や思考の機能的特徴に関する行動分析的概念である。規則支配的行動は，基本的な言語機能によって生じ，恣意的に導き出された関係の結果である。要するに，これは，患者が獲得した「規則」によって生じる行動である。人間を適応させるという言語や思考のまさにその特性のために，規則支配的反応は速やかに一般化されるという点こそが問題である。したがって，規則支配的反応はある状況ではきわめてうまく機能するかもしれないが，最初の状況とはほんの少ししか類似点のない他の状況では効果をあげないこともあるだろう。しかし，たとえそうであったとしても，規則支配的反応は一般化され，他の状況にも対してもそれを頑なに当てはめようとする。機能的な観点からは，患者は，わずかに共通してはいるものの，多くの点で異なるさまざまな

状況における差について適切に認識できていない。この差を認識できないために，患者の適応力は限定されたものになってしまう。たとえば，それがどのような怒りであり，誰に対して，どの程度激しく怒っているかは状況によって異なるのだが，怒りを伴う対人的な葛藤は患者に同じ反応を引き起こす。要するに，患者はそれぞれの状況の特徴に応じて柔軟に反応するのではなく，どのような状況に対しても同じ規則を当てはめて対応している。ある患者が治療中に次のように述べた。「私は怒りを行動に出しているのではない」。この種の狭められた反応はおそらく人間だけに認められるものであり，人間の言語や思考の暗い面を反映しているのだろう。

　広汎性の行動を引き起こしている潜在的な原因として，人生の重要な領域（例：対人関係における問題解決，苦悩への耐性，対人関係の効率化）において十分なスキルを獲得していないことが挙げられる。患者はごく限られた対処反応しかないのに，それを非常に広範囲な人生の状況に強引に当てはめようとしてしまう。文字通りには，患者にはたったひとつの反応しかないので，まったく異なるさまざまな状況に対しても常に同じ行動反応を呈してしまう。自殺行動を繰り返す患者では，この問題は小児期や思春期にすでに生じていたかもしれない。このような患者には，身体的，性的虐待といった小児期のトラウマが高率に認められることを研究の知見が明らかにしている。さらに，患者は，親の精神疾患，薬物乱用，アルコール依存症，家庭内暴力といった問題の多い非機能的状況で生育したという傾向が高い。トラウマは記憶の記銘や再生の欠陥と密接に関連していることを示唆する研究もある。記憶の再生の障害は，感情面での回避の基本的なタイプを代表しているように思われる。特定の過去の出来事を思い出せないことにより，患者はその出来事に関連する感情的な内容を回避しているのである。問題であるのは，過去についてある程度特定して思い出すことができない人は，新たな反応をすばや

く学ぶことができないという点である。

　行動の第二の機能は，非機能的環境モデルが小児や思春期の子どもにとって対処スキルや問題解決スキルを獲得するのに不適切であるという点である。そして，こういった問題の多い反応が子どもに統合されていく。要するに，非能率的で非機能的な親が，非能率的で非機能的な子どもにしてしまう傾向がある。自殺の危険の高い患者の治療では，患者の問題の多い行動を生み出していると思われる特定のスキルの不足を同定し，それを修正していくことが重要である。たとえば，多くの問題を抱えた患者は，生理的なコントロールのスキル（興奮を鎮める方法），個人的な問題解決スキル，目標を設定し自力で変化を生じさせるスキル，社会的スキル，適切な自己主張のスキルなどに欠けていることを多くの研究が明らかにしてきた。

非適応行動の持続性

　問題の多い行動パターンに固有の特性とは，常に周囲から否定的な強化を受け，変化を迫る圧力にあいながらも，否定的な強化が長年にわたって続いているという点である。このような多くの問題を抱えた行動が頑固に続くことを説明する２つの主要なメカニズムがある。第一のメカニズムとは，その行動が内的，外的な強化を生むという意味で，「機能」しているというものである。自殺行動を繰り返す患者は，自殺行動や自己破壊行動によって感情の興奮を鎮めたり，周囲に起きている問題を解決しようとしたりしている。この概念については後に詳しく解説する（「自殺行動を繰り返す患者に関する３つの治療過程の問題」を参照）が，強化という視点からは，自殺行動や自己破壊行動が強力で，ただちに効果をもたらす強化因となっていて，長期的な結果に基づいて行動を変化させるという患者の能力を圧倒していると考えるだけの妥当な理由があ

る。

　第二のメカニズムには，単にさまざまな状況で起きるというだけではなく，長年にわたる規則支配的反応の一般化と関連している。私たちが400年前に書かれたシェークスピアの戯曲を読み，主人公の思考や感情を思い浮かべるのとまったく同じように，患者は一連の規則支配的行動を一生にわたって維持し続けている。規則支配的行動はただちに一般化され，多くの評価基準系にあまりにも強く組みこまれていくために，それを除去するのはほとんど不可能になってしまう。ある時点では，非機能的反応はほとんど自動的なものとなり，自己の意識には上らなくなる。このような特徴があるので，自殺の危険の高い患者に対して，自己観察，マインドフルネス，単純な意識戦略を用いることが重要である。ただし，観察者としての立場から観察できないならば，規則支配的思考を発見するのは非常に難しい。

　規則支配的行動のもうひとつの重要な特徴は，それが言語に基づく他の過程に強い影響を受ける点である。臨床的に重要な過程として**増強**（augmentation）がある。現在のなんらかの規則を頑なに守らせるために，将来は肯定的な報酬が与えられると期待される場合に，増強が生じる。著者のひとりであるStrosahlは自殺の危険を伴う反応を強化するためにこの増強の技法を用いた患者を治療したことがある。「母は私にひどいことをした。その苦しみを母に味わわせたい」とその患者は述べた。母親が苦しむという将来を思い描くことによって，患者の規則支配的反応（感情の回避とその結果としての自殺行動）がさらに優勢になっていった。自殺未遂に及ぶたびに，患者は，どのようにして苦悩に対処すべきかという内的に生じた規則に従うだけでなく，母親が自らの罪のために苦しむという想いが増強していくことを経験していた。関係の枠組みに関する理論についての研究によると，増強は，明らかに否定的な結果を生み出す行動に駆り立てることを示している。

変化への抵抗

　抵抗とは，否定的な結果にもかかわらず，そして，自身あるいは他者から新たな行動パターンを身につける圧力を受けているにもかかわらず，非機能的な行動パターンが変化しないことを意味する。多くの問題を抱えた患者のこの特徴は，治療者にとって大きな挑戦となる。患者の人生は今まさに崩れそうになっていて，患者は苦痛に満ちた感情に圧倒されている。それにもかかわらず，患者はなぜ問題の多い行動を変えられないのか，あるいは変えようとしないのだろうか？

　規則支配的行動のもっとも有害な影響とは，変化しつつある不測の事態に臨機応変に対応できないことである。換言すると，いったん規則支配的行動が形成されてしまうと，それが生み出す行動の結果を圧倒してしまう。多くの問題を抱えた患者に欠けているように思われるものとは，ある種の心理的柔軟性である。彼らは古い反応の結果に固執して，新たな反応を学ぼうとしないように見える。換言すると，不測の事態から生じるはずの行動を取ろうとしない。不測の事態によって形成された行動は，それが起きた特定の状況で機能する反応である。−20°F（−29℃）の時に誰かがTシャツ姿で外に出て行ったら，寒さに震えて，すぐに新たな行動に切り替えるだろう。それは「分厚いコートを着る」ことである。しかし，100°F（38℃）の時に分厚いコートを着て外出したら，今度は「薄いシャツを着て，外出する」という新たな行動に切り替えるだろう。気温に応じて服を替えるのではなく，多くの問題を抱えた患者は，「母が私にTシャツを着るようにと言った。だから私はそうしている。気温がこんな具合に変わることは道理に合わない。他の人たちもそれに応じて服を替える必要はない。これは私がいかに犠牲になっているかの象徴なのだ」などと言うかもしれない。

　柔軟で効果的な反応をするには，それぞれの特定の状況がもたらす不

測の事態に対応し，自身の行動を状況に応じて適応させていくことが求められる。しかし，多くの問題を抱えた患者は，単純で融通のきかない規則によって過度に支配された認知の世界の中で暮らしている。その世界では，規則を守ることこそがすべてを意味している。要するに，ある規則がXという行動を取るべきだとしていると，Xという行動を取ることがもっとも重要になる。Xという行動がこの特定の状況の中で機能するかどうかを見定めることはとくに重要ではないのだ。

　どのようなタイプの規則支配的反応が，このように直接的な経験を圧倒するのだろうか？　以下に挙げるのは臨床の場でよく耳にする例である。

- 「私は自分が感じていることをコントロールする必要があるだけだ」
- 「苦痛に満ちた感情はよくない。それを取り除く必要がある」
- 「健康な生活の目標は，苦痛に満ちた感情がほとんどないことだ」
- 「たとえばXといった感情が自分にあることが許せない。というのは，健康な人はそんな感情を抱かないからだ」

　このような例は，規則支配的反応の重要な特徴を示している。高度に一般化された規則は，我々が生きている文化によって強く決定されている。ほとんどの人がこういった規則と出会い，それに従うか，従わないかはともかく，ある程度は，それを規則として受け止める。しかし，多くの問題を抱えた患者はそれを単なる規則としてではなく，人生でそれに完全に従うべき絶対的命令と受け止めてしまう。これは理屈ではなく，直接的な経験を圧倒してしまう規則なのだ。結果としての行動が機能したかどうかを観察することよりも，規則に従うことこそが重要であるので，ある状況で失敗したことに対する説明として，「規則に従った結果どうなろうとも私はかまわない。私はもっと多くのこと（自信，他者か

らのサポート，知能，意志の力）が必要かもしれないし，もっと少ないこと（抑うつ感，不安感，自己卑下，怒り）が必要かもしれないが，そうなれば規則がうまく機能するだろう」などと言うかもしれない。自殺行動を繰り返す患者の治療には，常に規則について指摘し，規則は単に規則であるという点を患者がとらえるように働きかける必要がある。規則の支配から患者を解放するには，こういった規則のために柔軟性に欠け，自己を貶めるような構造が生じていることについて患者自身が観察できるようになる必要がある。

自己否定的な行動

　「自己否定的」という言葉にはどのような意味があるのだろうか？　単純に言うと，自己否定的行動とは，ある状況で機能しない反応ということである。このような反応は他の状況では機能するかもしれないが，現時点の状況には適応的ではない。それでは，「機能する」とはどういう意味だろうか？　それは，ある人の生命力，目的，意味を促進するような方法で状況に働きかける反応を生み出すことを意味している。慢性的で非機能的な患者を治療しているときに常に抱く印象とは，彼らが比喩的にも，そして，現実的にも，彼らが自分の人生からまさに搾り取られているという感じである。彼らは，持続的に自殺の危険が高いばかりでなく，心理的にすでに死んでいるようにさえ見える。「もしもあなたがいつも自殺念慮や自殺行動に悩まされていなかったとすると，人生で何をするでしょうか？」と治療者が質問したとすると，患者の答えはおそらく「わかりません」というものであるだろう。彼らは過度に非効率的な規則に従うことで，すでに目的を達してしまっている。人生とは，規則に従うことであって，生きていることを楽しむということではないのだ。個人的な価値観や目標という立場から人生の挑戦を受けて立つと

いうよりは，患者は単に規則に従っているだけである。長年にわたって自殺の危険が高かった患者にとって，自分の行動を駆り立てる価値観などないという感覚を抱いていることはけっして稀ではない。行動は常に何かによって駆り立てられているので，患者のこのような考え方はけっして事実ではないのだが，これは規則支配的行動のもたらす人生の質を貶める点についてありありと示している。

　患者がとらわれている罠とは，そもそも規則の中に特定されている事柄は，直接的な操作，支配，除去などで変えることができないので，規則に従うことさえ可能ではないという点である。慢性うつ病の症状という問題を抱えている人にとって，その目標は意志の力で症状を抑えることではない。その人の目標は，自分には症状があるという現実を受け入れ，その症状を抱えながらも人生を送っていくということである。逆説的だが，否定的な個人の体験を抑えたり，避けたりすると，それは実際にはさらに圧倒するような形で迫ってくる。規則支配的反応がますます強まっていくのは，それが機能しているからではなくて，機能していないからであるのだ。そして，規則支配的反応がさらに頻繁に要求されるようになる。規則支配的反応では不測の事態に応じられないので，患者は失敗の説明を求めざるを得ないのだが，その規則が実際にうまくいくのかといった点をけっして検証しようとはしない。他者が患者の抑うつ感，不安感，フラッシュバックなどを引き起こしていると，多くの問題を抱えた患者が訴えるのを耳にするのは稀ではない。したがって，患者は，①十分に努力していない，②変化をもたらすために必要な意志の力や性格が欠けている，③未熟で不活発であるとされてしまう。この過程の最終局面では，自殺の危険の高いライフスタイル，感情をコントロールしようとする努力の自己増殖，回避，抑圧が，まるで津波のように，患者の人生の全面を圧倒してしまう。患者は巨大な波にのみこまれてしまい，どこにも逃げ場がない。自殺行動を繰り返す患者の治療には，自

分の規則の中でまるで生き埋めになっているような人を探し出し,「自意識を取り戻す」ことが重要である。

自殺行動を繰り返す患者はどのように世界をとらえているのか

　治療者は，慢性的に自殺行動を繰り返す，多くの問題を抱えた患者に共感的な関わりを持つのが難しいことを，臨床経験が示唆している。治療者は自殺の危険の高い患者に対して，他のタイプの患者と同じように，同情，共感，理解をこめて向き合うことが難しい。おそらくこの原因としては，自殺行動，訴訟を起こされる不安，治療の効果が現れないかもしれないという恐れなどがあるだろう。原因が何であれ，この種の患者が人生をどのようにとらえているのかという点について治療者が把握していなければ，効果的な治療を実施することは難しい。もしもこのような状況が作り出せないとなると，治療で用いられる状況というのは治療者の世界観を反映することになる。治療者が自分自身の世界観を診察室に持ちこむことは重要であるが，だからといってそれを患者に押しつけることがあってはならない。すなわち，治療者の世界観が，患者が世界はどのようにして機能しているととらえているかという点を圧倒することがあってはならない。この種の患者に効果的に働きかけていく治療者は，患者の視点で世界を見ることができ，非適応的な行動の広汎なパターンを説明するときに患者が用いる個人的な論理をとらえることができる。

　自殺行動を繰り返す患者にはしばしば，自殺行動に関連して多くの心理的欠陥がある。この欠陥は，ただ一度の自殺の危機を経験しただけの人が抱えている欠陥と質的には大きく変わるものではないかもしれない。自殺行動を繰り返す患者の治療を難しくしているのは，これらの数多くの欠陥が，患者が世界や自分自身をどうとらえているのかということと

否定的な相互作用をして,自殺の危険の高いライフスタイルを作り上げているためである。多くの問題を抱え,自殺行動を繰り返す患者には,悪影響を及ぼす出来事,性的・身体的虐待,ネグレクト,親の嗜癖やアルコール依存症,親から見捨てられること,これらの問題の複合といったことに特徴づけられる,非機能的な家族的背景がある。このような患者の親の多くはトラウマ体験に満ちた環境で育ったため,現実世界で生き延びて,繁栄するために必要なスキルを学ぶ機会がほとんど与えられてこなかった。表6-1は,多くの問題を抱えた患者が人生の要求に応じていく基礎となる世界観や自己像についての一般的な確信をまとめたものである。

　表6-1が示しているように,多くの問題を抱えた患者の日常的な現実には魅力的なことがほとんどない。彼らの人生は,苦痛に満ちた感情,生きていくうえで要求されることに応えるための必死の努力,対人的な葛藤,孤立などに満ちている。常に不快感を生み出す世界の中で生き延びていくためのルールは単純である。もしも何かが,ある状況のもたらす苦痛を和らげるならば,それがもたらす長期的な結果などを考えずに,それを繰り返し使うということである。長期的な結果など,将来のある人だけが考慮すべきことである。この単純なルールに必死にしがみついているため,この種の患者にとって,自殺行動ほど,すばやくそして効果的な他の問題解決行動などほとんどない。自殺行動は,高まってきた欲求不満や不安感を和らげ,周囲の人々の関心やサポートを引き出し,苦痛に満ちた絶望的な人生の状況から逃れるのを助けてくれる。しかし,次の点について誤解してはならない。(たとえその確率は低いと考えられていたとしても)実際に起こる可能性のある死の危険を冒し,長期的な結果を進んで無視しようとするならば,自殺行動はきわめて効果的な問題解決行動である。治療者がこういった世界観をよりよく理解すると,患者の必死の闘いに働きかけていくことへの不安は減るだろう。

表6-1　多くの問題を抱えた患者の世界観と自己像

Ⅰ．世界に対する確信
　A．大切なことほど，起こりそうにない。
　B．良いことを期待すると，悪いことが起きる。
　C．否定的な思考や感情は破壊的である。
　D．人生にはかならず苦悩が伴う。
　E．変化をもたらす唯一の方法は，ただ今までとは異なるようになることを自ら決断することである。
　F．失敗をすると，それについて罰を受ける。
　G．苦悩に関する目標とは，それを取り除くことである。
　H．人生は基本的には予想がつかず，不公平なものである。
　Ⅰ．他人が自分を出し抜く前に，自分が他人を出し抜くべきだ。

Ⅱ．自己に対する確信
　A．私は基本的に欠陥が多い。
　B．私には幸せになるだけの価値がない。
　C．もしも私が今うまくいかなければ，将来もまったくうまくできないだろう。
　D．私はなぜ今このような状態にあって，あるいは，変わることができないのか理解しなければならない。
　E．私は結局，自殺してしまうことになるだろう。
　F．私には居場所がない。
　G．過去はこれからも永遠に私に悪影響を及ぼす。
　H．感情のままに行動すると，私は気が狂ってしまうだろう。
　Ⅰ．自殺はもっとも易しい逃走の手段である。

基本的な治療アプローチ

　繰り返される自殺行動について，機能および行動の視点から分析してきた。治療者は同一の非機能的行動を繰り返す患者に働きかけていく。患者が自殺行動を繰り返すのは，規則支配的思考と特定のスキルの不足が優勢になっているからである。このような行動は，次のような治療アプローチを計画しなければならないことを示唆している。①患者が危険な感情的回避行動に及ばないように働きかける。②患者が従っている規則のもたらす代償について認識させる。③不測の事態に対応する反応を

作り出す。④個人の価値観に基づいた行動パターンを生み出す。表6-2は，臨床的な目標とともにこの治療的アプローチの各段階を示した。次に，治療者が取り上げなければならない重要な主題を挙げていく。

第1段階　人間味あふれる治療的枠組みを築く

　自殺行動を繰り返す患者の治療を開始するにあたって，いくつかの優先事項がある。もっとも重要な優先事項のひとつは，何らかの利益が生じるのに十分なほどの期間，治療に留まるように，患者の動機を高めることである。このような患者が治療から脱落する率はきわめて高く，患者がセッションにやってこなければ治療の効果は当然あがらない。治療者の側の要因についても，患者の側の要因についても十分配慮しなければならない。治療者側に関して言えば，治療者は患者の絶望感を繰り返し承認し，患者の行動をとらえるのに病的な説明を用いることを控えなければならない。治療者は，自殺行動の持つ問題解決の側面を強調すべきである。すなわち，人間の苦悩という問題に立ち向かうのに正当な方法であるという点を強調する。この段階で自殺行動が生じたならば（そして，生じることが多いのだが），その行動を，否定的な出来事をいったん棚上げにすることと，それを除去することの間の選択であるととらえなおす。自己モニター日記を治療初期から使い始め，患者に自己観察スキルを教える。治療者は常に，自殺行動を覆っている影の部分に入っていくことを避けなければならない。たとえば，自殺行動に道徳的な態度を押しつけたり，患者を教え諭したり，過度に禁止を命令するようなアプローチは避けるべきである。この段階では，協力的な治療関係を築くことを目指し，自殺行動の妥当な治療的モデルを作り出し，患者が実際の問題の性質をとらえられるように働きかけていく。

　患者の側では，慢性的な自殺行動の代償について患者が考えるように

表6-2 繰り返し自殺行動に及ぶ患者の外来治療モデル

第1段階：人間味あふれる治療的枠組みを築く
- 自殺行動の機能をとらえなおす。
- 自殺行動に及ぶ強化因を中和させる。
- 自殺行動に判断を下すのではなく，それを観察する。
- 非難するのではなく，むしろ「反応可能性」を強調する。
- 自殺の危機を次の2種の選択肢を探る機会とする：受容（進んで受け入れる）と制御（闘い）
- 有意義な人生の目標にとって感情的な回避の代償について患者に考えさせる。
- 危機管理やケースマネジメントの枠組みを作る。

第2段階：自殺行動の根拠や実効性を取り上げる
- 患者自身の「ストーリー」を語らせる。
- そのストーリーへの確信を揺るがす。
- 実効性を指標とするようにする。
- 妥当ではあるかもしれないが，感情をコントロールしようとする不毛な規則から患者を解放するように助力する。
- 現実にうまくいくことを探す前に，うまくいかないことをやめるように患者に働きかける。

第3段階：感情の支配を，受容と自発性で置き換える
- 自発性，苦悩，実効性の関係を検討する。
- 自殺行動を，決断としてではなく，選択としてとらえなおす。
- 自発性を実行するいくつもの小さな方法を探す。
- 実験的な練習やマインドフルネスを使って，うまくいかない規則から患者が距離を置くように教える。

第4段階：行動を拡張するパターンを発展させる
- 人生の基本的要素の中で意義ある目標を明らかにするように患者を助力する（価値観の明確化）。
- 価値観に基づいた目標を発展させるように患者を助ける。
- わずかであっても患者が関与した行動や，積み重なった肯定的な点を強調する。
- 心理的障害を乗り越える活動を維持するために受容戦略を用いる。
- 犠牲になったという感覚，責任感，非難などを，赦しと関連づける。
- 患者が積極的に関与した行動を，結果としてではなく，過程として強調する。

治療者は働きかけていく。そのために，次のような内容の質問をする。「自殺の危険という問題が，人生であなたの他の目標に何らかの影響を及ぼしてきましたか？」「人生であなたが実現したいと夢見てきたことで，今となってはおよそ手が届かないと感じることがありますか？」

「あなたの個人的な価値観では，自殺行動はどのような位置にありますか？」「それは人間としてあなたがこうありたいということと一致していますか？」。このように質問することによって，患者の個人的な価値観と自殺の危険の高いライフスタイルとの間の関係について，患者が考えるように働きかけていく。患者は，たとえ規則支配的行動（自殺行動や感情的回避行動）が続いていたとしても，結局は，自殺行動が機能していないと判断せざるを得ない。このアプローチは，不測の事態に対処する反応を生み出すことに役立つ。治療の初期段階では，自殺行動がもたらす代償について取り上げることも，動機を高める戦略である。

第1段階の最後の目標は，危機やケースマネジメントの健全な枠組みを築くことである。危機やケースマネジメントの健全な枠組みでは，自殺行動の内的・外的強化因を可能な限り中和させることを計画している。この枠組みには，患者と治療者が繰り返し生じる自殺の危機をどのように取り上げていくかという点についての一連の合意も含まれる。この概念については後に解説する（「真実が明らかになる瞬間：治療の最初の危機」を参照）。さらに，第7章（「自殺の危険を伴う緊急事態への対処」）では，行動科学に基づいた危機管理とケースマネジメントの枠組みを築くために活用できる情報を取り上げる。

第2段階　自殺行動の根拠や実効性を取り上げる

この治療アプローチの重要な概念は，患者自身の「ストーリー」についての信念を揺るがすことである。このストーリーとは，自殺行動に及ぶことについて患者が述べる理由と，この行動を効果的な方法であると患者がみなす根拠である。患者のストーリーには規則支配的反応の存在を示す重要な鍵がしばしば含まれている。患者は，小児期の虐待，対人関係の破綻，愛情に乏しい親，人生の目標を達成することの失敗といっ

た悲惨な経験を語るかもしれない。患者のストーリーのどこかで，どのようにして苦悩を抱くようになったのか，なぜ自殺行動が必要で正当な反応であるのかという点についての患者の思いこみに，治療者は気づくだろう。自殺行動の理由として，患者がある種の否定的な個人的出来事（例：耐え難いフラッシュバック，怒り，その他の感情）に耐えられない，あるいは耐えようとしないという点が普通は挙げられる。ほとんどのストーリーには共通の構造が認められる。というのも，そのようなストーリーは言語や文化から生じるからである。換言すると，患者は慢性的な自殺行動の存在を説明し，それを正当化するために，そのストーリーを用いている。論理性という視点から，ストーリーに直面化してはならない。ストーリーのさまざまな側面がどのようにして組み合わさって，自殺行動を合理化しているのかという点について理解するように努力する。規則支配的反応はこのようにして機能している。患者の人生はすっかり混乱しているかもしれないが，それでもストーリーは混乱を説明する十分な理由を提供してくれる。

　患者が語るストーリーという状況で，効果的に患者に働きかける方法として，**実効性**の概念を用いることである。実効性とは，行動が患者の活力，目的，意義といった感情を高めることを意味している。この概念は，患者とともに議論するものではない。ただし，ここで問題になっているのは，治療者の人生ではなく，実効性のある人生について患者は治療者とはまったく異なる考えを持っているかもしれないという点である。ほとんどの場合，実効性に関する質問は次のようなものになるだろう。「それでは，私はあなたの話をこのように理解しました。あなたはXという問題を抱え，Yという感情を抱き，Xという問題とYという感情に対する反応として，Zという行動に出ました。人生の目標と意義を持った誇り高い人間という感覚を高めるという意味で，Zという行動はどのような働きをするでしょうか？」。そして，治療者は患者の答えを待つ。

治療者はこの質問をあらゆる臨床の時点で繰り返す。これは否定的な治療的相互関係から解放されるためのきわめて効果的な方法である。「諦めきった人に対処する」練習で，この種の出来事に対する反応を練習することができる。

　最終的には，治療者は，患者を混乱に陥れている問題に気づき始める。受容と関与を重視する治療において観察された主な点は，「感情をあまりにもコントロールしようとして，人生に対するコントロールを失ってしまう」ということである。自殺行動を繰り返す患者はまさにこのテーマを実体化させている。彼らは自らの感情をコントロールすることを主張するあまりに，人生をコントロールできないでいるのだ。そして，このような患者は，自らがコントロールできないことを避けようとする。治療のこの時点で，この挑戦を検討課題にのせることが重要である。治療者は，まさにこの視点から，自殺行動の例に働きかけていくことができる。もう一度指摘しておくが，これは患者と議論するといった内容のものではない。治療者が正しくて，患者が誤っていることを示すゲームのようなものにしてはならない。患者が出来事に反応するのに用いている方法の中に，長期にわたって持続している類似点や状況があるように思われる点を，中立的な方法で淡々と指摘していく。

第3段階　感情の支配を，受容と自発性で置き換える

　感情を支配しようとしても実効性がないと患者が気づくようになったら，他の選択肢を検討するための絶好の時期である。他の選択肢とは，自分の思考，感情，感覚，記憶を受容し，価値や意義のある人生を送るために必要なことを実行することである。この段階では，2つの重要な概念がある。第一の概念は，ある出来事に対して進んで否定的な態度を取るということは，それぞれの人生の状況に特異的な選択と行動である

というものである。ある出来事を嫌々ながら経験することと，苦痛に満ちた感情の間には，密接な関連がある。不快な感情，必死で避けたいとしている感情を経験することは，ひどく心を傷つける経験である。不快な感情を直接経験することは，苦痛に満ちている。苦痛は人間の存在に伴う自然の要素であり，それ自体が有害というわけではない。人間は，自分が感じることを感じ，自分が考えることを考え，自分が覚えることを覚えるようにできている。破壊的な要素とは，直接的な経験が危険で，有害で，存在を貶めるものだと示唆するような規則に従う結果として発展してきた回避的行動なのだ。治療者は患者がこの逆説を理解し始めるように助力できる。そのためには，自発性の程度，苦悩の程度，人生における実効性との間の関係をそれぞれの状況で検討していく。壁にかけられたトロフィーとは異なり，自発性はいったん獲得されたら，永遠に続くものではないという点についても，認識しておく。自発性や受容は時とともに変化し得る。進んで何かを受け入れようとするときもあれば，そのようにできないときもある。治療者は患者がこの考えを柔軟性に欠ける規則遵守スタイルに組みこんでほしくはない。「私の問題は，子どものころに虐待されたことです。だから私には十分な自発性がないのです。でも，先生が言っているのは，もしも私がもう少し進んで苦痛を受け入れるならば，苦痛は和らぐだろうというのですね」と患者は述べるかもしれない。すると，治療者の答えは「はい，自発性とは，何があろうとも，あなたがそこに姿を見せることですし，必死の努力や防衛を試みなくても，何が起ころうともそれを受け入れることです」というものである。

　この段階における第二の主題とは，新たな局面がどのようなものであり，どのように感じるのかを患者が学ぶことを治療者は手助けしなければならない。こうあらねばならないというのではなく，あるがままの人生の内容を見定める地点があることを治療者は患者に教えたいと思う。

受容と関与を重視する治療では，この過程を緊張緩和と呼ぶ。緊張緩和戦略は，患者が人生の内容から距離を置くことに役立つ。この点に関して用いられる数多くの戦略については推薦図書を参考にされたい。距離を置くことのもうひとつの重要な側面として，不測の事態に対処する準備をさせることである。患者は「もしも私がその状況から逃れようとしなかったら，私はそれにどのように反応するでしょうか？」と尋ねるかもしれない。答えは状況によりさまざまだが，一般的には「あなたの人間性の感覚を高めるようなことをしなさい」というものだろう。患者はこの段階では，個人の問題解決スキル，適切な自己主張スキル，社会的スキル，葛藤解決スキルといった特定のスキルを学ぶための助力が必要だろう。このようなスキルが，回避や自己否定のためにではなく，自発性や解決に役立つことを患者が理解したら，いくつかの基本的なスキル訓練の介入を始める。

第4段階　行動を拡張するパターンを発展させる

　治療が進んでいくと，治療者は次のような基本的な疑問を持つだろう。「もしも人生がうまくいかなくて，いつも自殺の危険が高まっているとするならば，一体どんなことが起きるのだろうか？」。治療者にとって，患者がこの疑問に答えを見つけるように助力することが目標となる。この件を取り上げるために著者らがよく用いている方法のひとつとして，「あなたは人生が何のためにあると思いますか？　そのことは，自殺行動や自傷行為と一致していますか？」と患者に質問する。治療者は患者の目を覚まさせて，患者にとって最善の点を引き出そうとする。人生の何かのために立ち上がるということがきわめて重要であるのは，それが行動を駆り立て，人生に立ち向かっていく一部になっている苦痛や苦悩を正当化するからである。単に受容という目的のためだけに，治療者は

苦痛に満ちた出来事を患者が受け入れるように教えているわけではない。もしもそうだとすると，加虐的でさえある。むしろ，受容が重要であるのは，患者が行動に関与するのに障害となっているものをひとまず棚上げすることを許すという点である。価値ある方法で行動を起こさないということの理由として怒りを持ち出すのではなく，患者は怒りをひとまず棚上げしておき，人間としての自分の価値観に沿った方法で振る舞うことができる。価値観は自由な人間の行為として現れる。患者はどのように反応するかを選択しなければならない。というのも，価値は常に一定ではなく，人間の存在の仮定的な部分であるからだ。患者が価値を付与し，自ら関与した行動は，患者を規則支配的行動の序列から解放する。この種の行動により，患者は規則に支配された行動よりも，むしろ，不測の事態に反応した行動を取る傾向が強くなっていく。

治療では，治療者は規模を限定し，関与した行動から始めることができる。自らが関与した行動には，その行動の大きさや重要性ではなく，自由な行動であるという点で測られる高い質が伴う。したがって，最初は小規模なことから始めて，成功を味わうことができる状況を作ることが肝心である。患者は徐々に，あらゆる状況においても，価値ある行動を自発的に始めるようになるだろう。

この段階で注意しておく必要があるのは，隠れた形で患者のストーリーが再び現れることである。もしもそのストーリーが，人間の崩壊をもたらす虐待，ネグレクト，愛情の欠乏などであったにもかかわらず，患者が意義ある人生を送るようになったとしたら，その重要性とは一体何なのだろう？　申し立てられている犯人は間違っていないし，責めを負う必要はないという意味になるかもしれない。意義ある人生を送る可能性について直面したために，深刻な自殺の危機に再び陥った患者を著者らは何人も診てきた。患者は自らのストーリーに固執するものである。古傷が疼くことが時々あると述べたフロイトは正しかった。一般に，患

者が心理的な柔軟性をこれまでよりも示し始めると，過去の苦痛や心的外傷，非難，責任が，自ら関与した行動を選択するうえで，どのように影響を及ぼしているのか話し合うのは重要である。典型的な質問としては，「あなたの状態がよくなって，すばらしい人生を送るようになったら，誰の責任が免除されるでしょうか？」というものである。この文脈で，犯人に対する行為としてではなく，自己に対する行為として，許しについて話し合うことは有用である。**許し**（forgiveness）とはラテン語では文字通り，かつての栄光を自らに与えるという意味である。この課題は，悪い行為を行った人を忘れたり，そのようなことをした人を好きになれということではなく，それを超えて前進することを自らに許可するということである。

自殺行動を繰り返す患者に関する3つの治療過程の問題

　患者や状況にもよるのだが，臨床家が個人的な権威を振りかざすことによって，患者がより適応力の高い方法で機能するように働きかけることができる場合がある。治療者は専門家として，何をなすべきかを述べ，患者はこの助言に従う。治療者は専門家の役割（すなわち癒しをもたらす者としての役割）を果たし，治療者の助言は適切であり，その動機は患者の役に立つことである。治療者の助力を求めてきた人も，治療者の言うことを実行する。しかし，権威のある人に対してこのように反応しない患者もいる。こういった患者は，患者と治療者の相互関係において誰が主導権を握るべきかといった問題を持ち出してくる。このような患者は，パーソナリティ障害と診断されるかもしれない。患者が治療者の治療を受け入れなかったからといって，非協力的とされてしまうこともある。この段階で治療が行き詰まると，治療者は敗北したように感じ，無力感を覚え，怒りさえ感じるかもしれない。このような否定的な反応

が時には患者に投げかけられて、**境界性パーソナリティ傾向、自分の利益のために他者を操作する、誠実でない、反抗的、挑発的**といった、侮辱的なラベルを患者に貼ってしまうことがある。

　自殺行動を繰り返す患者を治療していく際の力動を考えると、治療者と患者の立場が両極端に分極化してしまいかねない多くの原因が想定される。**第一に、もっとも深刻なのは、問題を解決するのに自己破壊行動に及ぶということを受け入れるか、受け入れないかという問題がしばしば生じる。**ほとんどの人は長期的な結果をよく考えたうえで、まず自分の行動をコントロールするようにと教えられている。治療者も同じように教えられてきたひとりとして、意図的に自殺行動を繰り返す人がいるという概念を受け入れるのは容易ではない。危険なことに、治療者は患者に何らかの悪意があるとさえ考えてしまいかねない（すなわち、「患者はあえて意図して悪いことを行っている」）。

　第二の分極化は、苦悩をどうとらえて、それに対して何をすべきかという点についての意見の相違である。治療者は多くの人々と同様に、苦悩に耐えながらも、苦悩を制御し、問題を解決するために建設的な方法を探し出すように教えられてきただろう。ところが、患者は苦悩を除去することばかりに頑なに焦点を当てるような状況で育ってきたかもしれない。患者は苦痛に満ちた感情を嫌々ながらも受け止めざるを得ないという困難な立場に置かれているのに、その苦痛を除去するという唯一手に入る解決法を他者は認めてくれないと伝えられてしまう。

　第三の分極化は、よくなろうとすることと、何とかしのいでいこうとすることに関連する。一般に、治療者は改善することは可能であると強調し、患者は事態を改善しようと試みてもそれがうまくいかないと考える。患者が非機能的な家庭で育っていたり、非機能的なサポートネットワークが今でも存在している場合はとくに、改善に向けた試みが抵抗を受けるかもしれない。感情面での承認とサポートを、患者が問題に関し

て何か建設的なことをする証拠と結びつけようとする傾向のある治療者がいる。このような態度では，苦痛や苦悩に対して破壊的な解決法に直面すると，関心や心配を示し続けるのが難しい。人生の計画が何とかしのげたとしても，患者は心配をしてほしいのだ。結局，患者が問題を解決するために起こす可能性の高い行為（例：自殺行動）は，治療者から否定的な反応を引き出してしまい，治療者の患者を治療する能力という問題を前面に出すことになる。

　以上述べてきたような分極化の原因に加えて，治療者の中には，患者の動機づけを下げてしまう非現実的な救済幻想や権力幻想を抱く者がいる。治療者は患者が自己破壊行動に及ぶことを止められるだろうか？この件に関する結果として治療が行き詰まると，治療は最悪の事態に陥る可能性がある。患者の自殺行動は増し，患者は治療に応じなくなり，治療を中断してしまったり，治療者が患者を他の治療者のもとへと追いやってしまったりする可能性がある。治療者も患者も多くのエネルギーを費やしてきたのに，その結果として不幸なことに，欲求不満や怒りを覚え，誤解されたと感じてしまう。最悪の場合には，患者は実生活で用いた同じ問題解決アプローチである自殺行動を，治療者とのこの行き詰まりの状態を解決するために用い始めるかもしれない。

自殺行動を繰り返す患者と反対の立場の和解を図る

　慢性的に自殺の危険が高い患者を治療する際に，自殺行動を取り除こうとプレッシャーをかければかけるほど，かえって自殺行動は難治になるという点について，治療者は認識しておかなければならない。臨床家の働きかけと患者の後退との間で生じる過程は，建設的な目標に向けて活用すべきである。治療者と患者の間の主導権争いによる消耗を避けるもっとも確実な方法とは，主導権を得ようとしないという原則を守るこ

とに尽きる。この治療アプローチは，否定的な分極化を放棄するとともに，分極化の過程を戦略的に利用するという技法に焦点を当てている。

患者にあるがままを許す

　受容と関与に焦点を当てる治療という視点からとらえると，患者は心理的に破綻をきたしているのではなく，ただ単に，けっしてうまくいくはずのない，変化という課題にとらわれきってしまっているのだ。この治療戦略では，患者は「反応することができる」という事実を尊重する。これは状況がいかに深刻で動かしがたいものであったとしても，価値ある行為に関わることができるという意味である。「反応することができる」(response able)（古い英語では，この単語は文字通り，死んでいるのではなく，生きているという意味があった）と「責任がある」(responsible) を区別しておくことが重要である。後者の単語はある行為が正しいか誤っているかという側面を示唆し，したがって，治療での非難を増す。「反応することができる」という概念は，個人にはいかなる状況に対しても反応を選択する能力があることを認めている。選択する能力は，患者の行為を尊重する。この意味で重要な戦略は，たとえその選択が古くて不健康な行動に基づくものであったとしても，患者に選択の余地を十分に与えることである。治療者が可能な限り努力しても，患者が不健康なままであったとしても，患者に「あるがまま」の自分であることを許すことが大切である。患者に対して治療中に自殺行動が起きるかもしれないとあらかじめ説明しておいて，自殺を何が何でも止めようとする問題に機先を制しておくのは有用である。もちろん治療者はケースマネジメントや危機への対応の手順についてしっかりとした計画を持っていなければならないが，自殺行動が再発したからといって，それが治療者と患者の間の主導権争いになったりはしないというメッセー

ジをはっきり伝えておく。**もしも何かが起きるとするならば，それは起きる。したがって，そこから何かを学ぶことによって，治療は進んでいく。**

　患者がしたことが何であろうと，その中に肯定的な要素を探し出し，それを強化する。過量服薬をしたばかりの患者を非難するよりも，むしろ自殺の危機の最中に起きた肯定的な思考や行為に焦点を当てていく。過量服薬の前に起きた問題解決行動を探り，患者がそれを試みたことを高く賞賛する。たとえば，他の人々に救いを求めようとしたこと，苦痛に満ちた感情を和らげようとしたこと，その他，患者が困難な状況を乗り越えようとして用いたいかなる方法についても探っていく。状況に向き合って，より効果的な問題解決に向けて必死に努力したことを賞賛するのだ。たとえば，患者が他の人に連絡を取ろうとしなかったとしても，そうしようと考えただけであったとしても，それを誉める。このような技法は，自殺行動を問題解決の形態のひとつとして受け入れようとするものである。治療者は患者が自分なりに必死になって最善を尽くしたことを認め，困難な状況をとらえるために常に他の方法を探るように働きかけていくのだ。

抵抗を先取りする

　抵抗を先取りするという技法は，多くの問題を抱えた患者に広く認められる二者択一的で一方的な判断を下す思考スタイルに影響を及ぼすために，治療者が使うべき多くの戦略のひとつである。この戦略では，治療者のほうが先に，自殺以外の問題解決戦略の限界を探す。たとえば，ある問題を解決する方法について患者と話し合っているときに，治療者が新たな別の選択肢よりも自殺行動のほうがうまくいくという理由を述べて，あえて異を唱える。この介入では絶好のタイミングを推し量るこ

とが重要である。問題を解決する他の方法を見つける必要があることに対して，患者が注意散漫になり，表面的であまりよくない考えしか浮かばないように見えるときにこのタイミングを見計らう。自殺行動はあまりにも重要なので軽々に捨て去ることはできないと指摘することによって介入するのだ。対極にある視点が生じることが一般的なので，それを期待して，あえて治療者が否定的な考えを先に述べる。そうすることによって，患者が治療者とは正反対の立場を維持しようとするあまりに，肯定的な考えをする可能性がある。この技法の前提は，慢性的に自殺の危険の高い患者は楽観主義的な態度に幻滅しているということである。すなわち，患者は事態がよい方向に変化することが可能だと本当は信じたいのだが，あまりにも否定的な経験が多すぎて，**希望を持つことを恐れるようになってしまっている**。この技法がうまくいくと，自殺の危険の高い患者が予想外に正反対の楽観的な立場をとり，治療者が示した悲観的態度に不信感や困惑を示すかもしれない。皮肉なことではあるが，治療者が否定的で悲観的な立場をとると，患者はしばしば自分が理解され，承認されたと感じる。患者の欲求不満や否定的な感じを治療者が実体化するという行為は，患者に対する共感的な行為でもある。治療者が進んで患者の否定的な世界観に寄り添うことは，頑固に続く自殺念慮や自殺行動について話し合う新たな状況を生み出す。

自殺衝動に共感を示す

　自殺衝動に共感を示すのは，苦痛に満ちた感情を承認するための技法であり，同時に，制御できない自殺衝動としてしばしば経験されていることをとらえなおす。患者が自殺の危険が高まっていると感じているときに，治療者は患者の問題のすべてを同定するように努力し，それから，これほど大変な問題をたくさん抱えてしまったら，他の多くの人も自殺

について考えても不思議はないだろうと伝える。欲求不満で，妨害されたと感じていることと，自殺を考えることの間には普遍的な関連があると認めることは，問題解決という考えを暗に認める方法のひとつである。換言すると，治療者が患者の苦痛に満ちた感情や欲求不満に共感を示すと，自殺行動は中心から脇へと押しやられ，同時に，繰り返される自殺行動と解決していない問題を関連させることができる。あまりにも多くの問題を抱えると，ほとんど誰もが自殺行動に及ぶ可能性がある。患者だけがこのような感情を抱いているわけではないし，自殺の危険に直面することと，人生を歩んでいくことはすべての人にとって必要であることを患者に理解させる。この種の患者の治療に治療者が必要とされるモットーは，「私たちは皆同じような苦しみを味わっている」ということである。

自殺衝動を客観視する

　自殺行動を繰り返す患者の特徴のひとつは，強烈な自殺念慮と自殺衝動が広範囲にわたっていることである。換言すると，患者はこれらの個人的な出来事に対して強い怒りを覚えている。これらの出来事が起きると（そして，それは驚くほどの頻度で起きるが），患者は思考や衝動にすっかり巻きこまれて反応し，患者と自殺行動の間にはまったく距離がないように見える。単純な言葉にすれば，患者に自殺衝動があるというよりは，自殺衝動が患者を覆いこんでしまっている。破壊的な衝動から患者を解放するのを助けるもっとも効果的な方法のひとつとして，治療者自身が観察者の立場から，参加者の立場になって，ひとりの人間としてこれらの衝動を覚えることがあると意見を述べる能力を高めることである。次のように示唆することができるかもしれない。「この自殺の危険の高い状況で，あなた自身を括弧で囲んでください。次に，その括弧

から外に出てみて，この問題に対処している人を見てください。あなたの観察したことを描写してみましょう」。こういったイメージを用いることによって，自殺行動や自殺衝動の機能を自分に関連した出来事（行動の意図が形作られるという意味がある）から，観察可能で，意見を述べることができ，ありのままに受け入れられるもの（単なる考え）に変換できる。このようになると，自殺念慮は，患者が屈服せざるを得ない，圧倒するような影響力を失ってしまう。

患者が自分のいる状況から一歩外へ踏み出した段階に至ったときには，真に重要な進歩が生じたことになる。このような質問をしてみるとよいだろう。「あなたの抱いている自殺念慮をまるで人間のように考えてみましょう。この状況であなたが何か新しいことを試してみるということについて，それは何と言うでしょうか？」。思考を実体化させたり，それに何らかの立場を与えたりすることによって，自殺衝動が言語的な関連を通じて，自らの動機が明らかになる。治療者はこの動機を，患者が何か本当に欲しているものと対決させる。たとえば，「あなたがこの週末楽しい思いをしたら，自殺衝動は本当にこのまま続くと思いますか？」「あなたに対してどんなことをして台無しにしてしまうと思いますか？」といった質問をしてみる。このような方法が暗示する目標とは，患者と自殺衝動を分け，患者の思考と患者が置かれた状態の間をはっきりと対比させることである。苦悩から自己を解放する能力は，いかなる受容にとっても必要不可欠である。

自殺したいという気持ちは患者の友人

慢性的に自殺の危険の高い患者は自殺したいという気持ちを，保証を得る方法のひとつとして頼りにしている。そういった感情は，一方のレベルでは，自分の力ではコントロールできず，疎遠なものとして経験さ

れているかもしれないが，また他方の基本的なレベルでは，混乱した世界において親しみ深い，予測可能な経験でもある。もしもすべてが意味を生み出すことに失敗したら，患者は常に自殺の危険に戻ることができる（例：「自殺を考えることで，みじめな多くの夜を私はこれまで耐えてきた」）。患者と自殺衝動の関係を尊重することは重要である。保証を得ることは，きわめて重要な人間の欲求であり，治療はけっしてその重要な絆を断つようなことをしないと指摘する。こういった感情を抱いていることに対して繰り返し偏見を向けられてきた患者にとって，自殺念慮が患者に保証を与えるという機能を認められ，守られることは，こういった経験を異なる文脈で見つめる方向に向かう重要な一歩となる。

このような和解戦略の究極の行動面の目標は，患者がはっと気づいて，改めて見直すといった治療的な瞬間を作り出すことである。この反応は，患者が自分の行動規範の外部で情報に触れたことを示唆している。患者が重要な事柄に関係を持つときに，新たな，より受け入れやすい文脈を築くと，自殺行動に及ぶ衝動は消えていく傾向にある。この進歩が示しているのは，現在のスキルの不足が修正されたというのではなく，状況に適応していく他の方法を生み出すために，より柔軟になったということである。受け入れ難い自殺衝動が強まっていて，その結果としてしばしば自己破壊行動に及んでいる最中に行動面での変化をもたらそうとするのはきわめて難しい。しかし，衝動が頻度や強度を減らし，扱いやすくなると，変化をもたらすのはより容易になる。

諦めきった人に対処する

自殺行動を繰り返す患者の治療を難しくしているのは，治療者の動きを制限してしまうようなコミュニケーションがしばしば生じてくるためである。治療者が思いつくいかなる反応も事態を悪化させてしまうよう

に感じる。これまでの経験から，ほとんどの患者が自分はかならず失敗し，対人関係で失望すると条件づけられているため，患者を助けようとするほとんどどのような試みに対しても，治療者の誠意や能力を軽視するような反応をしてしまう。患者はまるでそれが安心を与えてくれる唯一のもののように，自殺行動に頑固にしがみつく傾向がある。彼らは失敗や拒絶に慣れきってしまい，他の解決法を試すように働きかけられることはあまりにも危険であると感じているように見える。拒絶を招くと思われる状況の再現は，すでに解説した「自殺行動を繰り返す患者に関する3つの治療過程の問題」にまで遡ることができる。こういった主題のすべての様相を前もって予想しておくことは不可能であるが，治療の全般的な成功は多くの場合，治療者の反応の一貫性と質によって決定される。

　表6-3「諦めきった人に対処する」練習は，自殺の危険の高い患者がしばしば持ち出すよくある反応について治療者が試してみるように作られている。この練習の初めの部分には，患者の言葉を並べてある。まず，治療者は，患者の現実を承認するような反応を考えてみる。しかし，患者を直面化させたり，失望させるような言葉は控える。次の部分では，患者に対して一貫して，中立的で，安心感を与えるような基準を満たす反応の例である。まず自分で練習を終える前に，この部分を読んではならない。練習が終わったら，自殺の危険の高い患者に対応している場面を想像してみる。そして，以下の原則を覚えておく。

1. 治療者は，患者の過度に批判的で防衛的な反応に注意する。患者のコミュニケーションを世界に対するあるひとつの視点についての意見ととらえ，治療者の能力に対する批判と受け止めないようにする。
2. 誠実で正直な態度で，苦痛に満ちたコミュニケーションの部分を承認する方法を探す。

表6-3 「諦めきった人に対処する」練習：患者の言葉と治療者の反応の例

患者の言葉
A. 私は本当に死んでしまいたい。
B. すべてがうまくいっています。私は何もする必要がありません。
C. どうなってもかまいません。
D. 先生は私よりも誰か他に希望のある人を助けることに時間を使うほうがよくないですか？
E. 難しすぎて，できません。
F. 私のように感じたら，先生ならばどうしますか？
G. もうそれについて話したくありません。とても馬鹿げたことです。
H. 変化するには永遠の時間がかかります。
I. どっちにしたってかまいません。
J. すべてが終わったらどんなに素晴らしいでしょう。
K. 馬鹿馬鹿しいことです。（治療者が患者に対して思いやるような言葉を述べたときの反応）
L. すべてがうまくいきません。すべてがうまくいきません。なにも助けにならないのです。
M. 気分がよくなるたったひとつの方法があります。
N. 自分の感情さえわからない。どうして先生はいつも同じ質問をするのですか？
O. この治療は効果がありません。治療を始めてから少しもよくなった感じがしません。
P. 私には薬があります。それを使うつもりです。
Q. （午前3時に患者から電話がかかってきた）：先生はとても素晴らしい人だということを伝えたいのです。私が何をしても，先生のせいだなどと考えてほしくありません。

治療者の反応の例
A. あなたはたくさんの問題を抱えているようですね。そして，自殺が問題を解決してくれるだろうとあなたが考えていると，少なくとも私には思えます。もしも自殺したら，今あなたがとても耐えられないと考えているどのような考えや感情から逃れることができるでしょうか？
B. （怒っている状況では）：あなたはとても欲求不満に感じているようですね。（否認している状況では）：あなたの人生にはとてもたくさんのことが起きています。そしてたくさんのことをしなければならないとあなたも私も承知しています。おそらくすべてを投げ出さなければならないと思うようなときかもしれません。このようにすべてを投げ出してこれまでにどのようなことが起きましたか？
C. この状況を何とかしようとしてきたのに，うまくいかなかったようですね。どういった方法をとったのか，そして，それがうまくいったのか，それとも，うまくいかなかったのか一緒に考えていくことにしましょう。
D. （もしも質問が絶望感や無価値感に基づいたものであるならば）：私は今でもあなたを心配しています。あなたにはチャンスがあるのです。（もしも質問が治療者を試すようなものであり，「先生は私のことを心配してくれていますか？」と言い換えることができるならば）：あなたが自分の状況をどのように考えていたとしても，私はそれがうまくいくかどうか関心があります。あなたと私は協力して，事態を改善させることができます。
E. ある視点から変化をとらえようとすると，たしかにそのように見えるでしょう。変化は誰にとっても易しくはありません。苦痛に満ちた現実を受け入れなければならないときには，それはなおさらです。
F. 私だって自殺を考えるかもしれません。でも，私もあなたのように賢明で，助けを

表6-3 つづき

求めることを望みます。
G. そうですね。こういったことについて話すことはあなたの人生で何かを別な方法ですることとは同じではないでしょう。何かをこれまでとは違うやり方でしようとするならば、それはどんなものになるでしょうか？
H. 時にはそんなふうに思えることもあるでしょう。変化をもたらすことは私たちのほとんどが考えている以上に難しいことです。そして、あなたがどれほど変化したところで、まだあなたにとっていつもさらに変化の余地があるのです。人生で唯一予測できることは、変化です。だから、まさに、変化するにはあなたの人生で永遠の時間が必要になるのです。
I. では、今のあなたは、他人から心配してもらうことなどどうでもよいというのですね。人生では、心配しないということは、心配するということと同じくらい大切です。あなたが誰かのことを心配していたと想像してみましょう。どのようにしてあなたは心配していたか？
J. 今のあなたには、どのような感情、思考、記憶、感覚が浮かび上がっていますか？　それについて検討する代わりに、もしもそういったことをそのままにしておくと、何が起こるでしょうか？
K. 私は今、誰に向かって話しているのでしょう？　心に対してでしょうか、それとも人間に対してでしょうか？　私があなたを心配しているということを受け止める必要はありません。それはあなた自身が選択することです。今のあなたの立場は、あなた自身の価値観に合っていますか？　今はあなたの心がこの時点に応じて働いていないのだと思います。でも、それは今のあなた自身を表しています。
L. 「うまくいっている」というのが、あなたのすべての苦痛を取り除くという意味ならば、たしかに「いいえ」ですし、それはうまくいっていません。でも、気分がいいというのが今の目標なのでしょうか、それともどうすれば気分がよくなるかというのが目標なのでしょうか？
M. たしかにあなたは苦痛を感じています。あなたが何も感じたくないというのはよくわかります（あるいは、あなたは何も感じたくないと思っているかもしれません）。何も感じないようにしたことが、あなたが生き生きとした生活を送るのに役立ったかどうか、私に話してください。
N. あなたが今、多くの不快な感情を抱いていることを私は承知しています。もっと正確に言うと、あなたはこのような感情を今このときには感じていません。私が質問を続けるのは、今のあなたの目の前に現れていることと、それに対してあなたがしていることを理解してもらうためなのです。
O. あなたの治療目標は「気分がよくなる」ことであって、かならずしも人生が今までよりもよくなるということではないように思えます。さて、治療がうまくいって、あなたの人生がうまくいくようになったと想像してみましょう。うまくいった人生について、あなたは何に気づくでしょうか？
P. 困った事態を一時期でも棚上げにすることを進んでできなかったあなたの人生で、何が起きましたか？　何かを経験するよりも、どうして死んでしまいたいと思うのか話してください。
Q. （自殺未遂に今にも及びそうな場合）：私は今、危機管理の手順を始めようとしています。（評価が終わり、自殺未遂が差し迫ったものではない場合）：どんな心理療法も、患者さんが亡くなってしまっては、何の効果もあげられないことは、あなたも十分に承知していますね。今は、あなたの考えを注意深く日記に記録する重要な時です。そうすることで、あなたも私もこの出来事から学ぶことができます。私は次の予約日にもあなたに会うことを楽しみにしています。

3. このような経験をしている人が述べる思考，感情，行為を見分ける方法を探す。
4. 患者がこのように述べたことは，患者が近い将来起こるだろうと予測していることであると考えてみるようにする。
5. 患者自身がこのように述べた心理状態から，何かを興味を持って試してみようとする心理状態へと移らせるような方法を治療者は考えるように試みる。
6. 治療者の反応に対する患者の発言の根底にある意味を過剰に解釈しない。**表面に現れている部分**にとどまるようにして，患者が呈した感情に直接的に反応する。

　もう一度注意しておく。練習が終わるまで反応の例を読んではならない。

真実が明らかになる瞬間：治療の最初の危機

　自殺行動が直接話題になり，患者が自殺を図ろうとしていると告げたことに対して治療者がそれを受け止めるか，それとも退けるかという立場に置かれたときに，真実が明らかになる瞬間がやってくる。ストレスが急激に強まってきて，急性の自殺の危機を引き起こしたときにこの瞬間が訪れるのが一般的である。この危機は自殺行動を繰り返す患者ではいつでも起こり得るが，治療の初期や中期に生じることが多い。真実が明らかになるこの瞬間に治療者がどのように振る舞うかは，治療者と患者の機能的な関係を維持することができるかどうかを決定するだろう。コントロールすることが不可能だと思われるような自殺の衝動を前にしながらも，治療者は患者と協力して問題解決アプローチを活用する方法を探る必要がある。患者がある種の自己破壊行動に及ぶか及ばないかと

いう決定的場面であるこの時点で，治療が崩壊してしまう可能性もある。

　真実が明らかになる瞬間というのは，自殺の危険の高い患者の治療にかならず伴う多くの対極の過程の明白な結果ととらえるとよい。その結果，治療者はその状況における主役でもあり，その敵役にもなり得る。なお，急性の自殺のエピソードとは患者が次のような点を学ぶ素晴らしい機会でもある。すなわち，①苦痛に満ちた感情をこれまでよりも耐えることを学ぶ，②自殺の危険を異なる文脈でとらえる，③新たな問題解決行動を試してみる。なお，このような状況で基本的な治療計画をすっかりやめてしまい，自殺予防だけに焦点を当てて反応し始める臨床家もいるだろう。こういった状況が襲ってきたためにこれまでの治療計画を放棄してしまう治療者の場合，自殺未遂や入院治療の後に，患者はしばしば治療からドロップアウトしてしまう。一貫した治療を行い，何が起きるか予測することができないと，患者と治療者が再びやり直すことができる可能性はきわめて低い。

　このような瞬間では，患者は（問題を観察することなどできずに）自分自身の問題にすっかりとらわれきっていて，自力でできることはほとんどない状態にあるので，治療者は自らの責任にとくに集中する必要がある。要するに，自殺企図の可能性が高かったとしても，すでに合意されていた治療計画を実行することが重要である。その治療が失敗することはない。また，そのような状況ではできることは限られているという点を忘れてはならない。患者が決定的な立場に置かれているのに，治療者にできることはごく限られている。それはまるで，治療者と患者がポーカーをしていて，治療者がツーペアしかないのに，患者はストレートフラッシュを持っているようなものである。真実が明らかになる瞬間で治療者がくじけてしまうのは，一般に，治療に対して自信がないことが原因である。自殺行動が緊急に迫っている恐れがある状況では，患者を救うためにできることは何でもしようという衝動に治療者は気づいてお

く必要がある。治療者がその状況をコントロールしようとすればするほど，患者が自立や成長を図る経験をする機会が減ってしまう傾向がある。治療者は極限のストレス下で維持できないような治療計画を立ててしまわないように厳重な注意を払わなければならない。多くの臨床家は患者から自殺の危機に関する電話が深夜にかかってきて驚いた経験がある。こういった状況に対する解決策は，電話番号を非公開にするとか，直接電話がかからないような応対サービスを利用するといったことではない。こういった患者が救急部を受診すると，救急医は治療者に関する情報がなく，患者についてもほとんど知らないために，ほとんど常に，過度に保護的（そして，時にはあまり役立たない方法で）に対応するものである。治療者は，担当の自殺の危険の高いすべての患者に対して危機に対応する計画を立てておかなければならない。

　十分に検討され，治療者と患者の双方が合意している危機に対応するプロトコルは絶対に必要である。このプロトコルは治療者と患者に前もって合意を求め，両者が明らかな責任を負うことも求めている。繰り返し自殺行動が起きることを想定しているプロトコルが重要であるのは，自殺行動そのものを明白な治療対象の一環として含めているからである。この手順には，自殺行動が生じたときに，誰が何をすべきかはっきりと書いてある。よいプロトコルとは，危機的状況で新たな決断を下す必要がほとんどなく，その代わりに，治療者と患者がすでに合意したステップを踏むことに焦点を当て続けているものである。

　危機対応に関する構造化されたプロトコルを治療に統合することによって，治療者が自殺行動に一定の距離を置きながらも，それに働きかけていくことができるということを，患者は経験的に学ぶことができる。よく計画され，詳細で，事実に即したプロトコルがあると，自殺行動の強烈さが少し和らぎ，何とか相手を支配しようというコミュニケーション過程が中和され，患者は自殺行動をこのまま続けていくべきか否かと

いった明らかな選択をすることが求められる。治療者が患者の危機に反応していく過程で合理的かつ自制的に治療を進めていくと，患者も危機の最中でも合理的で自制的に行動できるようになる。このアプローチによって，患者は危機と必死になって闘うのをやめ，より受容的に危機を経験するようになる。患者は生きていくうえで避けることのできない出来事にこれまでよりも理性的に対処することを学習していく。敗北と不毛といった圧倒される感覚の中で，必死になって正常な状態を保とうとしているという感覚は，自殺の危険の高い患者が共通して述べる現象である。この必死の闘いという感覚は皮肉なことに，自殺衝動の出現に結びつく感情的な疲弊につながる。この瞬間が生じたら，治療者は患者に，自殺の衝動に対する必死の闘いをやめて，それに自然な形で向き合うことを教えることができる。何もしないで，ごく普通に見えるようにするのではなく，患者は何か前向きなことをして，そして，危機に立ち向かっているように見えることを学んでいく。

抵抗：過度の解釈

　自殺行動を繰り返す患者に働きかけていく際の従来のアプローチは，患者がよくなるために，患者の抵抗を克服していくことを強調している。抵抗というのは治療者にとってきわめて魅力的な概念である。というのも，治療者は治療の行き詰まりに対する責任を否認できるというのがその理由の一部である。分極化という視点からは，抵抗は興味深い逆説を生む。治療は，患者が抱いているかもしれない，競合し，矛盾する確信を認識し，受容し，それに対処していくように働きかけていくことを強調しているのに，抵抗が意味するのは，患者は病気のままでいたいという願望のために意識的，無意識的にこういった確信を用いているというのだ。一般的に，治療が停滞してくると，治療者は抵抗と解釈する。し

ばしば，基本的な分極化した主題が関わってくる。治療者が罰を与えるような形でいわゆる健康な思考や感情を押しつけようとしているのに，患者が非機能的な確信に頑固にしがみつくような場合に，抵抗の動機としばしば解釈される。また，たとえば，患者が宿題をしてこない，予約をキャンセルする，処方された通りに服薬しないといった行動も，抵抗と解釈されるかもしれない。自殺の危険の高い患者を治療していくうえで，抵抗を効果的に用いることができる臨床家もいるが，困難な時期に安易な答えを得たり，さらに重要であるのは，治療の進展につながらないという危険が抵抗の解釈の多くに伴う。治療者が問題の多い治療の停滞の原因を患者の抵抗のためだと考えたいという誘惑に駆られたら，「自分が手にしているのが金槌だけだったら，すべてが釘に見えるものだ」という点を忘れてはならない。治療が停滞していることをさまざまな視点から検討するほうがより有用である。

抵抗：治療者の問題とする

　きわめて有用な他の選択肢は，抵抗を治療者自身の失敗，すなわち，治療者が患者の現実を十分に理解できなかった直接的な結果ととらえることである。患者がある治療の課題をこなすことができなかった場合，認知や感情の過程ばかりでなく，スキルの不足のために生じている限界について，治療者が十分に理解できていなかったのかもしれない。たとえそれを実験と呼んだところで，単に外出して，何かこれまでとは違うことをするようにと患者に言うのは，患者が危険を冒すことに関して特定の視点を生み出すことを要求している。危険を冒すことやその結果として失敗する可能性があることを，人生でまた新たな敗北になるのではないかと患者が考えていたら，治療者はどうしてそれを実行することを患者に期待できるだろうか？　この時点で抵抗という言葉を使うのは不

正確であるばかりでなく，きわめて破壊的なコミュニケーションになる可能性がある。

　一体，苦しんでいる患者の中に，否定的な感情が減ることを望まない人などいるだろうか？　ところが，心底から失敗を期待したり，過去の失敗を思い出して，これからも自分は失敗しても当然であると信じている患者もいるのだ。この態度は，心の中で傷つくことを望んでいるという確信と同じではなく，むしろ，患者はよくなりたいのだが，結局それがうまくいくことが妨げられてしまうという確信を示している。まず，患者が直面している問題を理解できなかったという点について治療者が責めを負うことによって，治療者は中立的で，客観的に問題に取り組んでいくことができる。患者よりも，治療者が責めを負うのによりよい立場にいることを，著者らは心から望んでいる。治療者が抵抗をめぐる競争を避けたとすると，問題が生じている点を同定し，それを解決する戦略を編み出すための協力的な過程が発展してくる。他のレベルでは，この技法は患者にとって効果的な個人的問題解決の手本となる。

●面接例：自殺の危険を伴うコミュニケーションを受容し，それに働きかける

　次の対話は，過量服薬を繰り返す患者とのセッションから引用したものであり，自殺の危険を伴うコミュニケーションのやり取りで和解を図る方法を示している。

治療者：では，先週はどんな様子だったか話してくださいますか。
患者：そうですね，先生が助言してくださったことを試そうとしました。私はいつもよりも自宅にいて，何か達成感を与えてくれるようなことを探そうと努力しました。一生懸命に刺繍をしましたが，そ

れでも気分はよくなりません。先生にお話しした薬を今でも全部持っています。病院で処方してもらった抗うつ薬や睡眠薬です。私がしなければならないことをするには何錠必要か知っています。どうやって薬をのむかということも知っています。薬を全部一挙にのむことはしません。それは大変なことだからです。でも，私は一錠ずつのんでいくことにします。そうすれば，後で胃洗浄をされて，自殺を妨げられることがないからです。

治療者：そこまで徹底的に計画を練っていることは私にはとても印象的です。どうやって実行する方法を知ったのですか？

患者：え？　先生は一体何を質問しているのですか？

治療者：あなたがこういった計画について最後まで徹底的に考えることができるということが，私には印象深かったのです。これほど徹底的に計画を練る方法をどこで学んだのですか？　どうやって自殺するのか，どのようにして学んだのですか？

患者：さあ，わかりません。私はいつもとても頑固で，自分が望むものを手に入れます。誰かが私の邪魔をしようとしていると私が考えたならば，そんなことはできないと見せつけてやります。

治療者：もしもあなたが何かをしたいと考えたら，あなたはとても意志が強くて，何かに徹底的にしがみつき，それを実行できる人だということが私にはわかります。ところで，もしも薬を大量にのんだとして，そのときあなたはどんな服装をしているか考えたことがありますか？

患者：え，一体どんな意味があるのですか？　死んだら，死んだでしょう？

治療者：そうですよ。病院に担ぎこまれたときは髪はぼさぼさで，服は乱れ，吐物で汚れ，薄汚いでしょうね。救急部のスタッフは誰に連絡をして，あなたの遺体を引き取ってもらうか必死で探すでしょ

う。彼らが誰に連絡を取ったらよいのか，あなたは自分のポケットの中に連絡先を入れておくことを考えたことがありますか？
患者：それが私の問題と何の関係があるのですか？　先生は私を助けてくれるはずではないのですか。これでは何の役にも立っていません。
治療者：それは大変失礼しました。私はいつもかならずしも頭の回転が速いというわけではないし，こういった面接中に何が起きているのか見逃すこともあります。あなたにとってもっと役に立つことは何か今度は考えてみましょう。
患者：そうですね，私が自殺について話して，いざというときにどんな服装をしているか，どうやって家族に連絡するかといったことを話し合っても役に立たないのは確かですね。
治療者：では，もっと役立つことについて他に何を話し合うことができるでしょうか？
患者：わかりません。
治療者：何を話せば役立つかという点について少しの間話し合ってみませんか？　この提案は納得がいきますか？
患者：ええ，そう思います。でも，何をしても何の役にも立たないと思います。
治療者：そうですね。でも，あなたが向き合わなければいけなかった失敗や欲求不満について考えると，最悪の事態を思い浮かべてしまうというのはよくわかりますよ。

この対話では，過量服薬に関する治療者と患者の駆け引きに和解をもたらすことによって，治療者は自殺行動を中心の話題から脇に移していった。自殺の脅しに関して何か肯定的なことを見つけて，患者をごく普通の形で誉めた。患者は意味の異なるあいまいな言葉を用いたので，治

療者はただちに抵抗の問題へと移っていった。対話の中の抵抗という問題は，患者に直面化を迫ることなく，患者「自身の」自殺のコミュニケーションを許すことができるかということを取り上げた。そして，この否定的な内容について語ることは役立たないと言って，患者は抵抗の肯定的な点へと移っていった。治療者はこの間違いを自分の責任であると認めたが，否定的な抵抗という問題を放置しておかなかった。何がより役立つかを決めるのを助けてほしいと患者は依頼された。そして，患者は何か別なことを話しても何の役にも立たないだろうと治療者に答えた。治療者は患者の絶望感を認めて，それを学習という観点からとらえなおした。そして，患者の自殺の意図を克服するためには，一体何がうまくいくだろうかということを患者と治療者が話し合う可能性が出てきた。

危機と周囲からのサポート

　多くの問題を抱えた自殺の危険の高い患者にとって変化の過程は一般的に時間がかかるものである。しかし，変化に時間がかかるということは，患者は毎週，集中的な心理療法が必要であるという意味ではない。変化とは発達的な過程であり，治療と周囲の人々からの有効なサポートを関連づける必要がある。自殺未遂者の治療に関するいくつかの研究結果によると，長期の支持的な治療は自殺行動自体を減らすことに効果的ではあるものの，背景に存在するパーソナリティや行動面の要因にはほとんど影響を及ぼさないという。Linehanら（1991）の研究によると，境界性パーソナリティ障害の女性患者を対象として，毎週，個人心理療法セッションとグループでのスキル訓練を並行して1年間の治療プログラムを実施したところ，自殺未遂の回数やそれに関連する医療費の削減に有効であったという。しかし，心理的機能の他の基本的な側面にはほとんど変化が認められなかった。プログラムに費用がかかることや，比

較的少ない患者を対象とするために，この種のプログラムを実施することはほとんどの地域の精神保健の現状では難しい。さらに，このような集中的なプログラムの効果が長期にわたって持続するかどうか明らかではない。治療が終了した後に，患者はまた自殺行動を繰り返すようになるのだろうか？　どの程度の期間で，治療効果が薄らぐのだろうか？ Liberman ら（1981）による初期の研究結果によると，パラ自殺のために入院となった患者を対象とした，スキルに焦点を当てた治療モデルは，自殺の危険自体には影響を及ぼしたが，うつ病，絶望感，問題解決スキルといった根底の個人的な要因を実質的に変化させることはなかったようである。これらの研究結果は決定的なものではないのだが，臨床家がこれまで長い間信じてきたことを示唆している。すなわち，人生の数十年とは言わないまでも，自殺行動を繰り返す患者は長期にわたる維持療法が必要である。

　治療者と患者が協力的な関係を築き，対極の立場の間で和解できるようになると，典型的な例では，治療の初期は週に1回のセッションとなる。この過程を達成できると，自殺行動の形態が変化したり，その強度が減り始めたりするのが一般的である。この段階に至ると，セッションとセッションの間隔を伸ばしていくことができる（例：月に1回のセッション）。しかし，個人的な危機が生じた場合には治療の頻度を増すことができるという点についても患者がかならず理解しておくようにすべきである。ただし，これが危機を強化することになってはならない。また，矛盾し，相反する思考が引き起こされる状況において危機が生ずる可能性について治療者は常に注意を払っておかなければならない。患者が治療の場以外で過ごす時間がどんどん長くなってきたという事実そのものは，患者が効果的な問題解決を身につけ，自殺の危険はもはや問題ではなくなってきたという指標ではないのだ。

効果的な管理：治療的なシステム内の視点

　自殺行動を繰り返す患者の治療を成功させる計画を立てる際に重要な点は，現在起きている自己破壊行動に対して効果的なアプローチを発展させていくことである。この課題を達成するには，患者に対して補助的な治療も効果的に実施しなければならない。治療者は慢性的に自殺の危険の高い患者を治療していくうえで，臨床家，ケースマネジャー，権利擁護者，コーディネーターといった多くの役割を果たさなければならない。こういった役割を多く計画すればするほど，危機の最中に混乱や深刻な変化が起こる可能性が少なくなる。

慢性的危機に対する治療的管理

　自殺行動を繰り返す患者について広く知られた特徴とは，繰り返し危機的状態に陥ったり，またそれを克服したりを反復する，いわゆる**今週の危機症候群**である。患者がある程度定期的に危機に陥り，それが治療計画からの逸脱を招いてしまう。このような危機的状況は自殺行動や自己破壊行動に関連してしばしば生じる。ある程度は，このような危機は治療初期の指標でもある。治療の一貫性を失わず，治療者自身も患者も直面化したり，悪意のある立場をとったりせずに，治療者はこのような出来事を治療の流れに組み入れていく必要がある。

　行動科学に基づいた危機管理のプロトコルの多くの重要な点については第7章（「自殺の危険を伴う緊急事態への対処」）で解説する。自殺未遂を繰り返す患者に対しては特別な注意を払い，これらの原則を厳重に適用しなければならない。その理由は単純である。治療者はますます多くの自殺行動に向き合うことになるので，有力な，そして柔軟な対処法

を身につけておく必要がある。患者が自殺行動に及ぶことや，深刻な危機を経験しているという問題を治療の最初に取り上げなければならない。治療者はこのような出来事が生じることを予測できなければならない。そして，自殺行動に介入する点に関して治療者の立場を明確にしておく。自殺行動と関連して，時間外の電話連絡や，追加のセッションを予定することなどについての基本的な取り決めを明らかにしておき，相互に合意に達しておく。治療者は患者と協力して，危機カードを作っておき，患者が周囲の人々からサポートが得られることを学んでいくようにする。自己破壊行動に及ぶ前に，患者が治療的接触を図るように働きかける。治療者と患者が自殺行動にしばしば伴う混乱や苦悩に効果的に対処できるような枠組みを築く。この枠組みによって，困難な状況に対処する手引きとしてすでに相互に達した合意事項を守ることができる。

　十分に準備された危機プロトコルは前もってほとんどすべての疑問に答えることができる。プロトコルがあるということは，自殺行動の最中にあっても安心感を高め，健康度の高い介入を一般に促す。自殺行動に恐れながらも，とらわれきっている患者は，冷静で，はっきりとした目標を持った治療者に信頼感を抱く。効果的な危機対処計画によって，制御不能の自己破壊行動に対して他の選択肢を選ぶことには意味があるという点を経験的に示すことができる。なお，**危機のシミュレーション**は主要なケースマネジメント戦略である。慢性的に自殺の危険が高い患者に自殺の危険を引き起こす多くの出来事は，それ自体は小さな出来事であるが，決定的な負荷になるかもしれないととらえたほうがよい。自殺の危険を伴う反応を中心から脇に移すことができたら，患者は特定の出来事を解決するための直接的かつ効果的な方法を探すことができるだろう。自殺行動そのものが注意の焦点となっているときには，主な問題を解決するのが難しい。まさにその問題が自殺の危険を前面に押し出しているからである。

魔術的な思いこみに注意する

　単に治療を受けるようになっただけで患者の自殺行動や自己破壊行動が消えてしまうとか，すぐに軽減するとかいった期待を，治療者はしばしばはっきりと，あるいは漠然とした形で患者に伝えてしまうものである。このようなシナリオでは，治療アプローチとはかかわりなく，魔法のような治療が患者の自殺行動にただちに変化をもたらすと思いこまれてしまう。そして，自殺行動が再現すると，治療が失敗した兆候ととらえられ，この誤りから否定的な治療過程が生まれてしまうことがある（例：抵抗の解釈，怒りと直面化，治療を終結するという最後通牒）。効果的なケースマネジメントの主要な哲学的基盤とは，自殺行動を繰り返す患者の危機を患者の成長を促す機会として活用することである。自殺行動が減ってほしいという明らかな期待が常に外れてしまうと，治療者の忍耐力がすっかり失せてしまう。患者と協力して危機対処計画を立て，常に再確認することは，この潜在的に破壊的な力動を中和するのに役立つ。

地域におけるケースマネジメント

　ケースマネジメントの活動は，慢性的に自殺の危険の高い患者を効果的に治療するために必要不可欠な要素である。患者が連絡を取る重要な段階でケースマネジメントを行うことが重要である。とくに救急部の医療者との間にケースマネジメントを行う。彼らは自殺行動を繰り返す患者に対して，単独で効果のあがる治療を行うのに必要な臨床技術を備えていないかもしれない。自殺行動は死の危険を伴う可能性があり，法的な責任も生じるので，治療者はケースマネジメント計画を可能な限り，その患者独自のもので完璧なものとしておかなければならない。たとえ

> 関係各位へ：精神科ソーシャルワーカー，看護師，医師，保健師，メディカルクリニック，救急センター
>
> <u>S.L.のプロトコルの件</u>
>
> ほとんどの方々がすでに承知しているように，S.L.はこれまで過量服薬を繰り返してきた。しかし，自殺未遂の中に致死性の高いものはなかった。重体になったこともほとんどなかった。行動を強化せず，また，より致死的になるように教えたりしないで，我々は彼女の行動を修正しようとしている。もしも彼女が過量服薬のために再受診してきた場合，次のように対応していただきたい。
>
> 1. 身体医学的な危険を評価する。
> 2. 必要であるならば，身体医学的治療をする。
> 3. S.L.に食事を与えるが，それ以外の交流は必要最小限にとどめる。肯定的なフィードバックも否定的なフィードバックもしない。罰を与えたり，説教をしたりしない。S.L.との接触は相互交流的なものにしない。
> 4. 治療と食事を終えたら，S.L.を自宅に帰す。
> 5. すべての治療的交流は，S.L.の唯一の主治療者であるN.S.が行うことになっている。
>
> さらに心配や質問があれば，N.S.に連絡すること。N.S.にすぐに連絡がつかない場合は，この症例ではO.S.が臨床的なバックアップをすることになっている。
>
> この難しい患者について皆様の協力に感謝する。

図6-1　繰り返し過量服薬をする患者 S.L. についてのマネジメント・プロトコル

ば，ほとんどの救急部では，スタッフのシフトを定期的に交代させるので，自殺未遂を繰り返して，何度も受診している患者であっても，同じ医療者に診察を受けられるわけではないかもしれない。ケースマネジメント計画はシフトから次のシフトへと円滑に申し送られる必要がある。この計画は患者の診療録に簡潔に，しかも具体的な言葉で書いておく。患者が誰であるか，自殺行動の性質，マネジメント計画の根拠，自殺未遂の後に受診してきた場合に治療者がとるべき特定の段階などについて，計画が明白に記録されていなければならない。

　図6-1は過量服薬を繰り返す患者に関する救急部のケースマネジメ

ント計画の一例である。マネジメント計画の目標は，自殺未遂が起きた直後には患者との心理療法的関わりを必要最小限にすることである。こういった状況ではそのような関わりは自殺行動の有力な強化因となりかねないからである。逆に，自己破壊行動に及ぶ前に救急部に患者が現れたならば，より多くの関心，愛情，サポートが得られるようにする。このような計画を立てるうえでもっとも難しい点は，自殺未遂に及んだ理由や，その重要性を理解し，状態を安定化させて，自殺未遂を繰り返す患者を退院させることを医療者に理解させることである。ほとんどの医療従事者や精神保健の専門家は，この考え方にあまり慣れていないし，恐ろしいと思う。彼らはしばしばこのアプローチをリスクマネジメントの原則に反するもののように感じる。そこで，精神保健医療従事者が患者の自殺念慮をすべて除去するまで，患者を病院にとどめておいたり，あるいは，自殺しないという契約を交わして，退院させてしまうという傾向がある。この方法では他者から非常に多くの注意を引いてしまい，患者の自殺行動の肯定的な見方を強めてしまいかねない。

　ケースマネジメント計画では，重要な接触が生ずる場で働く医療従事者や精神保健の専門家と繰り返し会う必要がしばしばある。患者が自殺行動を増やしていき，周囲の人から関心を一層引こうとすることでケースマネジメント計画を試そうとするときに，繰り返し他のスタッフと会う必要性がとくに高まる。治療者は不確かで，法的責任を問われるのではないかと心配になる。このような場合には，治療者に消去と自然回復という学習理論の概念について教えることが重要である。**消去**（extinction）とは，自殺行動が肯定的にも否定的にも強化されなければ，徐々にその頻度が減っていくという意味である。しかし，深く学習された行動はいったん消去されたとしても，短期間だけ以前よりも高い頻度で自然に再び出現することがある。消去の計画を一貫して実施していくと，自殺未遂は最初は増えるかもしれないが，その後，徐々に減っ

ていくだろう。

　自殺の危険の高い患者に**自然回復**が生じると，医療従事者や精神保健スタッフはしばしば虚を衝かれた感じがする。自然回復はケースマネジメント計画の全般的な質を決定する重要な時点で起きる。自殺の危険の高い患者に何を期待できるかということについて治療者がより多くを知っていれば，予想された出来事が生じるという事実に注意を向けるのが容易である。このアプローチによって治療者は必要な保証を得られ，どのようにして自殺の危険の高い患者を治療していくかという点に関する自身の偏見を修正し，リスクマネジメントについての不安を和らげることができる。

主な責任者を決めておく

　効果的なケースマネジメントを行ううえで決定的に重要な点は，患者のケアに関して最終的な決断を下す治療者を1人決めておくことである。この人が患者とのすべての心理療法的関わりを定める。この役割を果たす人は普通，患者の主治療者である。このようにすべての活動を1人の人物にまとめておく目的は，他のコンタクトポイント（多くの場合は医療機関）で異なる複数の治療者が調整されないまま各自が独自のさまざまな治療を始めてしまうことがないようにするためである。多くの場合，こういった治療は，主治療者のアプローチの原則とは合致しないものである。治療のこの側面は行動療法的モデルに従うときや，自殺行動の強化因が重要な問題のすべてであるときにはとくに重要である。境界を設定した介入を維持するという話題に戻ると，主治療者はケースマネジメント計画に参加している他の人々から支援を求められた場合には迅速に対応する必要がある。あるいは，主治療者が休暇を取る際には，ケースマネジメントのネットワークに加わっている他のメンバーは主治療者が

不在であることを知っておいて，その間はその人からの支援が得られないことを承知しておく。治療者の不在を患者が見捨てられたと解釈して，危機的状況になってしまうと，ケースマネジメント計画がしばしばその間に崩壊してしまうかもしれない。

　さまざまな治療法に関する情報が適切に主治療者に集まり，主治療者がその決断を下し，患者が行動面の治療計画に応じるならば，治療者は患者を保護するための幅広い対策を実施することが可能になる。換言すると，多くのコンタクトポイント（例：病院の救急部，プライマリケアクリニック，地域の精神保健センターの救急チーム）で患者が得る強化因を治療者はコントロールすることができる。このシステムが機能すると，患者は反復する危機的状況に際してさまざまに異なる反応を得ないで済む。この計画によって，臨床家と患者は一貫した危機管理モデルに沿って協力していくことができる。

入院させるべきか，否か？

　精神科治療施設に入院となる多くの自殺未遂者は，これまでにも少なくとも１回は自殺未遂歴がある。「自傷の恐れ」が入院の理由とされることが多くなっているので，入院病棟のスタッフは自殺未遂を繰り返す患者が何度も入院してくると感じているかもしれない。このような形の入院は次のような疑問を投げかける。入院が自殺未遂者の治療過程に役立っているのだろうか？　自殺の危険の高い患者の中でもこの種の患者は入院中に効果的に取り扱うのがおそらくもっとも難しい。患者はしばしば病院のスタッフからはあまり歓迎されず，医学的な助言に反して退院してしまう傾向も非常に高い。患者はインテーク面接を受ける前に，すでに境界性パーソナリティ障害の診断を下されてしまうかもしれない。というのも，自殺行動を繰り返すこと自体が，そのような診断に密接に

関連しているからである。今の管理医療体制では，境界性パーソナリティ障害で多くの問題を抱えた患者のさまざまな認知および感情面での要求に最低限でも応えられるような長期治療を実施できる病棟は非常に少ない。

　同じく考慮しなければならない重要な点とは，自殺行動を繰り返す患者が，患者をどこかに渡してしまいたいという欲求不満に陥った治療者によって，入院システムにしばしば追いやられてしまっているということである。著者らはこのまさに真実が現れてくる瞬間の治療者の問題ある行動について述べているのだが，このような形で患者を見捨てるということは非常に深刻な兆候である。臨床家はその患者の扱いに辟易してしまい，入院スタッフの手にゆだねる。ところが，入院スタッフも，満足な計画がそもそも立てられていなかったために患者が見捨てられ，手に負えなくなっているということに気づいているために，患者に対して否定的な態度を取りやすい。その結果，患者は短期間の入院であってもスタッフの間に敵意や対抗心を引き起こしてしまいがちである。こういった患者はスタッフからあまり好意的に接してもらえず，病棟でもそれほど集中的な治療を受けられないことになりかねない。患者はほとんど効果のあがらない薬物療法を実施されるかもしれない。治療チームのメンバーの中にしばしば診断や治療に関する論争が起き，意見が対立し，真に治療に責任のある人に対してではなく，むしろ患者自身が責められてしまう。そして，対人関係における葛藤，専門領域の異なるスタッフ間の嫉妬，治療チームのメンバー間の縄張り争いなどが起こり得る。

　否定的な結果が何も起きていないときでも，自殺の危険をはらんだ個人の問題解決能力に対して入院自体が及ぼす強化的な影響の可能性についても考えなければならない。患者はストレスに満ちた環境から離され，すべての基本的な欲求が満たされる高度に構造化された状況に置かれる。病棟のスタッフは患者に対して肯定的な扱いをし，関心を払う。自殺の

危険が生じたからこそ，患者は世話をしてもらい，支持されることになる。その結果，行動が強化されてしまう。そのようなことが重なり，入院は否定的にも肯定的にも自殺行動を強化することになりかねない。自殺の危険の高い患者に入院治療が頻繁に用いられているとすると，強化こそが米国で自殺行動の頻度が比較的高いことの一因かもしれない。

　患者が自ら決断して，ある種の集中治療施設に入院するという状況もたしかにある。臨床家は効果的な治療計画においてこのような可能性も無視してはならない。したがって，患者がこういった治療システムに収容された場合に備えて，一般の入院治療に代わる他の選択肢についてもあらかじめ検討しておくことが重要である。このような計画には，患者が自発的に地域の病院に72時間入院し，その後，自動的に退院となるといったシステムも含まれる。地域に急性期治療施設がある場合には，事前に準備しておき，短期的な問題解決を目的に，患者をその施設に直接入院させることもできる。治療者の目標は，どのような集中治療からも行動の強化を受けるような可能性を取り除いて，患者を自然の環境に戻し，問題解決のための健全な心構えにすることである。

　入院精神科治療から外来治療への移行期には，ケースマネジメントの継続性がとくに重要である。自殺の危険の高い外来患者が自殺未遂に及んだために精神科病院に入院したら，基本的な外来治療計画を支持するように，両者間で協調を図る必要が一層強くなる。その理由は単純である。精神科病棟は限られた時間内に非常に多くのサービスを提供できる。もしも入院治療で得られるサービスを外来治療の方針に沿わすことができないと，長期的な治療が影響を受けてしまう。精神科入院病棟のスタッフには自殺の危険の高い患者への独自の対応法があり，それはしばしば外来治療システムと協調できないことがある。両者の協力関係は一般に主治療者が提唱することによって始まる。入院するというまさにその行為が自殺行動を強化する可能性があるので，主治療者は入院治療の場

での適切な治療についても配慮するように努力しなければならない。

　病棟における一般の環境療法の計画とは異なるかもしれない治療計画に対して支持を得られるように，入院時の担当医に妥当な理論的根拠を示すことが重要である。たとえば，その計画が48〜72時間で自動的に退院となり，最小限の心理療法的接触しか求めないものである場合，病棟の主治医になぜそれが患者のケアに最善の方法であるのか理解してもらう必要がある。主治療者は，外来治療と入院治療の間でどのように協力するのが最善であるかについて話し合いを持つことを自らの主導で始める必要がある。なお，実際にはこの種の協力や計画が行われないかもしれないということに関しては多くの理由があるし，自殺行動を繰り返す患者に協力して治療することが時にはとくに難しい。さまざまな治療を協調させるためには，たとえば，ある精神科病棟と間に治療目標に一貫性を持たせるために，自殺の危機の際には，患者にかならず同じ施設を受診するように指示する。スタッフが協調的なケアの実施を不本意だとか，それができないと感じている病院には，患者を入院させない。治療者の長期的な戦略を強化するならば入院は有用であるが，それに反するようならば，有害である。第8章（「入院と自殺行動」）で入院の他の側面や，入院治療の技法について解説する。

❗ 役立つヒント

- 自殺行動を繰り返す患者は，時折自殺行動に及ぶだけの，より機能の高い患者とはその種類は異ならないが，程度が異なる。
- 繰り返し起きる自殺行動のメカニズムは，非効率的な規則支配的反応，感情面での回避，行動面における柔軟性の欠如，特定のスキルの不足が大きな原因である。
- 自殺行動を繰り返す患者の治療目標は，急性に自殺の危険が高まって

いる患者の治療と同じである．受容スキル，苦痛に満ちた感情への耐性スキル，問題解決スキルを教えることである．
- 自殺の危険の高いライフスタイルとは対極にある，自ら関与し意義ある行動を起こすパターンを築くというのが，治療の究極の目標である．
- 治療者は自殺行動を繰り返す患者に対して，誰が主導権を握っているのかといった互いに対極にある立場の間に和解を図らなければならない．
- 効果的な治療では，現在進行中の自殺行動に関連したさまざまな問題について患者と主導権争いをすることを避ける．
- 自殺行動を繰り返す患者は，治療中に間欠的に生じる危機に対処する支持的なケアがとくに必要である．というのも，確信や行動を変化させるには時間がかかるからである．
- ケースマネジメントでは，治療経過中に生じた自殺行動に対してどのように対処するかという点について，治療者と患者が率直で直接的な対話をすることが重要である．
- さまざまなシステム間のケースマネジメントは治療の基本的な機能であり，救急部，危機管理病棟，精神科入院病棟などとの協力関係が必須である．
- 一般に，自殺行動を繰り返す患者には入院は有用ではない．短期の，急性期治療を利用することを考慮すべきである．

文　献

Kreitman N: Parasuicide. New York, Wiley, 1977
Liberman RP, Eckman T: Behavior therapy vs insight-oriented therapy for repeated suicide attempters. Arch Gen Psychiatry 38:1126–1130, 1981
Linehan MM, Armstrong HE, Suarez A, et al: Cognitive-behavioral treatment of chronically parasuicidal borderline patients. Arch Gen Psychiatry 48:1060–1064, 1991

Strosahl K, Chiles JA, Linehan M: Prediction of suicide intent in hospitalized parasuicides: reasons for living, hopelessness, and depression. Compr Psychiatry 33:366–373, 1992

推薦図書

Beck A, Freeman A: Cognitive Therapy of Personality Disorders. New York, Guilford, 1990

Evans J, Williams JMG, O'Loughlin S, et al: Autobiographical memory and problem solving strategies of parasuicide patients. Psychol Med 22:399–405, 1992

Farmer RDT: The differences between those who repeat and those who do not, in The Suicide Syndrome. Edited by Farmer R, Hirsch S. Cambridge, UK, Cambridge University Press, 1979, pp 192–204

Hawton K, Catalan J: Attempted Suicide: A Practical Guide to Its Nature and Management. Oxford, UK, Oxford University Press, 1982

Hayes S: Comprehensive distancing, paradox and the treatment of emotional avoidance, in Paradoxical Procedures in Psychotherapy. Edited by Ascher M. New York, Guilford, 1989, pp 184–218

Hayes S, Jacobson N, Follette V, et al: Acceptance and Change: Content and Context in Psychotherapy. Reno, NV, Context Press, 1994

Hayes S, Strosahl S, Wilson K: Acceptance and Commitment Therapy: An Experiential Approach to Behavior Change. New York, Guilford, 1999

Hayes S, Barnes-Holmes D, Roche B: Relational Frame Theory: A Post-Skinnerian Account of Language and Cognition. New York, Plenum, 2001

Jones B, Startup M, Jones RSP, et al: Dissociation and over-general autobiographical memory in borderline personality disorder. Psychol Med 29:1397–1404, 1999

Linehan M: Cognitive Behavioral Treatment of Borderline Personality Disorder. New York, Guilford, 1993

MacLeod AK, Williams JMG, Rose G: Components of hopelessness about the future in parasuicide. Cognit Ther Res 17:441–455, 1993

Sidley GL, Whitaker K, Calam RM, et al: The relationship between problem solving and autobiographical memory in parasuicide patients. Behav Cognit Psychother 25:195–202, 1997

Startup M, Heard H, Swales M, et al: Autobiographical memory and parasuicide in borderline personality disorder. Br J Clin Psychol 40:113–120, 2001

Strosahl K: Cognitive and behavioral treatment of the personality disordered patient, in Psychotherapy in Managed Health Care: The Optional Use of Time and Resources. Edited by Berman W, Austad C. Washington, DC, American Psychological Association, 1991, pp 185–201

第7章
自殺の危険を伴う緊急事態への対処

　本章では，協調的で，好結果をもたらすような方法で自殺の危機に対処するのに必要な手段について解説する。同一の治療システムの異なる部分でどのように協力関係を打ち立てるか，あるいは，複数のさまざまな治療システムの間でどのように協調すべきかを示す。危機管理やケースマネジメントに関して本章をとくに設けた理由は，自殺の危険の高い患者を治療していくうえで，この点が治療者にもっとも大きな負担をもたらすからである。患者は機能が高くても，急性に自殺の危険が高まっていて，短期間だけ，治療者が適切に評価し，対処しなければならないこともあれば，治療経過中にしばしば危機に陥ったり，それから脱したりする傾向の高い人であることもある。間欠的に，あるいは，慢性的に自殺行動の危険が高まることに対処していくのは，ほとんどの治療者を不安にさせる。従来の危機介入（crisis intervention）の概念とは対照的に，**危機管理**（crisis management）とは，患者と協力して，急性の自殺の危険が高まるエピソードや繰り返し生ずる自殺行動の可能性に対する反応に対して計画を立てることを意味する。計画の目標とは，現在の状況や，あるいは自殺行動が再発した場合に，自殺行動以外の他の選択肢を示し，短期的な強化を最小限にする枠組みを築くことである。

　効果的な危機管理が複雑であるのは，自殺行動が多次元的な現象であ

るのと同じ要因のためである。治療者が出会う患者の中には，明らかに人生のストレスの結果として自殺行動を繰り返す危険がきわめて高い危機的状況の只中にある人もいるし（例：離婚，末期疾患の診断，配偶者の死，失業），治療可能な精神障害の人もいるだろう。危機管理のスペクトルの他の極にいるのが，その強度は普通ある程度変化するものの，常に何らかの程度の自殺念慮を抱いたり，自殺行動に及んでいたりする患者である。いかなる自殺のコミュニケーションや自殺行動の重要性も軽視しないという原則を守るとしても，これらの2種の状況には異なる臨床的対応が必要である。たとえば，反復する頑固な自殺念慮を自殺の危機そのものとみなすのは生産的ではない。かなりの数の自殺の危険の高い患者にとって，自殺念慮を抱くことは日々の出来事であり，ほとんど常に存在する症状である。こういった患者がしばしばケースマネジメントシステムに割り当てられる。ケースマネジャーと治療者は，繰り返す自殺行動に対する危機介入，進行中の治療，患者が必要としている地域の資源の間に常にバランスを取らなければならない。ところが，これまでに自殺念慮があまり明らかでなかったり，自殺未遂に及んだことのない患者でも，自殺の危機に襲われているとみなされることがある。危機という概念は，ある個人の行動の従来の典型的な範囲を超えるほど深刻なまでに自殺の危険が高まっていることを意味している。したがって，慢性的に自殺の危険の高い患者も自殺の危機を呈することはあるだろうが，危機とは，その患者が典型的に示すレベルをはるかに超えた自殺念慮や自殺行動を呈する場合を指している。

すべての人がケースマネジャー

　ケースマネジメントとは，さまざまな状況における効果的なケアを協調させることと定義するのが最適だろう。ケースマネジャーはさまざま

なことをしなければならない。たとえば，法的責任の問題を取り扱う，システム上の障害を克服する，はっきりした治療計画を伝える，ケースマネジメント戦略で他の治療者たちが抱える抵抗に対処するなどである。ケースマネジメントの重要な目標，そしてそれは達成するのがもっとも難しい目標であるが，家族の人々あるいは治療システムが目指すさまざまな目標と患者の利益にとって何が最大の利益となるかと治療者が考えていることとの間に生じる可能性のある葛藤を克服することである。自殺の危険の高い患者の治療に関わる者は誰もが，自分自身の仕事の中にケースマネジメントのある種の側面があることに気づくだろう。

危機介入は主として治療者と患者の間の相互作用についての問題であるのだが，ケースマネジメントは治療者が他の人々の行動に影響を与えて，協力して患者を支持するようにすることである。治療への反応が乏しい患者の場合，この2つの使命はしばしば1つになる。自殺行動を繰り返す患者は典型的には行動面での管理も，そしてより多くは積極的なケースマネジメントも必要である。ケースマネジメントがより多くを要求されるようになると，問題解決の焦点から他へ関心が移ってしまう傾向について治療者は注意を払っておかなければならない。効果的な治療には，危機の再燃やケースマネジメントの量にかかわらず，問題解決や感情面での耐性を改善することを常に図らなければならない。

自殺の危機に対処するための五原則

患者が自殺の危機に対処するのを助力する際は常に，介入の成功は次の五原則にかかっている。

1. 自殺行動は，患者が耐え難い，逃れられない，果てしなく続くととらえている特定の問題を解決するために計画されている。このよう

な状況に陥ると，誰にも自殺の危険が高まる。効果的な危機介入は，患者が短期的，かつ中期的な問題解決戦略を用いて，自殺の危機に対処するのを助力する。

2. 治療者がどのように振る舞うかによって，危機を悪化させることも，収拾させることもある。自殺の危機に対して，直接的に，事実に即して，率直な方法でアプローチを図る。これから何が起きるかといったことに対して，神経質になったり，恐れたり，心配したりする態度をできるだけ見せないようにする。

3. 自殺行動のほとんどは死に至るものではない。危機のほとんどは実際には自殺に至らない。さらに，カウンセリング，薬物療法，あるいはその双方といったいかなるタイプの危機管理も自殺を予防するというエヴィデンスはほとんどない。多くの治療法は，患者は明日も生きているという前提に立っている。患者はこの危機から学習しなければならないし，この経験を通じて，将来生じる危機に対する抵抗力を高める必要がある。もしも治療者が患者を生かしておくことだけを目指すと，人間の成長という貴重な機会を失ってしまうだろう。自殺行動を繰り返す患者に対して，治療者はほとんど何もしないのだが，ただし，もしも患者が自殺のエピソードから何かを学習し，成長することがなければ，治療者は果てしなく続く自殺行動を繰り返す患者のエピソードに反応していくことになる。

4. 真の自殺の危機はある程度の期間で自然に収まる傾向がある。ほとんどの患者は24～48時間以内に，疲弊しきった感情に適応していくことができる。治療はこの1～2日間を何とか乗り切ることに焦点を当てつつ，次に，危機を招いた背景の問題へと移っていくことを予期しておく。

5. 危機介入の最終目標は，患者が自殺以外の方法で問題を解決するのを助力することである。介入の技法がけっして自殺行動を強化して

表7-1　危機が生じたときに何をすべきか？

A．自殺行動について直接質問する。
B．平静で理性的な態度を保ち，機能的分析を怠らない。
C．患者の精神状態について検討する。精神病症状，気分の症状，薬物やアルコールの乱用について質問する。
D．必要があれば，計画していた予約外の接触を計画する。しかし，それが自殺行動を強化しないように注意する。単に「気分がよくなる」ことではなく，問題解決を強調する。
E．患者が短期的な目的を思いつくように介助する。
F．今こそ時折，患者を支える電話をかけるには絶好の時である。
G．患者と協力して肯定的な行動計画について考える。
H．危機管理の手順について検討する。

はならない。目標は，自殺行動を罰したり，強化したりすることではなく，それを中立的にとらえることである。このバランスを取ることができるようになると，自殺行動を繰り返す患者の危険は去り，より適応度の高い問題解決戦略が取って代わっていく。

エスカレートする自殺行動への対処戦略

　急性に自殺の危険が高まっている患者を治療していく際に用いる特定の戦略がある。これらの技法は，新しい患者にも，現在治療中の患者にも応用できる。それを表7-1にまとめておいた。
　忘れてはならないもっとも重要な点は，治療者が冷静で，直接的で，注意を怠らないことである。治療者の振る舞いは，重要な情報を集めるのに役立つ。たとえば，自殺行動の契機となった問題に関する患者の認識，患者が考えた問題解決反応の範囲，短期的な問題解決に影響を及ぼす気分や認知の要因などについての情報である。
　患者の問題解決の柔軟性を評価する一環として，精神病症状や思考障害の症状が存在するかどうかを見きわめる。一般に，患者の思考障害の程度が重いほど，自省的な問題解決計画が成功する可能性は低くなる。

精神病はかならず治療しなければならない。精神病に罹患している患者は短期入院の高度に構造化された環境や，背景の精神病症状に焦点を当てた長期入院から利益を得ることができるだろう。

　気分に関連した症状を評価することは患者の危機を理解する重要な一歩になる。気分に関連した症状は患者の動機づけやエネルギー水準に強く影響を及ぼす。重症のうつ病患者が問題解決計画を実行するのが難しいのは，それを達成するだけのエネルギーがないからである。不安焦燥感が強い患者は多くのエネルギーを使い果たしてしまっていて，取り組むべき計画に焦点を当てるのが難しい。気分の状態を見ることで，患者の苦悩や絶望感を比較的容易に判定できる。こうすることは，患者に苦悩に耐えることを教えるという初期の計画を実行するか，危機を引き起こしている問題を解決することに焦点を当てるべきかを決めることに役立つ。

　患者が現在アルコールを乱用しているか，あるいは今後，乱用する可能性があるかを評価することも重要である。自殺の危険の高い患者の多くが，苦痛に満ちた感情に対処するためにアルコールや薬物を用いる。アルコールや薬物の乱用が認められたら，乱用がもたらす害について説教したり，道徳観を押しつけたりするのは避ける。その代わりに，薬物やアルコールの使用，乱用，依存につながる受動的なアプローチとは合致しない問題解決計画を立てる。たとえば，飲酒したり，違法薬物を服用したりしそうになったら他の建設的な活動をする，あるいは，患者が薬やアルコールを使いそうになったら，フォローアップの電話をかけることを考える。危険なときであったのに，薬物やアルコールを使わなかった場合について患者に質問する。どのようにして患者がよりよい解決法を思いつくことができたのかを探り，そのような戦略をさらに用いるように焦点を当てていくのだ。アルコールや薬物が手に入りにくくなるように患者が周囲の誰かから得られる助けを一覧にし，その過度の使用

とは一致しない活動を始め，それを支持することがしばしば重要である。薬物やアルコール依存症治療プログラムがある場合には，患者がそれに参加することを強く働きかけ，支持する。

患者が自殺行動に及ぶ可能性を，従来からある自殺の危険評価のための質問だけで判定してはならない。このような従来からある自殺の危険因子は自殺行動の危険を正確に予測するものではないことが明らかにされてきた。なお，患者の自殺の危険が高いままである可能性を評価するよりよい方法があり，これらの質問は比較的単純にできる（表4－1「自殺行動の危険を示す重要な要因」）。次の点について治療者は患者の様子を探っていく。

- 患者は自殺行動によって問題を解決できると確信している。
- 患者は深刻な苦痛に満ちた感情に耐える能力がある。
- 患者は事態が改善するという機会があれば，自殺しないという理由があると考えている。
- 患者は将来は明るく，人生に期待を持つことができると考えている。
- 患者はこれまでに自殺行動を問題解決の手段として用いたことがある。

自殺行動を問題解決という状況でとらえなおし，治療に対する患者の第一印象が実生活の問題解決に向けられるようにする。このアプローチによって，自殺行動に対する偏見を取り除き，患者が症状をこれまでとは異なる視点から考えるように助力できる。自殺行動は異常を示す兆候ではなく，妥当な問題解決過程の結果であるというメッセージを患者に伝えるように努力する。この戦術自体が自殺の危機を和らげるのに役立つだろう。

肯定的な行動実施計画

　効果的な行動管理の結果として望まれるのは，治療者と患者が**協力して短期計画を立てる**ことである。自殺行動を引き起こす問題を解決するためにこれからの数日間どのような行動を取らなければならないかを，この計画は明らかにする。何がよい計画であるかは容易に定義できる。**それは具体的で，詳しく，そして，患者の能力で実施可能な計画である。**

　こういった努力をする際にもっともよくある次の2つの失敗がある。①患者が実施できない計画を立てる。②協力せずに立てた計画を患者に強制する。危機的状況にはプレッシャーが付き物であるにしても，治療者がよい結果を望むことは理解できる。患者が問題を解決するためにしなければならないと治療者が考えていることだけを基準にして，何がよいことであるか治療者が決めつけてしまう傾向に注意を払わなければならない。治療者が考える・よい・ことは，患者が同意し，可能なこととは限らない。問題を解決するために大きな変化をもたらす必要はない。**小さな前向きの一歩を達成すること**は，人生で劇的な変化を遂げようとすることと同じような影響がある。自殺行動の心理とは，その状況を変えることも，そこから逃げ出すこともできないと確信していることであるという点を忘れてはならない。したがって，前向きの変化はすべて，こういった柔軟性に欠ける思いこみに疑問を投げかけることになる。治療者と患者が実行可能な短期計画を立てたら，それは患者が将来の成功を保証するために治療者が最善を尽くしたということである。患者の能力に合った計画を立てるということは成功の重要な鍵である。もしもこの計画が達成不能なものならば，患者はすぐに諦めて，また失敗を重ね，それに向き合わなければならない。もしも成功したら，患者がその計画を肯定的な前進のための一歩ととらえられる必要がある。次の2つの重

要な質問がある。

1．「もしもこの数日間Xということができたならば，あなたはそれを進歩のサインと見ることができるでしょうか？」
2．「たとえあなたの気分が今のままだったとしても，この数日間，実際にXをできると思いますか？」

　次は，短期の問題解決計画の典型的な目標である。

1．患者の社会的孤立を減らす方法を探る。
2．快適で，励まされるような出来事を増やす。
3．患者が成功しそうな活動をするように繰り返し働きかける。
4．何らかの運動を通じて，患者の身体活動のレベルを上げていく。
5．患者がリラクセーション戦略や自己ケア行動を活用するのを増やす。
6．以前の危機のときにうまくいった対処法を試みるように患者に働きかける。

　孤立した人にも実際には周囲の人々から効果的なサポートを得られるネットワークがあるかもしれないが，他者の負担になるのを恐れて，関わりを避けていることがある。このような状況では，短期の行動計画は，助けになってくれそうな数人の人々と接触するが，個人的な問題について話す時間は短くしておく。通常の日常生活からはいくらか離れた快適な活動を再開するように治療者は患者に働きかける。たとえば，ウィークデーの5日間に1～2回公園を散歩する，映画を観に行く，エアロビクスの教室に通うといった計画を立てる。以前苦労したときに患者が用いた対処戦略を探すというのもしばしば役に立つ。たとえば，毎晩，入浴するといった方法は役に立っただろうか？　瞑想や単純なリラクセー

ション法を1日に数回試してみるのはどうだろうか？　別の町に住む友人に毎日電話をしてみるのはどうだろうか？　患者の能力に応じた戦略という視点からは，治療者は患者が何かをするのにすでによく知っている方法を探したいと考えるだろう。新しい行動を学習するよりは，既存の行動を再開するほうがよほど易しい。このような介入の規模は大きいものではなく，自殺念慮や自殺行動には直接焦点を当てない。重要な点は実行できそうな介入を選ぶことである。まず，実際に何らかの成功を経験することが，大きな問題を必死で解決しようとすることよりもはるかに重要である。可能であればいつでも，この短期的な，前向きの計画を書いておき，進行状況を確認すると，治療者と患者は計画がどのように進行しているかを評価できる。このフォローアップセッションは一般に最初の介入後1～3日後に行う。フォローアップのために前もって決めておいた時間に電話をかけて，計画が実行されているか，予想外の問題が起きていないかを確認する治療者が多い。もしも計画がうまくいかなかった場合には，最初の面接の後にも，患者はすぐにケアを受けられることを理解させておく。

自殺しないという契約：誰にとって利益があるのだろうか？

　自殺しないという契約は，自殺の恐れを取り除く方法として，長年かけて臨床の場にすっかり定着してきた。ある期間，自殺行動に及ばないということを書面で約束することを患者は求められる。自殺しないという契約は当初，入院における管理の技法と考えられていた。これは次第に他の状況でも用いられるようになり，しばしば，残念ながら，その効果や理論的な根拠を検証されることはほとんどなかった。残念なことにこの契約を入院計画として用いている機関もある（例：自殺しないという契約をしないと，退院させる）。あるいは，患者がそれを拒否すると

強制入院の基準とみなす機関もある。自殺しないという契約は，患者の状態が改善したと治療者を誤解させかねない。自殺しないという契約に合意した人が実際に自殺する率が低いとか，長期的な自殺行動を減らすと明らかにした研究はない。患者が合意できず，自責感を感じ，自殺願望を治療者に伝えなくなってしまうならば，理論的にはこの契約は自殺行動の危険を増してしまうだろう。

　自殺しないという契約は，ある治療システムから別のシステムへと移行するうえで必要な条件として使われてきた。しかし，入院患者を退院させるにあたって，治療者はうつ病患者が抑うつ的ではないように振る舞うことを求めるだろうか？　もしも何らかの圧力だけのためにうつ病患者が抑うつ的でないような態度を取ることができたとしたら，患者はすでにうつ病から回復していたことになるのだろうか？　自殺の危険の高い患者が実際に自殺しないと合意できるならば，患者がそういった合意をすると仮定すること自体が合理的ではないと考えられないだろうか？　患者が統合的な治療システムの中であるシステムから別のシステムに移行するのは，重症度や必要性の程度の評価に応じたものであるべきであって，治療者を誤解させたり，判断を誤らせるような患者の言動に基づくべきではない。

　自殺しないという契約の代わりとして，肯定的な行動を計画する。要するに，患者はある期間，積極的で前向きな行動をすることを求められる。これが強調するのは，患者が何をしてはならないかではなく，何をすべきかであり，一連の効果的な問題解決法の重要な一環となる。自殺の危険を除去することを保証する戦略などないことを忘れてはならない。治療者の目標は，短期の問題解決への肯定的な内容を用意することである。

介入の情緒的雰囲気

　すでに述べた危機介入の目標は問題解決法を考え，計画を立てることであるが，自殺行動の基礎は絶望感や耐え難くて逃れることのできない苦痛である点を忘れないことが重要である。治療者はこれらの問題を認め，効果的なサポートをしなければならない。ただし，治療者が何かをしなければならないという不安のために，患者の苦痛や苦悩の感覚を承認できないと，危機介入セッションは失敗する可能性がある。「ただこれをすればいいのだ」といった指示はスポーツではうまくいくかもしれないが，自殺の危険の高い患者はこのような態度を強制的な命令として受け取ってしまい，かえって逆効果となるかもしれない。こういった指示に反応して，患者の自殺の危険はさらに高まるかもしれない。このような反応が生じると，患者は「いいえ，私が今どんなにみじめな気持ちであるか先生はわかっていません。もっとはっきりと見せてあげます！」などと言うかもしれない。できるだけしばしば，患者の苦痛に満ちた感情を承認し，患者が自殺を苦痛を止めるための方法と考えているという点について治療者が理解していることを示す。同時に，治療者と患者が協力すれば，よりよい解決法が見つかると確信していることを，治療者は自信をもって伝える。自殺の危険の高い患者に対してとるべき多くの技法があるが，セッションの情緒的雰囲気は，治療全般の成功に必要なもっとも重要な要因である。患者が話を聞いてもらい，受容されていると感じると，協力して問題解決計画を実行に移すようになる。

治療中の自殺行動に対処する

　ごく一般的な人生の出来事が起きたとしても，あるいは問題解決法と

して自殺行動を用いる傾向が高いとしても，治療の経過中にどの患者も自殺の危険が再び高まる可能性がある。こういったことが起きる可能性は明らかであると考えられるのだが，治療者の中には，治療を開始しただけで自殺行動が消え去ると暗に思いこんでしまう者もいる。こういった心構えの治療者は，自殺行動が再現すると，しばしばそれに対する心の準備ができていないばかりか，怒りを覚えたり，患者と対決したりしてしまう。治療を成功させるうえで重要な点は，治療者と患者が協力して，治療のある時点で自殺念慮や自殺行動が再燃することを予期し，それに対処する計画を立てることである。このように認識しておくことによって，理想化された治療のイメージを引きずるのではなく，治療者・患者関係を現実的なレベルに保つことができる。自殺行動の再発を，問題解決や苦悩耐性スキルを学習する実験のように活用していく。この技法によって，患者が治療者を不快にさせるのではないかと思っている情報を隠してしまうのではなく，治療のセッションに何を持ちこんでもかまわないと患者は許されるように感じる。

自殺行動対処プロトコル

表7-2に自殺行動に対処するための行動面に焦点を当てたプロトコルを作る際に重要な点をまとめておいた。ほとんどのプロトコルは治療の初期に作られる。とくに次の3点が重要である。

1．患者がそのプロトコルをよく理解し，合意していなければならない。
2．プロトコルが，患者と治療者双方の確信や価値観と合致している。
3．患者がプロトコルを公正で実行可能な合意ととらえている。

プロトコルの最重要点は「患者に自殺の危険が急性に高まったときに，

表7-2 治療中に生じた自殺の危険に対処するためのプロトコル

A．アルコールや薬物を使用しない。
B．適切な行動を誉める。
　　1．過度の関心を払うことで自殺行動を強化しない。
　　2．自殺行動ではなく，危機に対処しようとしたことを誉める。
C．各患者に合わせた特定の危機対策プロトコルを作っておく。（例：危機カード戦略）
D．面接時間外にも，自殺念慮や自殺行動が続くことを忘れてはならない。危機クリニックや患者の周囲の人からのサポートネットワークについて考慮しておく。
E．患者を入院させなければならない条件について考えておく。
　　1．行動化ではなく自制した行動を強調する。
F．強制入院に関する治療者の方針を明らかにしておく。

治療者は何をするか？」という疑問に答えることである。たとえば，治療者は強制入院に踏み切るかもしれないし，患者がそれを恐れ，自殺の危機について何かを話すことをためらうかもしれない。そこで，治療者は自殺の危機の可能性について自分の考えや価値観を伝えておかなければならない。この状況では，法的，倫理的，道徳的態度が治療の成否に影響を及ぼす可能性があるので，この件について率直に話し合うべきである。治療者と患者が協力して立てた計画は，自殺の危機の最中に治療者が進んで従う原則を反映していなければならない。

入院の利用

　治療者がどのような場合に入院治療に踏み切るか明確にしておく。この計画に含まれるのは，短期の急性期治療，診断を評価するための自発的入院，強制入院などの件について話し合うことである。たとえば，患者の意志に基づく短期間に限った入院と，長期にわたる目的のあまりはっきりしない入院について，治療者が説明する。患者も計画を立てることに参加し，そうすることによって自分も意志決定に加わっているという感覚を強める。危機が起きたときに効果的な決断を下せるようなシナ

リオを書いておくことが目標である。

追加のセッションを計画する

　自殺の危機では追加のセッションが必要になるかもしれない。しかし，治療者が強い関心を向けると，それが自殺の危険に対する報酬になってしまい，追加のセッションを計画することが自殺行動を不注意にも強化してしまうかもしれない。これは自殺行動が増えている時期に，計画外に実施される介入の多くで現実の問題となる。一般に，肯定的な問題解決行動が起きて，患者がより集中的な治療から利益が得られる場合には，追加のセッションを計画することはさらに有用である。危機のために追加の接触が必要であったとしても，できる限り集中的ではない接触にすべきである。たとえば，1時間の1対1の面接よりは，電話で短時間フォローアップするといった技法を用いる。建設的な問題解決行動を開始し，それを強化する努力に焦点を当てる。危機において自力で解決する能力，すなわち，精神内界で生じた嵐を切り抜ける能力を高める。

患者からの電話をどう扱うか

　治療の最初の時期に，治療者がいつ，どのような状況で，計画された以外の電話を受けるかについて決めておく。患者が自殺行動をすでに始めてしまっていたら，治療者は危機の電話に長々と加わらないようにする。自殺行動がすでに起きてしまっている状況では，治療者は医学的な生命の危険をまず評価することを伝えておくのがよい方針である。治療者が患者は身体医学的に危険な状態にあると判断したら，ただちにその場に救急車を送る。これはより効果的な問題解決の選択肢について話し合うには適切な時期ではないので，次の予約されたセッションで状況に

ついて話し合うように患者に働きかける。この危機に対処することに関して心の中にあるいはメモとして記録しておくように患者に指示し，この状況から多くのことが学べるはずであるという治療者の確信を患者に伝える。患者が電話をしてきて，自殺を図ろうと考えている場合には，かならずその手段を放棄するように指示し，短期の問題解決の話し合いを始める。この場合にも，メモを書いて，それを次のセッションに持参するように指示するとともに，自殺行動を実行に移す前に電話をかけてきたことについて患者を誉める。患者がこのような態度を取ったからといって，治療者はけっしてぶっきらぼうに答えたり，患者を罰するようにほのめかしてはならない。万が一，患者が自殺してしまったら医療過誤の訴訟を起こされるのではないかと恐れて，多くの治療者が電話を短く終えることに尻込みする。このジレンマは，医療過誤訴訟ばかりを恐れて治療をすることから生じる望ましくない結果である。ここで取り上げなければならないのは，この状況で臨床的に効果的なことは何かを検討することである。そして，患者を助けるために治療者がとった方法や決定の根拠を記録しておく。

　一般に，電話で話された内容を宿題にすることなどによって電話を短く切り上げるほうが，だらだらと会話を続けるよりは，はるかに建設的である。

　患者からの電話を受けることの問題は，他の人々と同じように，治療者も休息や仕事から離れた時間が必要であり，仕事以外の活動をすることを許されなければならないという点である。また，治療者は患者が実際に自殺行動に及ぶ前に電話をかけてくることを望む。このアプローチは患者の自制心と自己責任を強めていく。患者がこのプロトコルに同意するならば，治療者は一日のいかなる時間でも相談に乗るべきである。しかし，他のすべての人々と同様に，臨床家にも日中の仕事の時間以外の夜の時間や課業外の活動があるということを患者に理解させることは

重要である。あらかじめルールを決めておき，さまざまな状況で治療者がどのように対応するか患者に理解してもらっておく。患者が電話をかけてきたときに，治療者が何かの活動をしているならば，今は忙しいことを患者に伝え，危機カードに書いてある自己支持の計画（後に解説する「2部から成る危機カード」参照）を実施し，それが治療者と患者の両者にとってうまくいくか話し合う時間を設けるように指示する。

さらに治療者を困惑させる状況とは，患者が電話をかけてきて，実際に自殺の危険が高く，すでに手段を手にしていて，「これから自殺を実行する」と言ってくるような場合である。このようなときには，「私はあなたを助けたい。でも，同時にあなたが自殺を考えているならば，私たちが話し合うのは難しいです。だから，まず銃をどこかに置いてください。そして今何が起きているのか整理するために力を合わせましょう」などと話しかけるのが役立つ。患者が治療者の依頼を拒否するならば，電話での問題解決は望めないし，最悪の場合も起こり得る。治療者はこのような状況でとるべき立場をすでに説明しているはずである。今こそ，危機カードに反応し，それを実行に移す時である。

時折サポートのための電話をかける

時々，事態がどのように推移しているかを知るために治療者が患者に電話をかけることを伝えておく。このように時折電話をかけるという戦略は，自殺行動が増してきて，はじめて治療者の関心も増すという関係を絶つことを目的としている。時折サポートのための電話をかけることによって，この関係を中和し，治療の大きな進展のきっかけとすることができる。このような電話は一般にとても短いもので，2〜3分間以上ということはない。伝えるべきメッセージとは「あなたがどのようにやっているか私は関心があります。行動面での宿題がうまくいっているこ

とを望んでいます。あなたはXということにとくに注意を払うと話していましたが、それはどうなっていますか？　来週の予約日に会うことを楽しみにしています。それでは」といったものである。換言すると、電話で心理療法をしてはならず、むしろ、その週にどのような活動をしていたとしても患者を支持することである。電話をかける日を定期的にしないために、たとえば、数字を無作為に取り出し、あらかじめ3カ月前には電話をかける日を決めておくというのもよい方法だろう。患者の機能状態にかかわらず、このような電話をかける。無作為のサポートのための電話は頻繁にかける必要はなく、1カ月に1回の電話でもしばしば肯定的な影響を及ぼす。患者が危機に陥っているときには、治療者はルールを少し変えて、追加の電話を1回か2回かけて、患者が現在使っている問題解決戦略を強化する。たとえ患者が危機に陥っている場合でも、伝えるべきメッセージは本質的には同じものであり、電話の時間は短くする（2〜3分間）。この戦略は新たな種類の関係を生む。わずか2分間ばかりの電話が治療の重要な出来事になり、誰かが自分に関わりを持ってくれていて、理解されているということが、自殺の危険の高い患者の世界観の中心になっていく可能性がある。

2部から成る危機カード

　最後のそしてもっとも重要な危機プロトコル戦略は危機カードを作ることである。

援助源を明らかにしておく

　危機カードの最初の部分に、患者がどこで援助を得られるかを明らかにしておく。現実に手に入る社会的サポートや地域の資源を患者が活用

し，治療が進んでいくとともに，治療者に頼るのを徐々に減らしていくことが目標である。危機的状況で，連絡を取ることができ，力になってくれて，サポートを与えてくれる人を何人か探しておく。有効なサポートを与えてくれる人とは，患者が抱えた問題について説教をしたり，言いくるめようとしたり，道徳観を押しつけたりするのではなく，患者の感情を受け止めるとともに，安心感を与えてくれる人である。このような人が見つかったら，患者はその人の名前と電話番号をカードに書いておく。

周囲にサポートを与えてくれる人々を探すのが難しい患者もいるだろう。患者は孤立していて，多くの人々を知らないかもしれない。人生において自分はすでに他者の大きな負担になってしまっていると感じているために，このような課題に取り組むことに尻込みしているかもしれない。このような状況では，患者と家族，あるいは効果的なサポートを与えてくれると思われる友人に会って，全員が合意できるような枠組みを築くことを考慮する。たとえば，いつも長々と，回りくどく，どこか苦痛に満ちた会話になってしまうならば，時間を制限する（例：5分間）とか，時間という枠組みについていくつかの点を示唆しておく。危機カードのこの自助戦略は取り扱うべき他の点に常に統合していくことができる（次項「自助戦略を発展させる」を参照）。誰にとっても役に立ち，不快にならない支持戦略を思いつくように，関与する人すべてに働きかけていく。

次に，危機の際に連絡できる地域の資源を同定する。たとえば，地域にある危機クリニック，精神保健センターの救急部，地域の救急部のソーシャルワーカーなどである。これらの資源を電話番号とともに書き出しておく。患者はまずリストにある周囲の人々に連絡し，それがうまくいかない場合には，次に地域資源に連絡する。さらに，このような地域資源が役立たない場合には，治療者に連絡を取る。患者が他の資源のす

べてに連絡を取ろうとした後であれば，治療者にいつでも連絡ができて，治療者が助力することについて，治療者と患者は合意しておく。患者がプロトコルに従わなかったならば，まず患者が危機カードに書かれている手順を試みて，連絡しようとしたことすべてが危機を緩和することに成功しなかった場合に，もう一度治療者に電話をかけるように治療者は患者に率直に，かつ支持的に働きかける。患者がこの手順に従うことができないならば，すでに述べたように（「自殺行動対処プロトコル」を参照）進めていくが，次のセッションでそのプロトコルを再検討する必要があることを強調しておく。

自助戦略を発展させる

　危機カードの第二の部分は，自助戦略を発展させることである。2〜4つの指示がきわめて役に立つ。アルコールの乱用が問題として手に負えなくなりつつあるのならば，カードには「飲酒してはならない。もしも私が酒を飲んでいるならば，すぐに飲むのをやめる」などと書いておく。次のように感情をコントロールする単純な方法も役立つ。「10回，深呼吸して，50まで数える」。あるいは，「私は強い人間で，以前にもこのようなときを乗り越えることができた」といった肯定的な言葉を何回か繰り返し言ってみるのも役立つ。最後に，そして常に，問題解決の視点を呼び起こすようにする。たとえば，「一歩引き下がって，距離を置いて，今，私が抱えている問題を見つめてみる」。この種の危機カードの見本は第10章（「一般医療における自殺の危険の高い患者」）の図10-1を参照されたい。

自殺行動を通じて成長する

　次の2つの原則によって，いかなる自殺行動も生産的な出来事ととらえることができる。第一に，**治療の最中に起きた自殺行動は，治療が失敗したという証拠ではない**。これは単に，そもそも患者が治療を求めるようになった原因である行動が，患者の問題解決の枠組みの中で今でも存在していることを意味している。患者が引き続き治療を受けるには自殺行動を控えなければならないと主張する治療者は，実際に患者にとって有害でさえある。治療者は，自殺の危機に対する患者の失望感を自覚し，むしろそれを活用することを学ばなければならない。治療者が影響を及ぼす能力が高かったとしても，コントロールする力はきわめて限られたものであるという点を忘れないということが第一歩となるだろう。

　第二に，**自殺行動の強化を中和させることが基本的な目標である**。患者が自殺行動に及んだときには，その行動を修正するまさに絶好の機会である。換言すると，治療者があらかじめ予想される結果を示しておくと，患者は自殺行動を問題解決戦略と見なさなくなる。たとえば，患者が自分の環境から逃れるために入院を利用しようとしているならば（例：「私は自殺してしまいそうです。だから入院させてください」），他のタイプの小休止を考えてみる。自殺念慮や自殺行動が不安の緩和に役立っているならば，不安の緩和を達成する他の方法を編み出す戦略を発展させる。患者が治療者に依存し，自殺行動を利用することで，不健康なまでに集中的な治療を維持しようとしているならば，定期的なセッションのスケジュールを守り，追加のセッションを設けることによって患者の自殺の危険を強化しないようにする。追加のセッションを設けるにしても，時間を限って，自殺以外の何かよい問題解決を図る。

　中和を図るための介入は，自殺行動がどの程度強化されているかとい

う治療者の評価にかかっている。長期的には否定的な結果をもたらしてしまうのに，自殺行動を維持することによって患者は何を得ているのだろうか？　自殺行動には社会的な偏見が伴うにもかかわらず，強力な内的かつ外的な結果をもたらす，きわめて強力な短期的な問題解決戦略であることを忘れてはならない。

　受容と価値に基盤を置いた問題解決モデルに沿って一貫した治療をする。自殺の危機の際に治療モデルを放棄してしまう臨床家は，無効な治療を実施したり，時期尚早に治療を終結させてしまうことで，治療が失敗に終わる可能性が高い。危機が生じていようがいまいが，すべては効果的な問題解決を実行する際に感じられることを受け入れるという点に収斂されることを，患者に示すのが鍵である。治療者が事実に即して，率直で，楽観的であるほど，患者もこの心構えを身につけようとし，苦痛に満ちた感情に焦点を当てるのではなく，課題に取り組もうとするものである。すでに解説した評価戦略（「エスカレートする自殺行動への対処戦略」を参照）を用いる。自殺念慮や自殺行動をモニターする宿題を考え，その引き金となる状況を同定する。患者がこのような概念を経験的にとらえることができると，自殺行動に対する認識が変化していくだろう。

　自殺行動が再発すると，それを事態が改善しない証拠と確信して，患者はすっかり落胆してしまいかねない。治療者が自殺行動を直接的に，事実に即して受容するならば，患者がこの否定的な解釈を極端にとらえる傾向は減っていく。多くの患者が，治療者の失望や直面化を避けようとするあまりに治療から脱落してしまっている。

　自殺行動に建設的な方法で働きかけていくことと，この行動を強化してしまうことの差について，治療者は理解しておかなければならない。治療的関与にとって，問題解決のコミュニケーションと苦悩耐性をまるで双子のように扱って，焦点を当てることで，この差について学ぶ。自

殺行動そのものに注意を払うのを少なくして，むしろ，それを問題解決のための実験のように関連させる。たしかに，自殺のコミュニケーションは強力であるので，この過程は難しいだろう。自殺のコミュニケーションと同様に，問題解決のコミュニケーションに関心を払い続けることはけっして容易ではない。患者が自殺について語っているときには，治療者がひどく緊張しているのに，問題解決についての話題が患者と治療者の間の話題になっているときには，治療者は冷静な態度を保っていられるということはないだろうか？　自殺の危険から話題が他に移ると治療者の関心が高まったり，態度が変化したりしないか，治療者は自分自身に注意を払っておく。この現象を克服するには，受容，自主性，効果的な問題解決について話す時間と，自殺行動について話す時間を計ってみる。一般的な尺度として，セッションの時間の少なくとも 85％は前者に使い，そして自殺行動に直接焦点を当てるのは 15％以下の時間とする。

　自殺行動が再発したときには，治療者は初期のセッションで合意しておいた事項を実施しなければならない。プロトコルが現実の人生という状況で試されるのであるから，この段階で治療者が治療プロトコルに対して抱いている信念が試されることにもなる。これはまさに慢性的に自殺の危険の高い患者の治療における試練となる。治療者に弱点があるとすると，それが明らかにされてしまうかもしれない。治療者がけっして強制入院を用いることはないと患者に約束していたのに，この介入を用いたりすると，患者との実質的な関係を危険にさらしてしまう。弱点が明らかになったら，治療計画に修正を加え，治療者が真に確信していることに合致するものにする。そして，治療者は誠実な態度を取るべきである。治療者は自分の間違いや両価性を認め，計画について再交渉し，それを実行するように患者に働きかける。

入院させるべきか否か，それが問題だ

　自殺の危機に対処するにあたって，任意，あるいは強制的な精神科入院の問題について取り上げなければ，危機介入やケースマネジメントの原則の検証は完全なものにはならないだろう。自殺の危険に対して入院という対応が過度に用いられている。第8章（「入院と自殺行動」）でこの介入法を適切に用いるために理解しておかなければならない多くの要因について解説する。これらの要因は，行動管理の手段として入院を利用することを慎重に検討するように求めている。入院治療が，患者の自殺の危険の背景に存在する精神疾患に対して好ましい治療法であるかどうかという点について検討することを強調すべきである。たとえば，自殺を命令する幻聴のある統合失調症の患者は，安全な環境で守られ，効果的な薬物療法によって命令性の幻聴を抑えることができれば，利益を得られるだろう。問題にすべき点は，自殺行動そのものではなく，背景に存在する精神障害なのである。ある人が病気の治療のために入院となったが，自殺行動が存在している場合には，病棟では強化パターンを慎重に監視し，自殺の危険が悪化しないようにすることが重要である。

責任と自制を強調する

　自殺行動に及ぶ前に自らの責任で入院した患者は，一般的に言って，少なくとも中等度には，適切な価値判断に基づく問題解決能力を示している。この経験は自力でコントロールできるという感覚を高め，このタイプの入院は病棟スタッフからも好意的に受け入れられることが多いので，肯定的な治療的出会いとなる。この理由で，患者自身が入院に対して責任を取るように働きかけるのが重要であり，そうすれば入院は自己

の判断に基づく行為で，肯定的な問題解決の出来事となる。これは「タイム」を取る必要があることを自ら認める自制的で肯定的な行為であると患者に伝えることができる。患者が一時的に休息のための入院を望む場合，目的に合った適切な救急病棟や入院病棟に出向き，あらかじめ48～72時間以内に退院することを計画した短期の入院を要請できる。この目標は，現実の問題が生じている環境から離れている時間を最小限にすると同時に，患者に問題解決計画を立てる余裕を与えることである。このアプローチは，個人的な責任や自制心を育み，入院に伴う否定的な影響を和らげる。

　現状を見ると，患者にとって適切な治療を保証することよりも，むしろ患者の自殺の危険に対する治療者の不安を和らげようとする状況があまりにも多い。臨床家が過度に不安になってしまい，この問題を直接取り上げることができないために，自殺の危険の高い患者が病院に打ち捨てられたと感じる入院スタッフも時々いる。その結果，まず混乱を引き起こしたということで患者に対して怒りがぶつけられてしまう。外来でこのような患者の治療にあたっている治療者には，ある特定の患者の治療に関する不安感を和らげるために，適切なコンサルテーションを求め，患者の最大の利益を目指した治療戦略をとることが勧められる。治療は臨床家の不安を和らげる手段ではない。治療目標は，患者が臨床的に効果のあがる戦略を用いることによって，問題解決に助力することである。

ケースマネジメント：システムのレベルにおける危機介入

　患者が複数の医療機関から身体医学的治療あるいは精神医学的治療を受けたり，同じ医療機関であっても複数の治療者が担当したりしているときには，ほとんどの場合にかならずと言ってよいほどケースマネジメントに関する問題が生じてくる。たとえば，自殺の危険の高い患者が最

初はかかりつけ医のもとを受診し，その後，症状の評価のために救急部に紹介されるかもしれない。この時点で患者は入院となるか，カウンセリングのために外来の精神保健システムへと紹介されるかもしれない。どの時点においても，異なる医療者による協力した治療を受けられる機会となるか，あるいは，葛藤に満ち，連絡が悪く，常識的ではない反応にさらされてしまう危険がある。効率的なケースマネジメントとは，患者があるシステムから別のシステムに移る際や，同じシステム内であってもレベルの異なるケアを受けるようになる際に，治療に一貫性を持たせるとともに，各々のサービスの提供が個々の専門領域における機能を維持しなければならない。換言すると，各人が自らの役割をわきまえて，自分がしなければならないことをし，してはならないことをしないということである。

　複数のシステムが協力して機能しているときには，ケースマネジャーは協調のうえに成り立った移行計画の実行に重要な役割を果たす。地域における複数の治療システムは，自殺の危険の高い患者にさまざまな治療を提供するように調整された密接な相互関係のネットワークの一部でなければならない。ケースマネジメントは，患者をある治療システムから他のシステムへと円滑な移行をはかるために調整の機能を果たさなければならない。精神科入院施設は，患者が退院後も外来の治療システムで一貫して協調した治療を受けられるように責任を分担する。外来治療も同様に，入院中に患者に対して用いられた治療モデルの一貫した治療を維持するように調整を図る。救急部から患者が入院治療，あるいは外来治療へと紹介されるときには，患者がその紹介に応じるように効率的に働きかけられるべきである。救急部は，その患者の治療を以前にも担当したことのある外来や，入院病棟に連絡して，治療を調整する。このモデルは，自分の組織を守ることに躍起になっているものの，質の高い臨床的ケアの原則に気づいていないケアマネジャーを困惑させてしまう

かもしれない。しかし，このモデルではシステム全体が治療を担当し，効率的に管理された標準的治療となる。

複数のシステムや部門の間に恣意的な線を引き，相互に効率的な情報交換がないために注意義務が果たされていない例が数多くある。もしも問題の施設がシステムの一部に含まれていたら，患者に電話をかけて，他の施設に予約を取る必要があると伝えなければならないかもしれない。潜在的に注意義務違反が起きる可能性は，精神状態のために患者がその治療施設から離れたことから生じるのではない。むしろ，その施設が，患者が次の治療施設からケアを受けられるように全力を尽くさなかったことである。患者があるシステムから別のシステムへ，あるいは，同じシステム内でも調整された移行ができた場合，臨床的ケアの質を急激に高めることができる。異なるシステムの複数の治療者が，窮地に立たされたり，受け入れ難い危険にさらされたりすることなく，互いに話し合えることが重要である。患者が利益を得るばかりでなく，治療過程で用いられる地域資源も少なくて済む。これはよい結果を生み，費用も低くて済み，医療過誤が少ないというのは，望ましい方式である。

● 要（かなめ）の概念：誰かひとりが主な責任を取る

きわめて効率的なケースマネジメントのシステムでは，誰かひとりが治療や他の医療機関への紹介を調整することに責任を取る。この任には，治療者，危機介入の担当者，あるいは精神保健の専門家があたり，必要とされているさまざまな治療の場へと患者を移行させる。著者らの臨床経験では，ひとりの専門家がケアマネジメントの決定に責任を持たない場合には，治療計画は失敗しがちである。要の概念とは，患者をひとりの責任者に戻すケースマネジメントのプロトコルを築くという行為である。患者に接する他の治療者たちは，治療全体に責任を持つ治療者が用

意したケアマネジメントの指示に従うように依頼される。適切に行われると，この種の行為は，乖離（すなわち，治療チームの複数のメンバー間の意見が分かれること），自殺行動に対して不一致の矛盾した反応，患者の側の混乱を予防する。

　要(かなめ)のタイプのケースマネジメントにはたしかに時間がかかるかもしれないが，効果的な治療にとって妥当で他に替えようのない要素である。治療者は他の身体医学や精神医学の専門家と話し合って，彼らが治療の理論的根拠を理解し，自分に割り振られた役割を進んで引き受けるようにしなければならない。このアプローチが自殺の危険の高い患者にとくに当てはまるのは，すべての人が自殺行動に激しく反応するばかりでなく，どのようにして患者を治療していくかという点についてさまざまな異なる考えを持っているからである。互いに食い違う治療アプローチに接し，患者は困惑し，混乱するという結果になるかもしれない。同様に，患者を治そうというプレッシャーのために，治療者たちが自殺行動の治療のための正しい方法について互いに意見が食い違い，反対を生みかねない。

有能なケースマネジャーの特質

　以下の３つの重要な介入が，自殺の危険の高い患者に対する有能なケースマネジャーの特質を決定する。

１．問題に対する明白なアプローチが必要であり，このアプローチをはっきりと言葉にして，どのような臨床的な利益をもたらすかを治療システムの中で他の人々に説明する。
２．さまざまな役割の人々が協調して治療の努力を支持しなければならないことを具体的で分かりやすい言葉で説明する。

3．どのようにして計画が機能しているのかという点についてしばしばフィードバックをし，他の治療者たちの心配に対処する．

　自殺の危険の高い患者をどのように治療するかという点を取り扱った文献が不足しているために，多くの治療者はケースマネジメントについて漠然とした目標しか持っていない．このために，治療目標もその目標を支持するために何をすべきであるかも理解していない他の治療者たちや臨床チームのメンバーたちの間に混乱が起きてしまう．最悪の事態では，自殺行動がエスカレートするまでは目標が明確になっていなかったことさえ明らかにならず，患者は同一のシステムの中で，あるいは，あるシステムから別のシステムへと漂うことになってしまう．こういったことが起きると，複数の治療者たちがそれぞれの戦略を開始し，自分には完全に理解できていないし，支持もできない他の治療者の方針のために自らの戦略を進んで放棄することをためらう．効率的なケースマネジメントには，治療者は臨床的に好結果を生む治療戦略について明白に把握しておくことが要求される．ケースマネジメント計画を明確に書いておき，すべての関係者に配布しておく．図7-1はケースマネジメント計画の一例であり，効果的なケースマネジメント計画を示すのに役立つ．

　治療者に治療戦略があったとしても，それを他の医学や精神保健の専門家たちに対して具体的な指示として示さなければならない．この指示は他の治療者たちの技能や専門分野と合致している必要がある．たとえば，救急部の医師に対する指示は，医学的評価や，それ以上の治療が必要な場合には患者を他に紹介するにあたっての短期的なケアに関する事柄に焦点を当てるだろう．救急部の医師に，自殺の危険の高い患者に対するソーシャルワークや心理療法まで期待するのは現実的ではない．

　治療者が治療システム内の重要な機関に，肯定的な点についてもそして否定的な点についても常にフィードバックすることが重要である．皮

```
患者氏名：＿＿＿＿＿＿＿＿＿＿　主治療者氏名：＿＿＿＿＿＿＿＿＿

A．標的行動とその頻度（その行動を描写し，行動の評価はしない）
B．標的行動が生じる場所と状況
C．標的行動を報奨し，維持する要因
    1．スタッフの反応
    2．重要な絆のある他者の反応
    3．患者の精神的機能あるいは情緒的機能の変化
D．行動修正のための計画
    1．誰がそれを行うか？（関係するすべてのスタッフや部門を列挙する）
    2．いつ開始するか？
    3．何を達成するか？
    4．これを達成するには何をしなければならないか？（特定の行動を列挙する）
    5．何を用いて，計画が成功したかどうかを判定するか？
    6．結果について検討する前に，この計画をどの程度の期間実施するか？
        a．結果を検討する予定日：＿＿＿＿＿＿＿＿＿＿

注意：何か疑問があれば，主治療者に問い合わせる。主治療者がこの患者の治療に責任を持つ。患者が緊急事態に陥った場合には以下の電話番号で，主治療者にただちに連絡しなければならない。
                電話：＿＿＿＿＿＿＿＿＿＿
```

図7-1　自殺行動対処プロトコルの一例

肉なことだが，事態がうまく働いていないときだけケースマネジメントのほとんどの話し合いが行われている。肯定的なフィードバックと否定的なフィードバックの間にバランスを取ることができれば，このような話し合いがもたらす緊張を和らげられる。指示に従ってくれた治療者たちに電話をかける時間を取り，彼らの貢献が良好な臨床的結果を生むのにいかに役立ったか説明する。他の治療者たちの努力が患者の治療の継続性や協調性に寄与したならば，その事実について理解してもらう必要がある。換言すると，治療戦略に齟齬をきたしたり，特定の計画を実施するのに失敗したりしたときだけ，他の治療者たちとコミュニケーションを取るといった状況を避けるようにするということである。

自殺行動を中立的にとらえる戦略を立てるのはよい例である。この行動には，自殺の危険の高い患者に関わる治療者たちが，患者に対して，過度の関心，ケア，心配をしないばかりでなく，罰，直面化，甘言で言いくるめたりしないで，対応する必要がある。この課題を達成するのは，自殺の危機の最中には容易なことではない。救急部でこのアプローチをたくみに守ることができたときには，治療者たちが十分な仕事をしたことを伝えるのがきわめて重要である。

効率的なケースマネジメントで同じく重要な目標は，患者がケースマネジメントの方針のもとにとどまる限り，それは患者にとって有利であるという点を患者自身が理解できるようにすることである。性格の問題や何かにつけて反対する傾向のある患者の多くはケースマネジメントのシステムについてもあれこれと試してくる。患者はケースマネジメントのシステム内のさまざまな場所で自殺念慮や自殺行動を訴え，それに対する反応が一貫しているか確かめようとする。患者が治療者と協力してケースマネジメント計画を立てたならば，このようにあれこれと試すような態度は減る。しかし，ケースマネジメントのシステムにも限界があることを患者に知っておいてもらうことも重要である。たとえば，すべての救急部や病院に特定の患者のケースマネジメント計画を周知徹底させておくことは難しい。ケースマネジメントに関与していない施設では，強制入院，抑制，保護室の使用といった予想外の結果が起こり得ることについて，患者は理解しておく必要がある。このシステム外では，治療者は何が起きるかコントロールできないという点について，患者は理解しておかなければならないのだ。そこで，さまざまな治療者たちが臨床的に効率的な方法で治療にあたる準備ができているシステム内で，自殺の危険の高い患者が治療を受けられることが目標となる。

他の治療者たちに対してと同じように，患者がケースマネジメントのシステム内にとどまっているならば，その点について患者を誉めること

が重要である。このような状況では，治療者は緊急の電話にも対応するように努力するだろう。このように患者に対する注意を増すことは，患者がケースマネジメント計画内にとどまることを強化するだろう。これは手間がかかることかもしれないが，このような対処の仕方は，一般に，患者から常に試されるケア計画よりも時間がかからないものである。

　自殺の危険の高い患者がケースマネジメントをどの程度必要とするかという点は患者によって異なる。困難な患者は他の患者よりも多くのケースマネジメントが必要である。困難な患者は障害が多く，多くの問題を抱え，慢性的な自殺の危機に満ちたライフスタイルが固定してしまっているかもしれない。治療者がこの節で解説した原則を進んで守ろうとするならば，治療システムが，患者を助けるばかりでなく，治療者にとっての人生も楽になるように機能する可能性が高くなる。

❗ 役立つヒント

危機の最中のヒント

- 効果的な危機介入において重要な2つのスキルとは，患者の苦痛に満ちた感情を承認することと，効果的な問題解決計画を立てることである。
- 効果的な危機介入の目標のひとつは，自殺を予防しようとすることではなく，問題に対処し，否定的な感情に耐えることを患者が学ぶように助力することである。
- 危機介入のもうひとつの目標は，短期的目標に焦点を当てながら，問題解決モデルに忠実であることである。
- 自殺行動そのものに焦点を当てるのではなく，危機を引き起こした特定の問題を解決することを強調するようにする。
- ほとんどすべての場合，真の自殺の危機は長期間続くものではない。

それは 48〜72 時間以上続かないことを覚えておく。
- 不本意にも自殺行動を強化することもあり得るので，自殺行動そのものに対して精神科入院治療を利用することについて十分な注意を払っておく。

治療中のヒント
- 患者との最初のセッションで治療中に自殺行動が再び生じる可能性について直接取り上げて，計画を立てておく。
- 患者が接触する可能性のある他の治療者たちを含めた妥当なケースマネジメント計画を立てる。
- 危機に対処する計画を立てるときには，助けを求めることに対して患者の責任と自制心を強化する方針を強調する。
- 自殺行動の強化因を分析し，介入が不注意にも自殺行動による問題解決を強化しないようにする。
- 他の治療システムとの効果的なケースマネジメントには，治療目標，他の治療者に対する具体的な指示，頻回のフィードバックが必要である。
- もっとも効果的なケースマネジメント計画では，患者の治療やそれに関連する決定に責任を持つ1人の治療者が必要である。

推薦図書

Bancroft J, Skirimshire A, Casson J, et al: People who deliberately poison themselves: their problems and their contacts with helping agencies. Psychol Med 7:289–303, 1977

Blumenthal SJ: Suicide: a guide to risk factors, assessment, and treatment of suicidal patients. Med Clin North Am 72:937–971, 1988

Bongar B, Berman A, Maris R, et al (eds): Risk Management With Suicidal Patients. New York, Guilford, 1998

Chiles J, Strosahl K: The suicidal patient: assessment, crisis management and treatment, in Current Psychiatric Therapy. Edited by Dunner D. Toronto, ON, Canada, WB Saunders, 1993, pp 494–498

Chiles JA, Strosahl K, Cowden L, et al: The 24 hours before hospitalization: factors related to suicide attempting. Suicide Life Threat Behav 16:335–342, 1986

Kleespies P, Deleppo J, Gallagher P, et al: Managing suicidal emergencies: recommendations for the practitioner. Prof Psychol 30:454–463, 1999

Newscom-Smith J, Hirsch S (eds): The Suicide Syndrome. London, UK, Croom Helm, 1979

第8章

入院と自殺行動
複雑な関係

　自殺の危険の高い患者の治療として，入院があまりにも使われすぎている。入院が決定されるときは，しばしば誤った理由からであると言っても過言ではない。米国の精神科医療やそれを取り巻く法体系は自殺の危険の高い患者の治療に関して病院に主要な役割を負わせているのだが，自殺行動の治療として，入院治療は限定された効果しかない。米国では医療制度改革と管理治療の時代が続いており，精神保健の分野における精神科病院の役割は変化してきた。患者が数週間あるいは数カ月間も入院し，病院が自殺の危険の高い患者が受ける主な治療の提供に責任を持っていた時代は過去のものとなった。今ではほとんどの場合，入院期間は1週間以内である。このような医療の変化，そしてそれを引き起こした経済的な危機に直面し，多くの精神科病院が閉鎖されたり，内科や外科の病床に転換させられたりした。さらに重要なのは，精神科医療の利用が制限されたことによって，入院治療は外来患者への治療システムと関連して再評価されることを余儀なくされている。著者らの考えでは，入院治療は重要ではあるが，外来における精神科治療の実施の二次的なものである。以前よりもますます，病院スタッフは外来の治療者と連絡を取り合い，既存の外来治療計画と一致するような治療戦略をとる必要がある。

この移行は入院部門にとっては厳しいものであったが，自殺の危険の高い患者の治療に関しては望ましい変化であるかもしれない。精神科病棟への入院が自殺行動に対して長期的に利益になるというエヴィデンスはほとんどない。十分に妥当な対照化研究で，入院治療が自殺の危険を減らしたと示すものはない。さらに，入院に適用される一連の基準についてもほとんど合意が成り立っていない。救急部に受診した患者のほとんどが精神科入院とはならない状況もあれば，ほとんどの自殺の危険の高い患者が入院となっている状況もある。最近では，自殺の危険に対して入院は法的な意味あいから決定されることがますます多くなっている。すなわち，医療過誤の訴訟を起こされることを避けるために非常に漠然とした概念によって予測される心配から入院が決定されている。このアプローチが非常に難しいのは，入院というのは精神科における多くの危機反応システムのうちでもきわめて重要な要素のひとつであり，その危機には自殺の危機も含まれるからである。入院は，治療者が備えておくべきいくつかの必要な手段のうちのひとつである。ところが，臨床家が自殺の危険の高い患者に対して入院治療が唯一の反応であるととらえてしまうと，大きな問題が生じかねない。「自分が手にしているのが金槌だけだったら，すべてが釘に見えるものだ」という古い諺は的を射ている。本章では，まず入院の否定的な側面について，次に肯定的な側面について取り上げる。治療原則を述べ，入院治療に代わる選択肢についても解説する。

　米国のすべての州の精神保健法は，患者に**緊急の自殺の危険**が迫っていると判断された場合，臨床家が入院や他の強力な保護的手段を開始することを求めている。なお，自殺する権利に関してはさまざまな個人的意見があるのだが，ほとんどの州の法律はこういった点について明確な規定がない。法が有する社会制御機能は個人が自殺をしないように保護することを支持している点は疑いもない。さらに，ほとんどの州法には，

任意であろうが，強制であろうが，入院は自殺予防のためにもっとも効果的な短期的治療であるという点を前提としている。したがって，自殺の危険が迫っていると判断された者は，自らの意志に反する入院や強制的治療から自由であるという権利が奪われ，自殺の危機に対する短期的介入を実施することができる。強制的治療にはいくつかの疑問が生じる。①精神科病棟への入院は自殺行動に及んだり，その行動を完遂したりすることを防ぐだろうか？　②入院時に自殺の危険の高い人にとって，入院は効果的な治療だろうか？　③長期的にみると，精神科入院が自殺の危険の高い患者にとって有害な結果をもたらす可能性はないだろうか？（すなわち，入院が事態を悪化させることはないだろうか？）

入院は自殺を予防できるか？

　短期的にも，長期的にも，精神科病棟への入院が自殺率を減らすと示唆する結論的なエヴィデンスはほとんどない。自殺は，他のいかなる施設よりも，精神科病棟や刑務所で多く起きている。入院患者の自殺は全自殺の約5％に上る。この数字に加えて，退院して1週間以内に全自殺の11％が生じている。刑務所も精神科入院病棟も多くの問題を抱えた人々を収容しているのだが，彼らはその状況や収容を個人の自由の不当な侵害ととらえているかもしれない。この自由が侵害されたという感覚が，苦悩に満ちた感情を増し，さらに問題を抱えてしまったと感じ，その解決法として自殺するという圧力を高めてしまっているのかもしれない。米国において精神科病棟での自殺率が最低ではないという事実は，行動を起こす意志のある者にとって，スタッフが配慮し，注意深く見守っている場であったとしても，自殺を完遂することは可能であることを示唆している。

　ほとんどすべての精神科医療従事者は，入院患者が自殺したという話

を耳にしたことがある。ある程度の経験のある精神保健の専門家は，精神科病棟で自殺した患者の状況について法廷で専門家証人となるようにしばしば依頼される。このような逸話や状況描写は「第十七捕虜収容所」や「大脱走」といった映画のシーンを思い出させる。映画の中心的なテーマは，監視から逃れようと決意した人が信じられないほどに巧妙に工夫を凝らして，最後には自分がすべきだと信じたことを実行するというものである。ほとんどの精神科病院にはハイリスクの患者に対する徹底した看護について詳細なプロトコルがあるが，自殺の危険のレベルを正確に予測できないということは，徹底した看護下にある患者の多くは，実際には自殺する患者ではないということでもある。自殺の危険が低い，あるいは危険が減りつつあると判断されている患者が自殺未遂に及んだり，自殺してしまったりしていることを，入院患者についての経験があるほとんどすべての精神科医療従事者は知っている。

入院には治療効果があるのか？

　第二の疑問は，自殺念慮や自殺未遂を治療する際の入院の効果についてである。入院自体が重要な要因であることを示す研究結果はない。入院病棟における自殺の危険の高い患者に対する治療について検討した研究者は，入院と現実に実施されている治療のタイプを混同する傾向がある。しばしばこのような治療は外来の場でもまったく同様に実施することができただろう。入院に関する臨床報告は，その結果が定かではないか，最悪の場合は，この種の介入を支持していない。入院がもたらす潜在的に否定的な結果に関して，さまざまな研究の知見が示しているのは，自殺の危険の高い患者が病院のスタッフから好ましい形で受け入れられない傾向があるという点である。この種の患者は，適切な治療を受ける機会が少なく，直面化や敵意に満ちた対応をされるかもしれない。自殺

の危険の高い入院患者の50％は無断離院や医学的助言に反して退院をしてしまうことを，こういった否定的な反応によって説明できるかもしれない。入院の効果に関する論文を検討する際に問題となるのは，入院となった自殺の危険の高い人と，入院しなかった人の臨床的特徴の差があまり明らかでない点である。おそらく入院により好結果をもたらすには，慎重に入院の適応を選択する過程が必要である。

　他の選択肢がないために入院となった場合には，一連の好ましくない反応が生じる可能性がある。患者は見捨てられたと感じるかもしれない。外来の担当医が責任を果たしていないといって，スタッフが怒りを覚えるかもしれない。患者もスタッフも欲求不満を感じ，これまでに起きたこととも，これから起きることとも分断されてしまう。こういった反応はそれ自体が悪影響をもたらし，入院がもたらす結果の意味を混乱させてしまいかねない。

医原性：意図しない副作用

　入院には意図しない副作用がある。一般に，もっとも侵襲的な治療にはもっとも強い副作用が伴い，入院もその例外ではない。

　第一に，患者に貼られたレッテルが行動を決定する。人は自分に付けられたレッテルに沿うように生きる。精神科患者というレッテルは自己を否定的に見ることを確認し，将来の行動につながる。患者は入院施設に収容されたという体験を，たとえそれが肯定的なものであったとしても，けっして忘れないかもしれない。

　第二に，入院は自己決定権が問題となる。自殺の危機の本質が，自殺衝動に対する自己コントロール感と必死で闘っていることであるとすると，入院の決定は，患者が自己コントロールの能力を失っているということを伝えることになり，患者の最悪の恐怖感を確認してしまう。入院

は合理的な複数の治療モデル計画のひとつの要素ととらえ，他のすべてが失敗したので仕方なしに実施する最後の必死の努力ととらえないことが重要である。もしも入院によって変化がもたらされなければ，それ以上何もすべきことがないといったメッセージをけっして伝えてはならない。

第三に，入院が自殺行動の強化因となり得る。この結果は入院のもっとも問題の多い意図しない副作用である。これは，自殺行動のために入院した患者の間に自殺行動の反復が広く認められることを説明していると著者らは確信している。長期にわたる問題に対して短期間の救済を与えることによって，入院は自殺の危険が自分に有利に機能したという感じを強化するかもしれない（すなわち，「私は自殺未遂に及んだので，事態が改善した」）。入院によって，患者をストレスに満ちた環境から引き離し，その結果，不安が緩和されたことが自殺念慮や自殺行動の再発を強化するかもしれない。患者は，敵意，非難，対決に満ちた環境から，関心を払われて心配される環境に移っていく（と著者らは望む）。良好な治療環境の病院では，この戦略は患者の心理的安定を確保したいと考えて，患者が経験してきた葛藤の多くが注意深く対処される。問題の多い関係は改善するように見える。たとえば，自殺未遂のために入院になった患者が，それまでは敵意に満ち，疎遠だったのに，事態の推移のために非難されたと感じた配偶者と突然（たとえ一時的であったとしても）和解することがある。思春期の人が自殺を図った後に，十分に機能していなかった家族が患者の周りに集まり，まるで家族が再び一緒になるように見えることもある。しかし，こういった状況で起こり得る否定的な結果は長期的に現れてくるものである（例：多くの人から避けられる，配偶者がさらに怒る）。したがって，すぐには明らかにならないのだが，患者は再度，自殺行動に及ぶことによって問題解決力が増したと感じるのかもしれない。

ほとんどの入院病棟は自殺未遂が反復される頻度が増加していることと必死で取り組んでいる。ある研究によると（Chiles et al. 1989），自殺未遂のために入院となった患者で，これまでに起きた自殺未遂の平均回数は2回以上であった。自殺未遂の数が増えると，病棟のスタッフは自分たちが行っている介入について悲観的に感じるようになる。この態度のために，スタッフの間に意気消沈した諦めの感じが生まれ，スタッフ・患者関係に葛藤や敵意が生じる可能性がある。

建築物：この場所は病院か，刑務所か？

心理的要素や対人関係的要素に加えて，病棟の構造も入院治療の効果を決定する主要な要素となり得る。ある病院，とくに古い病院は，観察を促すよりも，隔離を最大限確保するように設計されている。看護師は中央のナースステーションから病棟内の患者の活動に注意を払うことができるだろうか？ スタッフは患者の居場所や行動について不安を覚えることなく，治療的な働きかけができるだろうか？ 十分なスペースがあり，よく見渡せる病棟でないと，病棟のスタッフが患者の行動をコントロールする手段として，自殺予防措置を過剰に用いる危険がある。部屋の角や人目につかない場所が多い病棟では，スタッフと患者の間に，まるで守衛と囚人に近い関係を生み出してしまう。この雰囲気は，自殺の危険に対する治療を成功させる目標（すなわち，自律，自己効率化，自制）を促進するどころか，実際には妨げてしまうので，このような要素を心に留めておく。もしも複数の入院治療施設の中から選択が可能であるならば，治療者はぜひそれらを訪問してみるべきである。治療者が入院に関与している場合には，担当患者をもっとも害が少なく効率的な病棟に入院させるように試みる。もしも治療者が新しく建設される病棟について意見が言える立場にあるならば，臨床的な基準が病棟の設計に

統合されるように主張すべきである。

● 患者を入院させなければ，訴訟を起こされるだろうか？

　訴訟を避ける方法として入院の果たす役割について今でも多くの臨床的な経験の蓄積がある。著者らの専門家証人としての20年以上の経験は，入院は訴訟を予防することにはならないと示唆している。原告の有能な弁護士は，訴訟を起こすにあたり，治療者が行った何らかの過ちを探そうとするのであって，単に患者を入院させたから，治療者は法的な責任を免ぜられるといった幻想を抱いてはならない。より重要な点は，**治療者はどの患者が自殺するとは正確に予測できないし，自殺行動に悩んでいる人全員を入院させるだけの十分な病床数もないという点である。**精神疾患の治療にあたっているほとんどすべての臨床家は治療中に起きた自殺について詳しい知識がある。直接関与していた治療者にとって，患者の死は痛烈な影響を及ぼす。「もしも別の方法をとっていたら私は何ができただろうか？」という疑問は，友人や家族と同様に，臨床家にも苦痛に満ち，強迫的に迫ってくる可能性がある。「入院させるべきだった」という非難は苦痛に満ちた結果論をさらに強めてしまう。患者の自殺が生じると，訴訟を起こされるのではないかという恐れが，多くの医療従事者を悩ませる。もちろん，文献を冷静に読むと，「なぜ入院させたのか？」という非難も同じように支持される。そして，その後には，「入院させるべきではなかった」という強烈な自己の判断への疑いが生じる。治療者は不適切な入院のために訴訟を起こされることがあり得るのか？　これは（現段階までのところ）しばしば起きることではないが，こういった訴訟の可能性も新たな恐れになってくるかもしれない。

　法に基づいた介入を実施することは，良好な治療をすることとは同じではないかもしれない。法律で規定されたこと（医療に対して法的に想

定された試み）と，この問題に取り組むために最適であると考えられる臨床的アプローチの間には差がある。過誤の件に主として焦点を当てた決定は，良好な治療決定でないことが多い。米国という訴訟社会では，訴訟はいつ，いかなる理由でも起こり得る。「私は訴訟を起こされるだろうか？」という質問ではなく，「患者が自殺の危険の問題に対処するのを助けることができる治療計画を立てるために，私は自分の訓練，経験，知識，専門性を活用しただろうか？」という質問をすべきである。沈着冷静に考えて，自分の思考を記録する。**治療者が記録していなければ，それは起きていなかった**ととらえられてしまう。妥当な治療計画を立てて，それを守る。勤務しているクリニックや病院が危機管理の基準を書面にしていて，それが適切な治療を代表していると治療者が信じることができるならば，その基準に従う。その基準が何であるかを知らなかったというような立場をけっしてとってはならない。

入院が効果を生まない場合

　自殺の危険を理由に入院した人の症例報告は数多くある。ただし，この種の報告には入院がもたらす利益について長期的な追跡調査の記録がほとんどない。以下は，入院後に自殺行動がさらに悪化した患者についての症例報告である。

　　　28歳の白人女性Tは，大病院の検査室で働いていた。働き始めてまもなく，彼女はうつ病と対人関係の問題のために治療を受けるようになった。それは最初の入院の2年前のことであった。当時，彼女は両親が厳しいことや，つらかった子ども時代について語った。彼女は小さな町で生まれ育ち，同胞6人の長女であった。両親はファンダメンタリスト教会の熱心な信者であった。家族はしばしば経

済的な問題を抱えていたため，Tが13歳になるころには仕事をして，給料を両親に渡していた。両親はTが弟や妹たちの世話をすることを要求し，弟や妹たちと喧嘩をすると彼女を責めた。両親はTにすべてを任せて，しばしば宗教施設に行ってしまった。彼女には友人と交際する時間もその気もなく，苦学して高校と大学を卒業した。成人になっても，両親はTが家族を支えることを要求し，弟や妹たちに洋服を買うことまで求めた。Tが父親にトラックを買い与えたことさえあった。彼女が治療を受ける直前に，両親は長期の旅行に出た。両親が旅行から帰ってくると，他の子どもたちの何人かが問題を抱えていた。そこで，両親は，別の町に住んでいたTに電話をかけて，娘を責め，「家に戻ってきて，弟や妹たちの世話をするように」と言った。

　Tは抗うつ薬で治療され，支持的心理療法をほぼ2週に1度の割合で受けていた。担当医が休暇を取っていたときに，Tは初めて救急部を受診し，うつ病，不安，そして自殺念慮が増してきていると訴えた。彼女は単身生活をしていたが，助けてくれる友達がいて，そのうちの何人かが彼女が救急部を受診するように強く働きかけたのだ。彼女は，担当医が休暇中の代理の治療者に助けを求めようとしたが，それができなかった。救急部の医師は「緊急の自殺の危険が迫っている」と判断し，入院を勧めた。

　Tは入院治療の最初の4日間，状態が改善しなかった。他の患者たちに接して，ひどく抑うつ的になり，精神症状は改善しなかった。質問されると，彼女は今でも自殺したいと感じていると答えた。抗うつ薬がそのまま続けて用いられ，抗不安薬が追加された。入院第5日目に，仕事に戻らなければならないと言って，退院を要求した。この時点では，彼女は州立病院に任意入院していた。彼女はその病院に約1週間入院した後，退院し，外来の治療者に紹介された。心

理療法が最初の方式で続けられ，1〜2週毎の支持的心理療法であった。約1カ月後，Ｔは心理療法家に夜間電話をかけてきて，手首を切ったと言った。救急車が呼ばれ，再び地域の病院に入院となった。彼女はすぐに退院を主張したため，今度は，州立病院に強制入院となった。Ｔは約3カ月後に退院した。10日後，彼女は再び心理療法家に連絡してきて，自殺を図ったと伝えた。今度は，三環系抗うつ薬を約1,500 mg服用したうえで，右手を深く傷つけたのだ。身体医学的治療のために数日間入院し，心電図のモニターも必要であった。彼女が自ら切った傷は28針の縫合を必要とした。

　Ｔが最初に救急部に受診したときに事態が別の展開をしていたならば，何が起きていたか誰にも分からない。休暇中の主治療者が戻ってくるまで，他の治療計画が適切な維持療法を提供していただろうか？　確かなことは誰にも分からず，結果論で発言するのはしばしば公平ではない。しかし，この例では，自殺の危険の高い患者を入院させたことが自殺行動を減らしはしなかったし，実際には否定的な結果をもたらしてしまったかもしれない。Ｔは自分の行動をコントロールする力を決定的に失っていたのだろうか？　社会的偏見を増し，自己決定権を失ったことが彼女のアイデンティティに深刻な影響を及ぼしただろうか？　自殺予防措置や1対1の厳重な観察が彼女にとって侵襲的で，むしろ有害ではなかっただろうか？　スタッフがどこにもいて，彼らから常に見守られているという感じが抑圧的ととられ，そのために焦燥感や欲求不満を増さなかっただろうか？　Ｔにとって，こういった否定的な感情や行動が，自殺予防措置がもたらす一時的な安心感による利益を上回ってしまわなかっただろうか？　Ｔはスタッフからあまり好意的に受け入れられないということはなかっただろうか？

　スタッフ・患者間の関係は，相互の敵意，怒り，不信感を伴い，対決

的で，傷つけあうものになりかねない。この強烈な環境は，スタッフと患者の双方の判断に影響を及ぼす可能性がある。多くのスタッフにとって，患者の挑発的な行動を分析し，同時にそれにすぐに対応しようとするのは難しい。あるスタッフの行動に，他のスタッフは同意しないかもしれず，スタッフ同士の葛藤が募ってしまうことになりかねない。こういった要因を考慮すると，病院の雰囲気が良好な治療結果を生まないことが時々ある。

患者をいつ入院させるべきか？

　入院は臨床家が有しておくべき一式の手段の重要な部分であるのだが，入院の決定は慎重に判断しなければならない。入院は，長期的な自殺の危険を減らしたり，自殺行動そのものに対する効果的な治療であるというエヴィデンスはないという点を心しておく。自殺未遂に対して入院が選択肢とされることが少ない国では，おそらく自殺行動が反復される率がより少ないだろう。精神科医は，自殺の危険を減らすことを証明された薬物療法がほとんどないという点についても認識すべきである。本書をまとめている時点では，クロザピンが唯一，統合失調症患者の自殺行動の率を減らすことが明らかにされているにすぎない。薬物療法はそれに反応することが明らかな精神医学的症候群を標的とすべきである。こういった注意点を念頭に置きながら，入院を決定する際に用いられる基準を著者らは提言したい。**①重症の精神疾患の存在が明らかである。②短期間の避難所を与える必要がある。③自殺行動を修正するために入院治療を用いる。**

精神疾患

　患者を入院させる妥当な理由として第一に挙げられるのは，重症の精神疾患が存在し，病院という場における集中的な治療と評価が必要な場合である。統合失調症，重症の気分障害，精神病性うつ病は，病院だけが提供できる24時間の管理によって利益が得られる精神医学的状態である。病院が備えているもうひとつの長所は，ただちに診断を下すための医療機具が備えられていることである。このような一連の機能は，ひとつあるいは複数の精神疾患に罹患していたり，中毒状態に陥っている重症で混乱した患者を理解するのに必要不可欠である。さらに，複数の問題が同時に存在することもある。患者の苦悩の原因が複数存在することはますます普通のことになってきている。もっとも多いのは，精神疾患と物質乱用障害の合併である。入院治療ではいくつかの治療を同時に実施することができ，患者がもっとも変化し得る危機や緊急の際にそのような治療を実施できる。治療をただちに実施できるというこの能力は，複数の診断が下され，全体的なアプローチを行うことができるという，病棟が有するきわめて良好な要素である。根底に存在する精神障害や物質乱用を治療するというのは入院の正当な理由ではあるが，こういった状態を治療することが，患者の自殺の危険を治療することとまったく同じというわけではない点も忘れてはならない。病院の多くのプログラムは，自殺の危険を管理することにあまりにも焦点を当てすぎていて，根底に存在する状態を効果的に治療することが二の次になっている。

短期間の避難所

　入院の第二の理由は，避難所という概念に関連している。このような考え方はこれまで長いこと存在していた。何世紀もの間，耐え難い状況

から逃れようとした人々は寺院や教会で一時的な休養を取った。現代では，病院がこの種の役割を担わされている。そして，そのいわば入場券が自殺の危険であるのだ。もちろん，このような形の入院は，病院という資源の最善の使用法ではない。ところが，病院がしばしば唯一の資源という状況がある。なお，米国のいくつかの地域では，圧倒されるストレスのために機能が障害されている人々に対して病院以外の場所に避難所を提供するという考えを再検討し始めた治療プログラムがある。多くのプログラムでは，急性の苦悩に圧倒されている患者に，従来の病院という環境ではなく，さまざまな場を選択肢として提供している。入院に伴う意図しない副作用を克服するのに役立つので，このように発展してきたことはきわめて肯定的なものであると，著者らは考えている。

　今のところ，自殺の危険に対する休息治療は正当な病院の使用であり，さまざまな治療の選択肢のひとつである（例：24時間に限定した病床，危機休養住宅，部分的入院施設）。入院時には，スタッフと患者の両者がこれから何が行われるか理解していることが重要である。患者は自分の現在のストレスのレベルがきわめて高く，不快感や抑うつ感に対処する計画を立てるために多くの助力が得られる安全な場所が提供されるという意味で病院が利用できることを理解していなければならない。入院期間は短いものとし（48〜72時間以内），まず患者のストレスに対処する。こういった病院の利用の仕方は，患者に提供されるサービスのタイプに影響を及ぼす。診断の検討や薬物を試みることをそれほど強調せず，危機の際のサポートや問題解決をより強調する。ストレスのレベルを減らし続けるという治療者の戦略の一部として，デイ・ホスピタル，居住治療などを用いることは，治療過程において論理的かつそれほど集中的ではない段階となる。

自殺行動を修正する：計画された入院治療

　入院の第三の理由は，長期的な形成戦略の一環として入院が計画されることである。この戦略は，**これまでに複数の入院歴がある自殺行動を繰り返す患者**に役立つ。ほとんど常に，**精神的破綻**という理由で入院となる。あらかじめ計画された入院という戦略の長所は，今後の入院を**健康維持**という目的にすることである。その技法は以下のようなものである。過去の記録を検討して，入院の頻度を決める。このパターンに基づいて，将来の入院について，一般には今回の入院の最後にあらかじめ決めておく。もしも4カ月の間隔で入院となっていたら，次に入院するのは今回の入院からおよそ4カ月後としておき，入院期間は以前の入院期間よりやや短くする。外来の治療者はこのアプローチをいくつかの方法で使うことができる。もっとも重要なことのひとつとして，患者は休息の時期があらかじめ計画されていることを承知しているので，それまでの間，苦痛に満ちた感情に耐えることができる。計画された最初の入院を終えたら，これまでの間隔よりも少し長い間隔を置いて，次の入院を患者と交渉して決める。次の入院期間も，これまでの入院期間よりもいくらか短くする。この過程を繰り返していくと，病院を利用するのが徐々に減っていき，患者はより良好な対処スキルを発展させることができる。

　　Bは約10年にわたり，複数のパーソナリティ障害と診断され，薬物療法と心理療法によって治療されていた。計画された入院治療という戦略は約3年前に治療に組み入れられていた。これまでのところ，患者は約3カ月毎に入院し，入院期間はそれぞれ3日間から2週間に及んだ。次の入院は，退院から3カ月後に5日間とすることが計画された。この3カ月間に患者は何回か苦悩を訴えたが，計

画された次の入院まで待つことに同意した。ある時,患者は救急部を受診した。予定された入院の日まで持ちこたえるように患者は働きかけられた。彼女はそうすることができ,計画された入院は予定通り実行された。5日間の入院期間に,彼女はより効果的な社会的サポートネットワークを築くことに焦点を当てた。そして,次の入院は,5カ月後に,3日間と計画された。次の入院までの5カ月間に,患者は何度か苦悩に満ちた感情に圧倒され,一度は,入院させてほしいと言ってきた。他の戦略が用いられ(第7章「自殺の危険を伴う緊急事態への対処」を参照),Bは次の入院まで待つことに同意するのにそれほど困難を感じなかった。3回目の入院は,2回目の7カ月後に3日間と計画した。3回目の入院日が近づくと,患者はもう入院が必要ないと感じていて,入院は生活の妨げになるかもしれないと述べた。治療者は患者の決断に反論し,入院は患者の健康維持プログラムにとって重要であると言った。最後に,患者は入院に同意したが,期間は2日間とした。次の入院は3回目から10カ月後としたが,その時には,もはや入院は彼女の治療計画の重要な部分ではないと主張するのに成功した。

短期入院治療の標的

表8-1に自殺の危険の高い患者に対する短期入院治療の7つの標的を挙げた。治療標的が数週間あるいは数カ月間続く外来治療とは異なり,短期入院では,ほとんど入院当日からすべての標的領域での活動を始める必要がある。第一の標的はおそらく精神科入院の本質である。必要があれば,**精神障害の治療を始める**。精神疾患には苦痛が伴う。精神的混乱をきたし,自殺の危険をもたらすことも明らかである。第二の,**苦痛に満ちた感情を承認する**については,第5章(「自殺の危険の高い患者

表8-1　短期入院の7つの治療標的

1．必要があれば，精神障害の治療を始める。
2．苦痛に満ちた感情を承認し，3つの状態（耐え難い，逃れられない，果てしなく続く）を改善する。
3．患者の両価性について話し合い，それに働きかける。
4．常に患者を支持する。
5．いくつもの小さな肯定的な行動計画を立てる。
6．外来治療計画と外来の治療者を入院治療に統合する。
7．患者の周囲の人々のサポートネットワークを評価し，それを機能させる。

に対する外来での介入」）を参照されたい。治療者は，耐え難い，逃れられない，果てしなく続くという3つの状態に働きかける技法を用いて，苦痛を再構成していく。病院では，患者の苦痛に満ちた感情と絶望感について強調することがもっとも重要である。結局，人生がうまくいっていれば，精神科病院に入院することはない。患者が苦しんでいることを認め，患者の苦悩を治療者が理解していることを伝えるのが重要である。3つの**状態**という視点から患者の苦痛を検討していくことによって，患者を受容し，本書で解説している問題解決の枠組みの重要性を教えていく。短期入院の目標とは，①患者が問題に満ちた状況を同定し，②それに関連した苦痛に満ちた感情に耐えることを学習し，③自殺行動や自己破壊行動ではない他の方法で問題解決を図ることである。入院治療の担当者がこの過程のすべてを完了させる立場にはないかもしれないが，きわめて強力に開始することができる。

　さまざまな領域の特定のスキルを教えることを考慮する。問題解決スキル，マインドフルネススキル，受容スキル，対人関係スキル，自己主導行動変化スキルなどである。こういったスキルはほとんどすべての精神科患者に有益であるが，とくに自殺の危険の高い患者に利益をもたらすだろう。このような働きかけが非常に重要であるのは，入院患者の活動を高め，退院後の治療構造のための段階を設定するからである。

いかなる自殺の危険の高い人に対しても，**両価性について取り上げなければならない**。彼らは生きていたいという気持ちと，死にたいという気持ちの間で激しく揺れ動いている。「生きる理由調査票」（付録C）は両価性について探る優れた方法である。この調査票で取り上げている点（生き延びることと対処に関する確信，家族に対する責任，子どもに関する心配，自殺に対する恐れ，周囲の人々の反対に関する恐れ，道徳的な反論）は，両価性の肯定的な点について話し合う焦点を明らかにしている。両価性についてこのように話し合うことで，問題解決の最初の働きかけを始める状況を与えられる。というのも，これによって，さまざまな感情や心配に対処しなければならないことを患者に示すからである。

　常に患者を支持するというのは，言葉だけではなく，態度や振る舞いにも大いに関連する。病院のスタッフは自殺の危険に対する病棟の治療方針と，それがうまくいくという自信を持っていなければならない。一貫した計画のもとにチームとして協力することがもっとも重要である。ほとんどの入院スタッフは毎日チームミーティングを開き，患者の進展を評価し，治療の調整を図る。このようなミーティングではいつも，「患者を適切に支持しているか？」と問われなければならない。自殺の危険はスタッフに否定的な感情を生み出す可能性が常にある。患者に対する支持について話し合うことは，スタッフが抱えるこのような難しい感情に気づき，それに対処する優れた方法である。難しい患者に対して支持を与えることについてスタッフがさまざまな意見を出し合うことは普通，良い考えや必要とされる態度の改善を生み出す。

　肯定的な行動計画は，自殺しないという契約に代わる有用な臨床的方法である。自殺しないという契約では，患者はある期間，自殺行動に及ばないと同意する。患者はどのくらいの期間ならば自殺行動に及ばずにいられるかと質問される。苦悩耐性には役立つかもしれないが，このような契約は治療チームが有しているすべての治療法を用いることを制限

してしまう。自殺しないという契約を，肯定的な行動計画に変換させることのほうがより生産的である。肯定的な行動計画とは，自殺念慮に対して一連のいくつもの小さな前向きの反応について患者と検討する方法である。これらの反応とは，自分で自分の世話をする，運動，他者との接触，スピリチュアルな活動などがある。苦痛に満ちた感情から距離を置き，それに耐える力を増すことに焦点を当てる。このような行動は患者が急性の自殺の危機から脱するのを助けるという効果がある。自殺しないという契約と同様に，数時間から数日間といった具合に，期間を設定することも患者と話し合う。計画について交渉する際に，患者が最初に言った期間よりも，スタッフは短い期間を提案することが有用である。計画の実施に対して問題が生じたら，どのような特定の行動が必要か患者とともに明らかにし，計画が予定通り進んでいるか定期的に評価する。肯定的な行動計画が終了するときにはスタッフがかならず患者とともにいることを絶対に守る。この時点で，戦略を再検討する。うまくいかなかった戦略は放棄し，新たな戦略を始め，その契約を書き留めておく。

　外来治療と入院治療は常に一体のものである。しかし，両者の連続性が絶たれてしまうことはしばしば起こり，これは有害である。入院と外来は別個の医療システムではない。入院治療も外来治療も連続した単一の治療の一部を構成している。患者に対する主導権を握っているのはどちらであるかといった競争ではない。患者が包括的で，十分に調整された治療が受けられるように治療計画を立てなければならない。入院初日から，**外来治療計画を入院治療計画と退院計画の一部にすべきである**。外来の治療者がすでに関与しているならば，その人も入院治療プログラムに対して意見を述べる。外来の治療者からも助言を求め，意見を引き出す。外来治療がこれまでに行われていないならば，それを始めるようにするのも入院治療チームの仕事である。

　入院治療計画の最後の点は，**患者の周囲の人々のサポートネットワー**

クを評価し，**それを機能させる**ことである。可能であれば，家族や友人と話し合い，効果的なサポートを与える能力があるかどうか評価しておく。家族や知人は何とか役に立ちたいと思っていることが多いのだが，彼らはすっかり圧倒され，燃え尽きてしまっていると感じている。彼らの意見をまず聞き，彼らが効果的なサポートを与えるかということが入院治療にとっていかに重要であるかを説明する。患者を動かすには，たとえば，第7章（「自殺の危険を伴う緊急事態への対処」）で解説した危機カードなどのように，さまざまな危機対処戦略を活用することを考える。このアプローチは，退院後に，患者が周囲の人々や地域から適切なサポートを得ることを学ぶのに役立つ。

退院に関する問題

　入院でも外来でも，そして各々の段階で，自殺の危険の高い患者は十分に調整され，一貫した治療が必要である。入院から外来へと移行する際に持ち上がる問題として，**退院**という行為がある。しかし，この単語には病院が患者の治療から解放され，それ以上の責任がなくなるという意味もしばしばある。治療の一貫性という視点からは，あまりにも多くの病院が，外来の治療システムとは別個に機能している。入院治療というもっとも集中的で高価な治療方式が終了したからといって，すべての治療が完了したわけではない。外来治療を準備することは，入院治療計画に含まれるべき部分であるが，その治療システムに**参加**することは現在の計画の目標とすべきである。入院治療から外来治療に**よく調整された形で移行させる計画**は，患者を病院から次の治療段階へ移すために必要なことをするというのよりは，はるかによい表現である。入院治療は，長期的で一貫性のある計画という状況で，さまざまな治療を提供するための，調整された密接な関連のあるネットワークの一部であるべきだ。

本章の最後の焦点である，この**統合的な治療**と**危機対処システム**は，自殺の危険を治療するために病院を使用することに，魅力的で肯定的な他の選択肢を与える。

統合的治療モデルと危機反応システム

　精神保健システムが直面している主要な挑戦として，自殺の危険の高い人に対する効果的かつ効率的な治療法を編み出すことがある。このような人に対して主要な選択肢として入院を用いることについては慎重に検討する必要がある。本書でも治療効果が不足していることについてすでに取り上げてきた。自殺を減らすことができるという前提で入院を実施することはできない。そのうえ，入院は莫大な費用がかかる。医療予算は乏しく，病院に支出されている予算を，よりよい他の選択肢を作り出すために使うわけにはいかない。とくに公共分野では予算をもっとも有効に使うことが絶対に必要である。入院という環境で安定した患者も，継続的に外来治療を受けられなければ，再び状態が悪化してしまう可能性は高い。状態が不安定になると，危機介入サービスや入院治療の要求がさらに増してしまう。もしも医療予算が同じままで，入院への支出が増すと，その当然の結果として，外来資源をさらに減らさざるを得ない。精神科治療システムはこのような悪循環を避けなければならない。危機管理一般や自殺の危険の治療がとくに打撃を受ける。入院治療は高額で資源にも多額の予算が必要であるので，それを真に必要な人のために確保しておかなければならない。あまり費用がかからず，効果の高い，入院以外の選択肢を開発する必要がある。この欲求に応えるために，それぞれの独自の要素が協力していかなければならない。救急センター，病院，外来施設は効果的な長期治療に対する現在の障壁を積極的に打破していく必要がある。これは楽な仕事ではなく，哲学的，管理的，法的問

題を克服しなければならない。それぞれの地域にはそれぞれの挑戦があり，各州は強制入院や他の精神保健に関する法的手続きについて再検討の必要がある。以下に，統合的で，5つの要素から成るシステムの概要を示す。このシステムは多くの地域で実施可能な範囲にある。

要素1　救急センター

　救急センターは総合病院に基盤を置いた施設である。さまざまな外傷や疾病の急性治療を提供し，その後，患者を病院か外来のクリニックへと紹介する入口となる。救急精神医学はこのようなセンターの重要なサービスであり，このシステムにおいて精神科医療従事者がきわめて多くの問題に対処する。評価をしなければならない問題は非常に複雑であり，複数の医学の専門家からの意見を必要とする。たとえば，「行き倒れ」とか「混乱し精神病的な行動をしていた」として警察官に連れてこられた患者に対応することはごく普通に起きる。診察にあたる者は，頭部外傷，精神疾患，急性の薬物乱用，無数の身体医学的状態（例：甲状腺機能不全，糖尿病）など多くのことを調べなければならない。この患者は過量服薬したのだろうか？　この中毒状態は故意（自殺未遂）か，事故か？　こういった状態の患者は救急部で評価にあたるスタッフにとって未知の人であることが多く，身体医学や精神医学的な既往歴に関する情報がない。

　このような患者を診断するには，精神医学的，一般医学的，神経学的な評価が必要である。さらに，スタッフはできる限りのことを明らかにしようとして必死になる。この患者はどこかで治療を受けているのか？　そのデータベースから情報が得られるか？　とくに夜間や週末は，しばしばこういった情報を得るのは難しい。とくに自殺未遂の影響による精神状態や身体医学的影響のために効率的に患者に面接することが不可能

な場合には，必要な既往歴を患者から得るのがきわめて難しいか，まったくできないこともある。その時点で，もしも治療者がその患者が誰であるか知っていたら，患者に関する事実をすぐに把握できる。救急センターを州立病院，精神保健センターなどとコンピュータでつなぐことは可能である。しかし，現実にはほとんどのセンターは互いに連絡網がなく，複数のシステム間の協力が十分にできていない。医療過誤で訴えられるのではないかという不安が強いのだが，この問題を取り上げる際に，システム間の連絡不足が大きな問題となっている。情報交換に関する正当な主張として，患者に対する守秘義務が挙げられる。この問題はコンピュータ情報の保護として機械的に取り上げられてしまう。各機関はシステムの一部であり，同一の患者のさまざまな問題を長期的に取り扱うという点に関して，各機関の間の壁を超えた合意に達しておき，この問題に対処すべきである。このような手段を努力して開発しないと，ケースマネジメントの効果はすぐに限界がきてしまう。

　迅速に情報を収集することに加えて，救急センターにおける，第二の，そして有力なケースマネジメントの手段は，予約係を置くことである。しばしば，精神科患者はせいぜい電話番号を残しただけで，救急センターを後にする。フォローアップに際して，このような消極的な方法は効果があがらない。次のことは，ぜひすべきであり，これは技術的にも可能である。ある患者が救急部で評価と観察を実施されて，治療が開始されたとする。もしも論理的に次にすべきことが外来でのフォローアップであるならば，患者に働きかけて，特定の治療者との予約を取らせる。こういった予約を取る前に2つのことをしなければならない。①治療を担当することになる者が，救急センターの評価で得られた情報を入手できるようにしておく。②ケースマネジャーは患者に働きかけて，予約を取らせるようにする。この過程には，電話をかける（ほとんどの人は歯科医が患者にいかにうまく電話をかけるか知っている）ことから，患者

を連れてフォローアップの受診に連れて行くことまで，多くの活動が関与する。

要素2　24時間に限定した病床

　倒れているところを発見された自殺の危険の高い患者に対しては，救急センターから次の適切な場所に移す前に，多くのことをする必要がある。救急センターが慌しく，処置が終わったら患者をとりあえずどこかに移さなければならないのだが，まだすべてのことが完了していないために，患者はしばしば（高価な選択肢である）入院病棟に移される。そこで，24時間に限って患者を収容する病床を確保しておくと，こういった入院の必要性をしばしばなくすことができる。その間に必要な検査をし，情報を集め，観察し，治療への反応を観察する。最長4～6時間以内に患者を「どこかへ」そして「どこにでも」移さなければならないというプレッシャーを感じているよりは，患者を丸一日は収容できて，働きかけることができる病床があるというだけでも十分に満足できる。

要素3　短期入院

　精神科病棟は統合された危機管理システムの重要な一部である。**短期入院**とは2日間～21日間と著者らは定義する。倒れていたところを発見された患者を例にして説明しよう。多くの精神科患者と同様に，患者は複数の問題を抱えている。救急センターで次の点が明らかになった。

　　患者は43歳であり，23年前に統合失調症と診断されていた。この患者は精神保健センターでフォローアップされていたが，この6週間は治療を受けていなかった。抗精神病薬を処方されたが，患者

は副作用を恐れて，服薬していなかったのだ。アルコール依存症でもあり，精神保健センターに新設された二重診断プログラムに参加していた。さらに十分にコントロールされていない糖尿病の問題もあった。1年前に殴られて意識を失い，その間に所持金を奪われた。それ以来，行動は一層奇妙なものになった。1週間前には，飲酒の問題のために，下宿を追い出されてしまった。

　救急センターの診察の結果，急性の精神病状態と急性アルコール中毒が明らかになった。患者は「悪魔」に命を奪われる前に，自殺しなければならないと話していた。糖尿病の状態もただちに管理が必要であった。6時間かけて，スタッフは適切な診断を下すとともに，身体医学的・精神医学的治療が開始された。この患者には入院が必要なことが明らかであり，ただちに入院となった。

しかし，どれくらいの期間，患者を入院させておくべきだろうか？この患者の急性精神病状態は3〜6日で十分に安定化させることができ，糖尿病のコントロールはそれよりも短い日数で達成できるだろう。ほとんどの患者と同様に，彼の急性の自殺念慮はおそらく3〜5日でおさまるだろう。そのようになれば患者を病院以外の場に移すか，あるいは，問題が長引けば，より長期の入院が必要になるかもしれない。多くの患者にとって，この例で指摘したような複雑な問題があったとしても，治療を開始して1週間以上病院で過ごすことは，入院が絶対に必要であるという理由よりは，むしろ他の選択肢の質によって決定されている。

要素4　危機対応居住施設

　ある人が住居を与えられ，そこで世話をしてもらい，圧倒するような人生の日常の出来事から一時的に離れて休息を取ることができるような，

聖域，避難所，安全な環境の必要性についてすでに解説した（「患者をいつ入院させるべきか？」を参照）。すでに述べた，倒れていたところを発見された患者は身体的にも精神的にも改善した。しかし，薬物療法，滞在する場所，精神保健クリニックの集中的な外来プログラムへの参加などに関して，彼をこれからも引き続き見守る必要があった。精神病が改善すると，この患者の自殺の危険は，住む場所を失ったことや，アルコール依存症をコントロールできないことと関連している点が一層明らかになっていった。問題が明らかにされたので，問題解決療法が始められた。このような必要性は，居住環境において安全に満たされることができた。

要素5　危機安定化外来プログラム

一例として挙げた自殺の危険の高い患者の危機は去り，慢性疾患の長期治療に戻っていった。なお，頭部外傷の影響で，ある種の神経心理学的な問題が発見された。この外傷のリハビリテーションが治療に付け加えられた。しかし，慢性的な身体の問題のない他の患者では，自殺の危険は1～3カ月間の危機介入クリニックで対処することができる。この種のクリニックには，個人療法，家族療法，集団療法，危機解決技法などの訓練を受けた精神保健の専門家がいる。危機に対処するためのケースマネジメントはこのクリニックの主要な役割であり，総合的な支持システムを構築したり，再構築したりするために協力の手を差し伸べる。同じく重要なのは，とくに自殺の危険が関係するときには，短期間，慎重に薬物を使用することに関して十分に理解していることである。

すべてのドアを開けておく

　統合的システムがその名の通りであるとするならば，自殺の危険の高い患者はすでに述べた要素と要素の間を円滑に動くことができなければならない。システムの各部分には，他の部分との間にドアはあるものの，鍵はかかっていない。**移動することは失敗ではない**。それは適切な臨床的判断に基づいている。入院ではもっとも集中的な診断，観察，治療を提供する。外来では概念を明確に限定した治療をして，患者をコミュニティに戻す努力をする。居住治療施設では，中間的な治療を実施し，患者に一時的な休息の場を提供する。各要素は，他の複数の要素が利用可能であると，最高の機能を発揮できる。たとえば，急性の居住治療施設のスタッフは，すぐに病院からの支援を受けられることを承知していれば，多少は改善していたとしても，まだある程度の問題を抱えている自殺の危険の高い患者を安心して受け入れられるだろう。外来のスタッフは，病院の代わりに居住治療施設を利用することもできる。システムにおいて情報の流れが円滑であるならば，各要素の間のドアを通る唯一の主要な障害は，患者を見捨ててしまうのではないかと恐れるという，奇妙な医学的な妄想である。

　見捨てるということは，患者の利益を考えずに問題を誰か他の人に押しつけることであり，システムの発達にとっての死である。すべての要素の間のフィードバックの輪は，問題についての率直な議論を促進し，有用である。フィードバックの議論の重要な質問とは「私たちは患者の最大の利益のために働いているだろうか？」というものである。次に「患者を他の施設に移したのは，患者を治療するためだったのだろうか，あるいは，怒り，失敗感，仕事でのバーンアウトといった，自分たち自身の問題を片づけるためだったのだろうか？」と自らに問う。フィード

バックに加えて，壁の両側で働くスタッフを雇う。たとえば，1つの場だけで働いていて，他の場ではどのように機能しているのか推測するよりも，時には救急センターで，また時には居住治療施設で働くといった具合に，2つの場で働いてみると，いかにして双方を協調させるかという視点を得ることができるだろう。統合的なシステムでは，「私たち」とか「彼ら」ではなく，「私たち全員」が問題となるのだ。

⚠️ 役立つヒント

- 自殺の危険を治療するために入院だけに頼ってはならない。病院があまりにも多く使われているが，入院ではいかなる人口においても自殺を減らすことが明らかにされていない。
- 入院は，自殺の危険の高い患者を効果的に一貫して治療するうえで重要な要素であるが，入院治療が外来治療計画や外来の治療者と統合されて初めて，効果をあげる。
- 入院を利用するときには，精神疾患の治療，短期の避難所の提供，そして，自殺行動をとらえなおすことが目的であることを明らかにしておく。
- 医療過誤の訴訟を起こされることを恐れるあまりに，臨床的判断を控えてはならない。
- 統合された危機対処システムは，サービスの提供にあたってすべてのドアが開放されているモデルの中で，入院，居住治療施設，外来といった要素がある。

文　献

Chiles JA, Strosahl KD, Ping ZY, et al: Depression, hopelessness, and suicidal behavior in Chinese and American psychiatric patients. Am J Psychiatry 146:339–344, 1989

推薦図書

Bond GR, Witheridge TF, Wasmer D, et al: A comparison of two crisis housing alternatives to psychiatric hospitalization. Hosp Community Psychiatry 40:177–183, 1989
Chafetz L: Issues in emergency psychiatric research, in Emergency Psychiatry at the Crossroads: New Directions for Mental Health Services. Edited by Lipton F, Goldfinger S. San Francisco, CA, Jossey-Bass, 1985
Crammer JL: The special characteristics of suicide in hospital inpatients. Br J Psychiatry 145:460–476, 1984
Drye RC, Goulding RL, Goulding ME: No-suicide decision: patient monitoring of suicidal risk. Am J Psychiatry 130:171–174, 1973
Sunqvist-Stensmann UB: Suicides in close connection with psychiatric care: an analysis of 57 cases in a Swedish county. Acta Psychiatr Scand 76:15–20, 1987

第9章

特別な患者の治療
物質乱用，精神病，若年，高齢の患者

　本書の目的は，自殺の危険の高い患者に対して効果的に評価や治療を実施するのに必要な手段を読者に示すことである。このために，自殺の危険に関して自分自身の態度や哲学を検証する枠組みを示した。これはきわめて難しいが，やりがいのあるこの領域で治療を進めていくうえで必要な段階である。次に，著者らは自殺の危険の高い患者を治療するための一連の包括的で特異的な技法を開発してきた。治療はさまざまな状況で行われるので，このアプローチを，家族療法家の診察室，外来精神保健クリニック，精神科病院などといった主要な治療の場に合わせるようにしてきた。本書で解説したアプローチはほとんどいかなる状況においても，そして，ほとんどいかなる患者にも有用である。しかし，それぞれの人は異なり，独特な点が多く，本を読んだだけでは特別な状況に対して完全に準備することはできない。

　そこで本章では，治療者が特別な技法を用いる必要があると思われる一群の患者について取り上げる。たとえば，物質乱用の患者や，統合失調症のような重症で慢性の精神疾患の患者である。さらに，思春期患者や高齢患者といった，自殺行動の危険に対処するうえで特別な問題を呈する2つの年代にどのように働きかけるかという点についても解説する。

■**薬物と自殺の危険の高い患者**：患者が服薬しなければ，薬の効果が現れない。そして，一度に過量服薬すると，やはり効果が現れない。

　多くの患者の精神疾患に対して薬物療法が行われている。自殺の危険の高い患者の治療に薬物を用いるにあたってもっとも頻繁に出てくる3つの問題がある。①規則的な服薬（患者が処方された通りに服薬すること），②医原性（自殺の危険に対して使われた薬物がもたらす意図していなかった否定的な影響），③過量服薬の危険。ほとんどの場合，患者は抗不安薬，抗うつ薬，あるいはその両者で治療されている。頻度はより少ないが，抗精神病薬や気分安定薬で治療されることもある。気分安定薬は，双極性障害の治療に用いられるが，他の精神科の薬物の効果を増すために使われることもある。慢性的に自殺の危険の高い患者の多くに対しても，感情面の過剰興奮や衝動性の傾向を和らげるために，気分安定薬は投与されている。こういった薬物の使用を検討するにあたって，以下の点について心しておかなければならない。

　第一に，どのようにして薬物が自殺の危険に影響を及ぼすのか理解しておく。薬物が効果を現すと，精神疾患によって引き起こされていた問題が緩和されるので，自殺の危険を減らすことができる。しかし，薬物が効果的でなかったり，不快な副作用が現れたりすると，自殺行動が増悪する可能性もある。薬物の効果を判定するために，薬物についてよく知っておき，客観的な判定基準を用いて，その効果を判定する。エヴィデンスに基づく治療が精神保健の領域でも根を下ろしてきて，反応について客観的な判定基準（治療が効果を現しているかどうかを決定する系統的で妥当な方法）が広く用いられるようになってきた。担当患者の状態が改善しているかどうかを見守るために，治療者は経験的に妥当な判定方法を用いなければならない。何が改善しているのか，何がまったく

変化していないのか，何が悪化しているのかを判定することに治療者が最大の注意を払うために，毎回の診察でこのような判定法を使うことを勧める。主要な精神障害に用いられるこのような基準の情報源としては，たとえば，テキサス薬物療法アルゴリズム・プロジェクト（Texas Medication Algorithm Project）（Chiles et al. 1999）がある。さらに，自殺の危険が問題であるならば，本書で解説した評価方法を用いてモニターする。

　第二に，患者が複数の治療者と関わる場合である。たとえば，患者がふたりの治療者から治療を受けていて，ひとりが薬物療法を実施し，もうひとりが心理療法を実施しているような場合に起きてくる複雑な問題について理解しておく必要がある。一般に，ひとりの治療者が薬物療法も心理療法も同時に行っているのではない場合には，心理療法を行っている者が，患者の治療計画の全体に責任を持つべきである。この理由は，自殺行動といった問題解決法を身につけてしまっている患者に対する治療には薬物療法だけでは不十分であるからだ。ふたりの治療者は患者の治療にあたって，競争するのではなく，協力的なアプローチをとる必要がある。治療者同士が患者に対して主導権争いを始めてしまうと，治療者のどちらも勝者にはなり得ず，最終的には患者が敗者になってしまうということを忘れてはならない。

　第三に，とくに自殺行動を繰り返す患者に対しては，多剤併用に伴い副作用が出現する可能性について認識しておく必要がある。自殺の危険のような，慢性で治療抵抗性の問題がある患者を前にして，治療者には薬物が魔法の杖のように見えてくることがある。難治の患者を前にして治療者に生じた無力感のために，善意に基づくものであったとしても，臨床的に効果の不十分な薬物療法がしばしば実施されている。たしかに複数の種類の薬物を併用すると効果が現れる場合があり，患者が複数の精神科薬物により利益を得ることも時にはある。しかし，あまりにも多

くの薬物は心理的にも身体的にも害をもたらしかねない。多剤併用へのアプローチについては後に解説する（「多剤併用療法」を参照）。

抗不安薬

　生理学的な過剰興奮に対して効果があるため，不安焦燥感の治療に対して選択される薬物として，数十年にわたりベンゾジアゼピンが用いられてきた。以前に用いられていた薬物（主としてバルビツール）に比べると，ベンゾジアゼピンははるかに安全性が高いという利点があった。過量服薬しても死に至ることはきわめて稀である。ベンゾジアゼピン系薬物は薬局方の主要な進歩となった。精神科以外でも，ベンゾジアゼピンは神経学や一般医学のさまざまな疾病に対して効果的に用いられている。しかし，ベンゾジアゼピンにも次のようないくつかの主な問題がある。①過剰に使用される傾向がある。②毎日規則的に服用するように処方されるというよりも，頓服薬として用いられることが多い。③適切なモニター計画なしにしばしば処方される。④あまりにも長期にわたり使用される傾向がある。不眠，過剰なカフェイン摂取，問題解決スキルの乏しさといった，さまざまな症状をただちに緩和する目的でこの種の薬物を処方するために，過剰使用の問題が生じている。不安焦燥感が強い，自殺の危険の高い患者を助力するためにベンゾジアゼピンを使用する際には，短期的な緩和をもたらすだけの量を処方するとともに，感情面での問題を引き起こしている原因に働きかける治療を始めるのが，一般的に望ましい治療計画である。多くの治療者は，規則的な一日の服薬計画を決めるのではなく，いつ服薬するか患者自身が決めることを許すという習慣に陥っている。必要なときに服薬するという方法は，長期的に作用する薬物ではなく，きわめて短期的に効果を現す薬物を使用するようになる傾向がある。長期作用性の薬物の利点は，乱用の危険が比較的低

いということである。長期作用性の薬物のほうが心理的依存を形成する傾向が低いことを臨床的経験が示している。薬を服用すれば，ただちに苦痛が和らぐという経験を患者がすることを許してはならない。短期作用性薬物を服用している患者の中には，ただちに効果の現れる化学物質による問題解決を身につけてしまったために，人生により効果的に向かい合う方法を学習するのに必要な長期的な問題解決スキルを発展させることに著しく興味を失ってしまう者もいる。

　ベンゾジアゼピンを用いた急性期の治療アプローチに関する著者らの方針は次のようなものである。ベンゾジアゼピンを2～6週間用い，感情の過剰興奮が心理療法の過程を干渉しないようにさせ，その後，数週間かけて量を漸減し，最後には使用をやめる。長期使用が正当化されるのはごく限られた数の患者（慢性で重症の不安を訴える患者）であるが，その結果，身体的な依存や耐性が形成される恐れがある。長期使用の適応を知っておき，3カ月以上処方する場合には，診療録にその適応を記載しておく。また，ベンゾジアゼピンを中止すると，さまざまな離脱症状が出現することがあり，けいれんはその中でも最悪な症状である。さらに，ベンゾジアゼピンの服用を中止した人の中には，しばしば数日以内に，反跳性の不安や不眠が生ずる人もいる。自殺の危険の高い人では，このような現象は，抑うつ感，焦燥感，自殺行動などが高まる危険につながる可能性がある。長期にわたりベンゾジアゼピンを服用してきた患者を治療する場合には，系統的に徐々に減薬していく計画を立て，必要に応じて補助的な薬物を使用するといったことが，望ましい戦略である。ベンゾジアゼピンの離脱症状は，バルビツールやアルコールの離脱症状とよく似ていて，同様に複雑であることを忘れてはならない。このような現象には臨機応変に対処する必要がある。こういった対応について熟知していない場合には，この種の必要な治療について同僚にコンサルテーションを依頼すべきである。

抗うつ薬

　抗うつ薬は幅広いクラスの薬物であり，1980年代前半からは多くの新世代の抗うつ薬が開発されてきた。選択的セロトニン再取り込み阻害薬（selective serotonin reuptake inhibitor: 以下SSRIと略す）に代表される新しい抗うつ薬は，従来の抗うつ薬に比べてほぼ同等の効果があり，副作用の特徴も異なるため，一般に使用しやすく，また，過量服用による致死性も比較的低い。モノアミン酸化酵素阻害薬や三環系抗うつ薬はどちらも1950年代に開発され，今でも使用されている。このどちらのタイプの薬物も，ある患者にとっては，新しい抗うつ薬よりも効果的であることがある。ただし，三環系抗うつ薬やモノアミン酸化酵素阻害薬の副作用のために，患者が規則的に服薬することに問題が生ずることがある。しかし，より深刻な問題は，これらの薬を過量服薬した場合の危険性である。これらの薬物の心毒性のために，2週間分あるいは1週間分の量でも死に至る危険がある。しかし，患者はあまり頻繁に診察を受けられないために，この種の薬物が30日分以上もしばしば処方されている。

　自殺の危険の高い患者の治療に抗うつ薬を使用するにあたって，次の3つの問題がある。**第一に，うつ病の診断を確認することが重要である。**繰り返し強調してきたように，自殺の危険自体は，うつ病と診断するのに十分な状態ではないし，抗うつ薬による治療が自殺の危険そのものに効果があるという明らかなエヴィデンスはない。適切な基準を用いずにうつ病と診断してはならない（American Psychiatric Association 2000）。自殺念慮や自殺行動そのものがうつ病の診断を正当化すると思いこんではならない。診断が正しくなかったら，医学的治療の効果があがる可能性はほとんどなく，患者はけっして起こることのない肯定的な変化を期待したままになってしまう。この失望感のために患者の自殺の

危険が増してしまう恐れがある。

　第二に，抗うつ薬を処方すべき条件が揃っているとしても，患者の手に渡る量が致死量以下であることを確認しておく。SSRI の場合，致死量はそれほど大きな問題ではなく，重篤な問題を引き起こすためには数カ月分の量が必要であることがほとんどである。三環系抗うつ薬に関しては，致死量以下とは，一般に 1〜2 週間分の処方量，すなわち 1,500〜2,000 mg 以下にしておくことである。薬局と連絡を取って，この計画を進める。たとえば，4 週間分の処方箋を発行するのではなく，1 週間分の処方箋を 4 枚発行する。もしもこの方法が難しいならば，家族や友人に協力してもらい，患者の手に妥当な量の薬が手渡されるようにしておくこともできる。

　こういった薬物管理法の問題点として，たしかにこれによって安全性は増すが，患者の受動性や依存も促してしまいかねない。したがって，患者が薬物を自己管理する能力や安全性を増していくように働きかけることも重要である。たとえば，患者自身が主導権を握って，比較的少量の薬をしばしば処方してもらうことを薬剤師に相談することを，治療者と患者が前もって練習しておく。もちろんこのようにしたところで，患者はいつでも薬をためこむことができ，それを一挙にのんだら，その結果，死亡することもあり得る。しかし，治療の問題として患者が手にしている薬の全量について話し合うことによって，薬をためこむ可能性はより低くなる。

　もうひとつの方法は，残念ながらまだ米国では実現可能ではない。これは，薬を個々に包装するという方法である*。なお，市販薬は通常この形で調剤されている。過量服薬に及ぶ患者は衝動的にそのような行為

---

*訳者注：米国では一般に，医師により処方された薬（とくに錠剤）は，薬局で処方される際に，瓶に入った形で患者に渡され，一錠一錠が別々に包装されてはいない。

に出る。患者は怒りに満ち，動揺し，しばしば飲酒もしている。その人が薬を多量にのもうと決めて，実際に薬をのみこむまでに，ほとんど時間がない，時には数分といったこともある。瓶に入った錠剤のほとんどを一挙にのみこんでしまい，過量服薬が命に関わると思いこんでいることが多い。錠剤が一錠一錠，別々に包装されていたら，状況はすっかり別のものとなるだろう。一錠一錠取り出すことは時間がかかり，高まっている衝動性を妨げ，状況をより安全なものにするかもしれない。

抗うつ薬，とくにSSRIを処方する際に起こり得る第三の問題とは，この薬が一部の患者に医原性の副作用を引き起こす可能性があるという点である。1990年代前半にSSRIの使用により自殺の危険が高まったという症例がいくつか報告された。製薬業界はいくつかのデータを再評価し，この関連について検討したのだが，SSRIが自殺の危険を増すという関連を支持するエヴィデンスは認められないと報告した。しかし，2003年に情報公開法に基づき，研究者たちは元のデータを入手し，再分析を行った（Healy 2003）。再分析の結論は，SSRIの使用と自殺の危険の増加との間には有意な関連があり，とくに思春期患者にこれが当てはまるというものであった。

SSRIの再分析には混乱があった。再分析のためにデータを入手した元の研究では，現在あるいは過去に自殺行動に及んだ患者や，薬物・アルコールの乱用や身体疾患といった自殺の危険を高める可能性のある要因が認められる患者は除外されていた。したがって，治験の対象となった患者の自殺行動の基準値がそもそも低かったのだ。著者らの知る限りでは，抗うつ薬治療に関する研究で，急性に自殺の危険の高いうつ病患者を含めたり，自殺行動を結果判定の指標としたものはない。さらに，将来より多くの研究や再分析が行われるならば，抗うつ薬は作用の幅の広い薬物であることを念頭に置いておく必要がある。ほとんどすべての抗うつ薬は複数の神経伝達物質に影響を及ぼし，その影響は薬によって

異なる。たとえば，自殺の危険が高まることは強度の焦燥感と関連しているかもしれないが，これは神経学的な副作用であるアカシジアによって引き起こされたものかもしれない。アカシジアはドーパミンに関連して生じる問題と一般に考えられている。なお，この副作用はある抗うつ薬ではよく出現するが，他の抗うつ薬ではあまり認められない。この領域における最新の知識を身につけておき，ある抗うつ薬に該当することが，他の抗うつ薬にも同様に該当すると思いこんではならない。換言すると，「角を矯めて牛を殺す」（無用なものと一緒に大事なものを捨ててしまう）ことがないようにすべきである。

　さらに心配の原因がある。米英の食品医薬品局が2003年春に，小児患者の治療にパロキセチン（商品名：パキシル）を用いると自殺行動の危険が高まるという警告を発した。同じ理由で，小児患者の治療にヴェンラファキシン*（商品名：エフェクサー）を使用することに対しても警告を発した。2004年3月には，米国食品医薬品局（FDA）は，ある種の抗うつ薬によって治療されている患者のうつ病が悪化したり，自殺の危険が高まることがあり得ると警告を発した。抗うつ薬を処方する臨床家はこの警告について，FDAのウェブサイト（http://www.fda.gov/）から情報を得て，その内容を熟知しておく必要がある。抗うつ薬による治療を開始した患者に自殺の危険が高まる可能性について治療者は十分な注意を払いながら，フォローアップすることを，著者らは助言する。

抗精神病薬

　抗精神病薬は，精神病の治療に欠かせない薬であるが，自殺の危険の高い患者には悪影響を及ぼす可能性がある。**抗精神病薬，とくに第一世**

＊訳者注：（2008年8月の段階では）日本では未承認である。

代の抗精神病薬の中には，**過量服薬の不安ばかりでなく，自殺の危険を増してしまいかねない副作用を持つものがある**。とくに第一世代の抗精神病薬は神経学的な副作用を引き起こす実質的な危険と関連している。もっとも多い副作用は**錐体外路症状**である。錐体外路症状のひとつであるアカシジア（akathisia）とは，身体を動かす衝動に圧倒され，落ち着かず，不快感を伴い，じっとしていることができない。この副作用が起きた人は，いつまでも続く恐ろしい経験ととらえてしまう。診断もされず，未治療のアカシジアが，患者の自殺の原因であったことがはっきりと遺書に記されていたことがある。このような副作用は精神病の治療のためにこの種の薬を使用しているときに起こるが，嘔気や嘔吐といった他の症状を治療するための薬にも含まれているために生じることもある。別の錐体外路症状であるアキネジア（akinesia）では，運動を起こすことが難しくなるという症状であり，これもきわめて不快で，自殺の危険が高まることと関連している。慢性の副作用として，アキネジアを呈している患者は鈍麻した反応の乏しい表情になる。表情筋があまり動かず，歩行時に腕を自然に振ることもできず，動作がぎこちなく，奇妙に見える。全般的な影響として，薬物により誘発されたコミュニケーションの問題が起こり，その結果として社会的孤立が生じる。正確に診断され，適切に治療されないと，アカシジアもアキネジアも自殺の危険を高めることにつながってしまう。

　第二世代の抗精神病薬には，重要な薬理学的利点がある。これらの薬物は，とくに陰性症状や認知機能の障害といった，統合失調症のある種の重症の症状の治療に良好な結果をもたらし，副作用も第一世代の抗精神病薬と比べると比較的軽い。第二世代の抗精神病薬は，アカシジアやアキネジアを呈することが比較的少なく，少なくとも自殺の危険を減らすことができる。しかし，これらの新しい薬の中には代謝系に生じる副作用があり，自殺の危険の高い患者の状況を悪化させてしまう可能性が

ある。II型（インスリン非依存型）糖尿病（糖尿病はうつ病を発病する率を高めることと関連していると考えられてきた）と，肥満の結果，自尊感情が下がってしまうという点をとくに著者らは懸念している。

抗精神病薬の中でも，クロザピンは，米国では統合失調症に対する第三選択薬とみなされてきたが，大規模な二重盲検試験ではオランザピンに比べて，統合失調症患者の自殺念慮や自殺未遂を有意に減らすことが明らかにされた（Meltzer et al. 2003）。Meltzerらの努力は賞賛に値する。この研究には自殺の危険の高い患者が含まれ，この特定の行動が検証された，十分に計画された，前方視的治験として，著者らの知る限り唯一のものである。

気分安定薬

気分安定薬は，一般には双極性障害に用いられるのだが，特定の薬物の分類というよりは，気分の安定を図る薬物全般を指している。標準的治療では，炭酸リチウムが第一選択の気分安定薬である。炭酸リチウム以外の気分安定薬として，バルプロ酸，オランザピン，そしておそらくカルバマゼピンがある。いくつかの新しい抗けいれん薬と第二世代の抗精神病薬にさまざまな気分安定の作用があり臨床的な意義があるように思われる。そのうちのいくつかは気分安定薬として使用する適応があるかという点について現在治験が実施されている。これらの薬をひとつひとつ検討していくのは本書の範囲を超えている。もしもこういった薬を使うならば，個々の特徴について詳しく調べ，とくに自殺の危険の高い患者に使う場合には，本章の後の部分で解説するガイドラインに従うべきである（「多剤併用療法」を参照）。

炭酸リチウムは特記すべきであり，複数の研究において自殺率を減らすことに対して一貫した効果が明らかになった唯一の薬物である。著者

らはクロザピンに関する研究（Meltzer et al. 2003）を高く評価するが，この薬の効果は非致死性の行動に対するものであったことに注意を払うべきである。炭酸リチウムは，主として双極性障害の患者の治療に用いられるが，双極性障害患者の自殺率を減らす効果があった。Tondo ら（2001）はこれらの研究について優れた総説をしている。

多剤併用療法

患者に複数の診断が下され，それぞれに対して治療の必要があるという点に臨床家は注目するようになってきた。さらに，ほとんどあらゆる薬物の分野に新薬が登場してきたので，特定の薬物が各症状を標的として治療に用いられるさまざまな薬物療法が開発されてきた。その結果，ひとつの精神疾患に罹患している患者に対しても，いくつかの薬物がしばしば同時に使用されるようになっている。一般に，患者がより多くの症状を呈するほど，服用する薬の種類も増えていく。やや極端な例として，双極性障害と境界性パーソナリティ障害と診断された患者が，さまざまな症状の治療と副作用に対処するために，炭酸リチウム，バルプロ酸，ハロペリドール，ロラゼパム，ベンズトロピン，プロプラノロールを同時に服用しているといったこともあるかもしれない。

複数の薬物を同時に慎重に用いるというのは最近の精神医学でも根拠があるが，それには危険も伴う。というのも，何種類もの薬を服用している自殺の危険の高い患者に出会うことはめずらしくないからである。とくに，患者がこれまでに自殺未遂を繰り返していたり，複数の精神科診断を下されていたりする場合にはこの傾向が強い。

第一に，複数の治療者や医療機関の間で医療情報が共有されていないために，多剤を併用して治療されている患者がいる。何人かの医師が薬を処方していて，他の医師の関与に気づいていないことがある。著者の

ひとりであるChilesはある郡の大病院の処方について調査した。600名の精神科患者が他の科の医師からも薬物を投与されていたのだが、そのうち22名の患者は他の科の医師からも精神科関連の薬物（抗不安薬か抗うつ薬）を処方されていた。この情報を入手することは、その病院が薬局の統合データベースを整備して初めて可能になった（治療者がこのようなデータベースにアクセスできるならば、担当患者についてかならず確認すべきである）。他の非合理的な過程とは、もともとある薬を処方していた医師がその患者を担当するのをやめた後も、同じ処方がそのまま踏襲されることである。そして、新たに担当した医師がまた別の薬を付け加え、前から処方されている薬を中止しないという傾向が残念ながら認められる。Chilesはチオリダジンで15年間治療されてきた48歳の女性が遅発性ジスキネジアを呈した悲惨な例を治療したことがある。当初、不眠のためにチオリダジン50 mgが就寝前に処方されていた。担当医が死亡したのだが、その後も地域の薬局が同じ処方の薬を出し続けていた。この患者はうつ病の治療のために他にも何人かの医師のもとを受診した。しかし、誰も抗精神病薬（チオリダジン）が延々と投与されていることに気づかなかった。多剤が同時に投与されている患者に出会ったら、それが合理的な判断のもとで投与されているものかどうかならず確認すべきである。

　多剤併用療法の第二の問題は、副作用も複雑なものになるという点である。非公式的な見解だが、薬物の種類が増えると、副作用の可能性は薬の種類の数の二乗で増える。2種類の薬を使うと、1種類に比べて、副作用は4倍になる。3種類の薬を使うと、副作用は9倍になる。4種類の薬を使うと、副作用は16倍になる。5種類の薬を使うと、副作用は25倍になるといった具合である。薬物の種類が増えていくと、副作用が全体として増えるだけではなく、ひとつひとつの副作用もさらに強くなる。たとえば、抗コリン作用のある薬を何種類か服用していると患

者は頑固な便秘に悩まされるが，患者がこのような症状を訴えないこともあるし，医師から質問されないこともしばしばある。

第三に，複数の薬物は薬理動態学的な特徴のためにさまざまな形で相互作用が起きて，血中濃度が変動し，副作用が生じたり，十分な効果が出なかったりする。治療者は自分が処方する薬の薬物動態や薬物力学について理解しておき，相互作用の問題を予防したり，たとえ問題が起きたとしても，それを治療するために最善の努力をしなければならない。しかし，3～4種類の薬が一度に使われると，治療者の知識では十分に対処できない事態を招いてしまう。ここまで至ると，薬物療法はあまりにも複雑になってしまい，誰も何が起きるのか，何が起きるかもしれないのかわからない。

薬物療法で問題を起こさないために役立ついくつかのルールを以下に挙げておく。

1. 薬を追加する際には十分な理由がなければならない。そして，それを記載しておく。
2. 薬が効果を現しているかどうかを判定するために，十分な量を，十分な期間使う。患者が最初に処方された薬を服用していて，治療レベルにまで達していて，効果が現れているか，十分な期間服薬しているかを確認できる前に，新たに他の薬を追加してはならない。
3. 薬効を判定するために，薬に対する反応の基準を用いる。もしも効果が現れていなければ，その薬を中止する。可能であれば，徐々に薬を減らしていき，最後に中止する。こうすることによって，反跳性の副作用や離脱現象を防ぐ。
4. 新たに処方した薬の効果を見るために患者の活動性をできる限り維持しておく（すなわち，薬効の判定過程に患者の評価も含める）。
5. 可能な限り，1種類の薬だけを変える。1種類の薬でも追加したり，

中止したりしたときの効果を判定するのは難しい。まして，2種類も，3種類もの薬を変更したら，効果判定はますます難しくなってしまう。
6. 自殺の危険が高いというだけの理由から薬を付け加えることに注意を払う。治療に対する我々の哲学では，自殺の危険が再発したからといって，それがかならずしも失敗を意味していない。

最後のルール：自殺の危険に伴う問題を評価するために，治療者は，耐え難い，逃れられない，果てしなく続く，という3つの状態について承知しておく。以下は，薬を評価するための3つのAである。

- **Appropriateness（適切さ）**：診断は正しいか？　診断に基づいた適切な薬か？　多剤が同時に使われているときには，各々の薬には正当な理由があるか？　薬物療法の効果は出ているか？　薬に対する反応を判断するための適切な基準が用いられているか？
- **Adherence（服薬に対する指示の厳守）**：患者は指示された通りに服薬しているか？　そうでなければ，その理由は何か？
- **Adverse effects（副作用）**：薬の副作用をよく知っておく。患者に副作用について質問する。早い段階で副作用に気づくほうが，その管理は容易になる。

小社会におけるケースマネジメント：医師・セラピスト・患者の三者を協調させる

心理療法家と薬物療法の専門家の双方に受診している患者は少なくない。「薬物と自殺の危険の高い患者」で，複数の治療者間の競争ではなく，むしろ協調することの重要性について述べた。処方を担当する医師，

心理療法家，患者から成る三者の関係が完全で，よく協調され，2人の治療者の考えが一致している治療プログラムが最善である。最悪なのは，治療者のひとりが進んで，あるいは嫌々ながら，他の治療者に反対する立場をとることである。この三者の関係が成功するには，それぞれの役割と責任を明確にし，実施される治療のタイプについて合意を得ておく。当然ながら，治療に関して患者とインフォームド・コンセントを成立させておく。治療費を含めて，それぞれのクリニックの方針を明らかにしておくべきである。2人の治療者は緊急事態にどう対応するか，そして，どちらにもただちに連絡がつかない場合にはどのようにカバーするかという点についても明らかにしておく。治療者間で患者の秘密を守ることの限界についても話し合うべきであり，双方の治療者が定期的に連絡を取り合うことも患者にはっきりと伝えておく。治療者たちは十分な記録を取る必要がある。

　三者の間に協調的な関係を築くための基本的なルールは，どの治療者も他の治療者を治療過程に強制して関わらせてはならないということである。患者に対して，薬を投与されるべきだとか，ある種の心理療法を実施されるべきだとかけっして一方的に言ってはならない。他への紹介は常に次のようにあるべきだ。「これはよい考えのように思います。もうひとりの先生がどう考えるか尋ねてみましょう」。第二のルールとは，**患者の治療計画には薬物療法の専門家と心理療法家の目標を統合しなければならない**。換言すると，治療者たちは患者のために団結した治療計画を立てようと常に試みなければならない。薬物療法と心理療法の統合に関してさらに情報を得たい場合は，推薦図書を参照されたい。ほとんどの場合，薬物療法は，自殺の危険の高い患者の治療において重要ではあるが，二次的な役割を果たしている。したがって，治療計画全体の責任を負うのは心理療法家である。**最後のルールは，治療の最終目標の決定は担当の心理療法家の責任とすべきであるという点である**。

一方の治療者が，他の治療者の行っている治療は患者の役に立っていないと信じているようなときは，不安定で，治療関係の破綻をもたらしかねない。こういったシナリオはほとんどの治療者がよく知っているさまざまな形で生じ，治療には根拠がなく，停滞し，あるいは，治療の頻度があまりにも低いために患者にほとんど利益をもたらしていないと治療者は感じている。薬物療法を担当している医師は，患者が引き起こしているさまざまな問題に対処する心理療法家の能力に疑問を持ち始める。ところが，同時に，患者は心理療法家に対してラポールや敬愛の念を強く抱き，それが治療効果の問題をきわめて不安定で敏感なものにしている。もうひとつのよくあるシナリオとは，心理療法家が患者にどのように服薬するかを助言しているとか，薬の効果がないと考えて，薬をやめるようにそれとなく患者に働きかけているのではないかと，薬物療法を担当している医師が考えることである。一方，心理療法家は，薬物療法が奏効していないように思われるのに，それでも医師がその薬を続けているとの欲求不満をしばしば感じている。より基本的な問題として，一般に精神障害の治療に対する薬物療法の意義について疑問を抱いていることがある。患者が依頼するし，薬の使用はデータからも支持されているにもかかわらず，そもそも心理療法家が原則的にいかなる薬の使用に対しても強く反対していることもある。この問題を直接話題にするのではなく，治療者は微妙な形で患者が規則的に服薬するのを妨げて，薬物を処方している医師の価値を間接的に下げようとしているのかもしれない。また，別のシナリオとしては，医師と患者の関係が何らかの理由で心理療法家が実施している治療の妨げになっていると，心理療法家が感じている場合である。心理療法家は，患者が医師のもとを受診するのは薬物療法のためだけであると信じていて，問題にどのように対処すべきかといった点について医師が助言すると，傷つけられたと感じる。心理療法家は，患者に対する医師の助言が心理療法で取り上げられたことと

矛盾しているととらえている。

　これらの問題の多い状況を解決する方法は明らかである。治療がどのように進んでいるか，それぞれの専門家の境界をどのように設定するかといった点について，2人の専門家が話し合う必要がある。残念なことに，このような専門家同士の交流を持つことは難しいかもしれない。その結果として，相互交流はしばしば避けられてしまう。有能な臨床家は，問題を解決するためには，このような相互交流を持つことを倫理的な責任とみなす必要がある。一般に，治療者の自尊心は守られたとしても，患者の福祉が危険にさらされているのだ。この種の状況がもたらすもうひとつの問題ある側面とは，同僚同士がいがみあってしまうと，患者は両者の意見の違いについて自分を責めるかもしれないということである。換言すると，心理療法家と医師の間の専門家の境界に関する基本的な意見の不一致を説明するために，患者が自分の利益のために操作しているとされてしまうことさえある。**2人の治療者間に意見の食い違いがなければ，治療の乖離は生じない**，という点を忘れてはならない。

● 物質乱用と自殺：放置されてしまう患者

　すべての医療従事者は物質乱用の問題の深刻さを認識すべきである。治療者が働いている場が，一般医療施設，外傷センター，精神保健施設のいずれであったとしても，患者の多くは物質乱用あるいは依存という障害も抱えている。この領域は精神医学では特別な問題となっている。というのも，精神疾患と物質乱用という複数の障害を抱えている人は，とくに地域で精神科治療を受けている人の多くを占めているからである。複数の障害の合併は一般に重度の障害を引き起こす。家族や社会との相互交流，仕事，衣食住といった基本的な欲求を満たす能力など，すべての領域の機能に悪影響をもたらしかねない。薬物やアルコールに関する

障害は，時折アルコールの急性中毒に陥るといったものから，複数の薬物を毎日使用するものまで，さまざまである。多くの場合，大麻，コカイン，アルコールを毎日のように使用し，薬物乱用に加えて（あるいは薬物乱用のために）いくつもの身体的問題を抱えている人に出会うことは稀ではない。物質使用障害の患者は難治なことが多く，この問題の主要な理由は，患者は治療の動機づけが低く，治療を積極的に受けようとしないことである。物質使用障害からの回復やリハビリテーションに伴う実質的な問題については多くの文献がある。有用と思われるいくつかの文献を本章の最後に推薦図書として挙げておいた。我々はこういった患者は自殺の危険が高いという点を懸念している。物質乱用の患者は治療が難しく，どの機関も積極的に治療に取り組もうとせず，患者の抱える問題の全体に働きかけてくれる人を見つけることができない。このような患者に対して問題解決アプローチは役立つ可能性があるので，誰かがそれを始めなければならない。

物質乱用と自殺の危険の両方の問題を抱えた患者を効果的に治療していくうえでの主な問題とは，精神保健システムと物質依存治療システムのどちらも治療に責任を取ることに躊躇しているという点である。次のような例がこの悲惨なよくあるシナリオを描き出している。精神保健の専門家や精神科入院病棟が，物質乱用をやめないという理由で，患者の治療を拒否する。これは，精神科治療を始める前に，患者は物質乱用の問題をまず解決しなければいけないというメッセージを伝えている。一方，物質乱用の患者は，入院か外来のプログラムか，物質依存治療施設を受診したものの，自殺の危険が高まってしまう。すると，患者はただちにそのプログラムからの離脱を求められる。要するに，物質乱用に対する治療を始める前に，自殺の危険に対処しなければならないというのだ。このジレンマを克服する真の答えは，第三の治療システムを作ることであると示唆する専門家がいる。それは，重複診断患者治療システム

である。しかし，このアプローチは，精神保健のカウンセラーと物質依存のカウンセラーの両者が，どちらかのシステムで治療を求めてくる患者が呈しているさまざまな精神状態や物質乱用の状態を診断し治療するという専門家としての責任をあいまいにしてしまうように思われる。精神保健のカウンセラーは，物質乱用を診断し治療するための有力で複雑な技法を身につけておく必要があるし，物質乱用のカウンセラーも同様に，自殺行動にどのように対処するかという点に関して十分な知識を備えておく必要がある。ところが，残念なことに，両者は互いに非難しあうことにあまりにも多くのエネルギーを注いでいて，その結果，多くの患者は2つのシステムの間を漂い，包括的な治療を受けられないでいる。いかなる状況においても，治療を求めてきた患者の状態について診断と治療に関心を持つのは専門家としての責任であることを忘れてはならない。物質依存，精神保健，一般医療システムのどの分野の専門家も，自殺の危険と現時点の物質乱用の問題について準備しておく必要がある。

物質を乱用し，自殺の危険の高い患者

　AIMモデルは，物質を乱用し，自殺の危険の高い患者の評価と治療のために，治療者がとるべき3つの重要なステップである。

- **Ask（質問）**：物質乱用について繰り返し質問する。
- **Integrate（統合）**：物質乱用の問題を，自殺行動の問題解決という状況に統合する。
- **Manage（管理）**：物質乱用のために自殺の危険が高まっていることに対処する危機管理計画を立てる。

　アルコールや薬物の乱用と自殺行動は，機能面で重要な類似点がある

ことを認識しておくのが重要である。自殺も物質乱用も不快な感情をコントロールしたり，避けたりする方法であり，どちらもある種の問題解決行動として機能している。自殺によってすべてを終わらせることもできるし，薬物による高揚感によって苦痛を麻痺させることもできると考えられている。これらは同種の問題であり，薬物，アルコール，自殺の危険には密接な関連がある。こういった関連は挑戦とともに，治療の機会をもたらす。診断もされず，統合もされず，対処されないままだと，物質乱用は最善の治療計画さえも台無しにしてしまいかねない。診断し，統合もされ，対処されると，物質乱用のエピソードも自殺の危険のエピソードも治療目標として利用することができる。

　第一段階は，物質乱用について繰り返し質問する方法を学ぶことである。診断的課題は複雑である。治療者は患者に物質乱用について質問するのを忘れないというだけでなく，一貫した態度で，患者に助力したいという姿勢を伝え，患者がどのようにして否認に圧倒されないようにするかを学習させるかということが重要である。ある同僚が以下の例について述べたが，これは一連の問題を示している。

　　ある女性が，うつ病と慢性的な自殺の危険のために，大学の気分障害クリニックを受診してきた。その施設は教育病院であったので，患者は医学生，レジデント，教官に面接された。毎回，構造化面接法で，患者は物質乱用について系統的に質問された。その度に患者はそういった問題を否定した。1年間にわたる困難な治療にかかわらず，薬物療法にも心理療法にもほとんど効果が認められなかった。この間，彼女は何度か自殺未遂に及んだ。ついに，患者は数回予約を守らないことがあり，このクリニックとの関係が絶たれてしまった。最後に受診したときから1年半後に，クリニックの医師のひとりがこの女性に関する新聞記事にたまたま気づいた。彼女は重症の

コカイン嗜癖から回復することに成功した体験についてインタビューを受けていた。乱用は10年に及んだが，半年間の治療プログラムが成功したことを彼女は語っていた。うつ病と自殺の危険に対するクリニックでの1年間の治療についてはインタビューでは一言も触れられていなかった。

この例から得られた教訓は，さまざまな方法で物質乱用について繰り返し質問しなければならないということである。身体症状，検査結果，家族や友人の話などから物質乱用の可能性を疑ったら，質問をし続ける。諦めずに質問をし続けることで結果を得られることがある。診断されず，未治療のまま放置されている嗜癖の問題は，自殺の危険などの他の問題の治療を困難にする。これはまた，ほとんどの場合，治療の失敗にもつながる。

物質を現実にどのように使用しているか，そしてその影響について質問する。アルコールを例にすると，「この1カ月間にあなたは何日飲酒しましたか？ 飲酒した日に，どれくらいの量を飲みましたか？」などと質問するとよいだろう。物質乱用に関して4つの質問をCAGEとまとめることができる。この質問に1つでも「はい」と答えたら，問題があることを示している。

- **Cut down（減らす）**：「薬（あるいはアルコール）の使用を減らそうとしたことがありますか？」
- **Annoyed（困らせる）**：「あなたが薬（あるいはアルコール）を使用することで他の人々を困らせたことがありますか？」
- **Guilty（自責）**：「薬（あるいはアルコール）の乱用について自分を責めたことがありますか？」
- **Eye opener（朝酒）**：「離脱症状を避けるために朝一番にこの薬

（あるいはアルコール）を使ったことがありますか？（すなわち，朝酒）」

　第二段階は，患者の自殺の危険という状況で，物質乱用を理解することである。自殺の危険があるということは，同時に嗜癖障害が存在する可能性を示唆している。問題解決の手段として自殺行動に及ぶ人は，過食，大酒，さまざまな物質乱用もしばしば呈する。患者を治療していくうえで，アルコール，コカイン，大麻など，自殺の危険が高まっている状況で乱用される可能性のある他のいかなる物質についても常に発見するようにする。患者は自殺を慢性の嗜癖に対する解決策ととらえているだろうか？　患者は日常のつらい出来事や強いストレスによって引き起こされた苦痛に満ちた感情から逃れるために，薬物やアルコールを使っていないだろうか？　問題解決療法を実施している際には，物質の影響はもっとも有害である。患者が明快な思考を求められるときに，薬物の使用は，判断，注意の集中，物事を徹底的に考える能力に悪影響を及ぼし，患者をますます衝動的にしてしまう。自殺の危険と物質乱用の両者が合併すると非常に危険である。これは，検死官が自殺者の高いアルコール濃度を報告していることからも明らかである。さらに，過量服薬が自殺企図の手段である場合，乱用される多くの薬物，とくにアルコールは過量服用される薬物の致死的影響を増す可能性が高く，状況をますます危険にしてしまう。

　第三段階は，危機管理計画の中に物質乱用への対処を含めることである。次のようなシナリオがよく起こる。治療中の患者が対人関係の問題を抱えるという状況に陥っている。患者は欲求不満で怒りに満ちている。この苦痛に満ちた感情を和らげるために酒を飲み始める。飲酒を続けていき，突然，そして一般に急激に，自殺という解決手段が現実のものとなる。そして，患者は薬の入った瓶を手に取り，死ぬつもりで薬をのん

でしまう。アルコールによって衝動性が高まっていて，過量服薬による死の危険も非常に高い。これは悲惨な状況である。危機管理計画では，こういった状況が生じる前に，これに取り組む必要がある。**患者が自殺を考えている場合には，「飲酒をしてはいけません。もしも，今，飲酒しているならば，すぐにやめてください」と治療者は言うべきである。**

飲酒して受診してくる患者

　物質乱用の問題があり，自殺の危険も高い患者が，酔って受診してきたときに，治療者はどのように対応するだろうか？　治療者への最大の挑戦は，この機会を患者に利益をもたらすように利用するとともに，同時に，物質乱用をやめなければ治療を中止するといった破壊的な手段をとることを避ける必要がある。治療者は問題を抱えた患者との関係を維持するように全力を尽くさなければならない。こういった事態は，患者があまり話したがらない事柄を取り上げるための稀な機会かもしれない。すなわち，否定的な感情を避けることに伴う絶望感である。治療者はセッションを中止してしまったり，この状況を無視してしまってはならない。むしろ，こういった問題の多い行動を直接治療の場に持ちこんだのは勇気あることだといって，患者を誉める。この技法を用いる際には，治療者は自殺行動に対する問題解決アプローチに沿った態度を取る必要がある。すなわち，問題を治療の場に持ちこむことは許されるということである。この戦略の目標が飲酒行動を強化することではないのは当然である。目標は，薬物やアルコールの使用による障害の影響をひとまず棚上げにして，患者がその障害された状態でどのような経験をしているか理解しようとすることである。アルコールは感情や認知の表現の抑制を外す。アルコールには気分を下げる作用があるのだが，酩酊状態にある患者はむしろその間のほうが，いつもの自分とは別の思考や感情を抱

き，現実かつ実際的に独立した生命を持っているように語る傾向が強い。酩酊のどの部分が衝動的かつ一時的で，どの部分が患者の世界観と一致する思考，感情，反応であるか整理するのが，治療者の課題である。こういった過程には治療者と患者の間にラポールが成立していなければならないし，患者がアルコールや薬物を使用したことに対して治療者が対決するような態度を取ってはならない。全自殺企図の約50％はアルコールや薬物の使用時に起きているのであって，セッションを進めていくと，患者が自殺行動に及ぶ過程について治療者は洞察を得られる可能性が高い。自殺行動がアルコールや薬物乱用のエピソードの最中に発展してきた過程について治療者が包括的な視点を持つならば，行動面での危機管理プロトコルを作るのはより容易になる。

　患者が酩酊し，そして，急性に自殺の危険が高い状態で，受診してくるかもしれない。このような場合には，患者の酩酊状態が去り，冷静に考えることができるようになるまで，衝動性や潜在的に死の危険をもたらしかねない瞬間を何とか切り抜けるように助力するのが治療者の課題である。患者を安全な場に移すか，酩酊状態から脱するまではかならず誰かがそばにいるようにとはっきりとした指示を出して，友人や家族とともに患者を帰宅させることが一般的な助言である。いつものように，一般的な方針は，患者が持ちこんできたことは何でも，患者にとって利益となるように活用していくことである。このようにとらえると，その後，患者に電話をしたり，アルコールや薬物が気分や人生に対する一般的な状況を改善あるいは悪化させることにどのような影響を及ぼしたのか振り返るのが役立つ。非機能的問題解決を利用し，それが実際にうまくいかないことについて，治療者がより多くを示すことができれば，患者に他の選択肢を試みさせることに対してさらに大きな影響力を持つことが可能になる。

物質乱用患者のための入院施設

　物質乱用患者のための入院施設のスタッフは，外来で出会う問題とはいくらか異なる問題に対処する。入院治療の主要な課題としては，患者が離脱症状から回復し，アルコールや薬物を使用しないことを維持するための初期段階に入るのを助力することである。離脱症状は自殺の危険が高まることと関連する可能性がある。これはしばしば困難な過程となり，身体的かつ心理的な要素がからんでくる。離脱には，焦燥感，身体的不快感，重度の気分変動が伴う。離脱症状は人によっては2カ月間以上続くこともあり得るので，薬物の離脱によって引き起こされた症状のうちで，何が長期的な心理的機能不全なのか，何が短期的な機能不全なのかを判断するのが難しいことがある。嗜癖や離脱の身体的影響のほとんどは10〜12日以内に改善するが，睡眠障害や心理的不快感はしばらく続き，患者の行動に影響を及ぼす可能性もある。うつ病はしばしば持続的な物質乱用のために引き起こされる主要な，そして複雑な問題であり，物質乱用が始まる前からうつ病が存在している例も多い。患者は，薬物の使用（急性あるいは慢性の離脱，持続的な使用，急性中毒）により器質的に引き起こされたうつ病とそれ以前から存在していたうつ病にかかりやすい傾向という，二重の不幸に直面しているのかもしれない。焦燥感や身体的不快感がしばしば薬物の使用に伴い，致死的な自殺行動に及ぶ危険を高めてしまう。

　物質乱用の患者は，同時に他の精神障害を合併していることが多い。たとえば，うつ病，不安障害，パーソナリティ障害，統合失調症であり，これらはすべて自殺の危険と関連する。物質乱用治療病棟に入院となったすべての患者に対して，自殺の危険の評価を含めて，精神科的診察を実施する。このような患者が自殺や自殺未遂の危険群であり，解毒のための入院はこの障害に対処するためにとくに重要な段階であることに異

論はない。とくに物質乱用に対する集中治療の時期には、スタッフは自殺の危険をどのように評価し、対処するか学ぶ必要がある。この過程は、精神科入院治療で用いられるものと同じ技法で実施され（第8章「入院と自殺行動：複雑な関係」参照），このような戦略が物質乱用治療施設では十分な効果をあげることができないと信じる理由はまったくない。できる限りの安全と保護を提供し、侵襲的で非治療的な環境を避けることが課題となる。施設は、自殺行動の評価を系統的に実施できるような方針と手順を備えておかなければならない。患者の自殺の危険をさらに増す可能性のあるいかなる精神医学的状態についても記録し、治療することに対して適切な注意を払う必要がある。

　物質を乱用し自殺の危険の高い患者の多くと、物質乱用を認めない患者との間の、臨床的に重要な差は、離脱後の治療開始後30日以内に極度の感情変動が生じる可能性である。解毒病棟では、気分がよくなり改善していると患者が述べていたにもかかわらず、自殺が起きることがある。次の臨床例について考えてほしい。

　　著者のひとりであるStrosahlは慢性の自殺念慮を抱き、長期にわたり多量飲酒をしてきた患者の治療を担当したことがある。治療が進展していくと、自殺の危険は減っていったが、飲酒行動はエスカレートしたため、30日間の入院治療プログラムに参加することに患者は同意した。入院当初、事態は改善していくように見えた。数日間にわたり急性の離脱症状が出現したが、薬物療法で対処でき、患者の知覚は清明になり、気分もよくなっていった。毎日必死になって素面（しらふ）でいようとしていたことから解放される人生を楽しみにしていると彼は語っていた。飲酒の問題のために疎遠になっていた家族とも再び連絡を取るようになった。治療開始2週間後、彼は模範的な患者で、さまざまなグループや個人の活動に参加していた。感

情は安定し，退院に備える計画も始めた。入院15日目，患者は皆と一緒に昼食をとり，冗談を言い，機嫌もよさそうに見えた。彼は家族に電話をしなければいけないと言って，席を外した。15分後，患者が自室でベッドのシーツで首をくくっているのが発見され，その場で死亡が確認された。

この患者の心に何が起きて，突然，自殺を決意したのか，著者らにはわからない。しかし，全般的な改善という状況の中で，極度の抑うつが突然生じた可能性があることを理解しておくのは重要である。数秒あるいは数分といった間に自殺の危険が迫る状況が生じ，患者は突然気分がふさぎ，致死的な行動に及んだのかもしれない。解毒中の患者の気分がよい方向に向かっているように見えるのは，意図が明らかにされないままに実行されてしまった自殺を決意した結果ではない。むしろ，自殺の危険は，アルコールや薬物の離脱にしばしば伴う急激で予想外の気分の変動と関連しているように思われる。スタッフはこのような気分の変動の可能性に注意を払い，解毒を開始する際にとくにこういった問題が起こり得ることについて患者と話し合う必要がある。患者を観察するだけでは十分ではない。患者に気分についてしばしば質問し，患者のほうからも深刻な気分の変化が生じたらスタッフに言ってくる必要性を繰り返し説明しておく。患者が退院して，現実の，そしてしばしば問題の多い世界に戻る日が近づいている際にも，この過程を繰り返すことを忘れてはならない。この時期の気分の変動はきわめて強いものかもしれないが，それが見逃されると，生命の危険をもたらしかねない。

統合失調症の特別な症例

統合失調症の患者はさまざまな形の自殺行動に及ぶ傾向がある。彼ら

の病気は，対人関係や，注意を集中させたり，明晰な思考をする能力に対する妨げとなる。彼らには問題解決スキルが障害されていると，著者らは考えている。多くの統合失調症患者にとって，孤立は人生の現実である。このような人々の中にはホームレスも多く，その後もホームレスにとどまる傾向があるようだ。この厳しい環境の中で，彼らの多くは治療も受けられず，たとえ治療を受ける機会を得たとしても，治療の指示に従うことが難しい。さらに，患者治療結果研究チームやテキサス薬物療法アルゴリズム・プロジェクトといった計画の研究結果から明らかにされたように，治療を求める患者に対して，多くのクリニックが適切な治療を提供していない。さらに，このような人々はしばしば複数の病気に罹患している。重複罹患の傾向は，精神疾患と身体疾患の双方に及ぶ。物質乱用は統合失調症患者の中でもきわめて多い問題である。これらの要因すべてが，他の人々に比べて，彼らにストレスに満ちた人生や日々の多くの問題をもたらす。これほど多くの問題を抱えているのに，彼らにはそれに対処するスキルが不足しているばかりか，多くのクリニックには適切な資源も十分にはない。これでは統合失調症患者にとって自殺の危険が主要な問題であっても不思議はない。

　統合失調症の人は，慢性の精神疾患の中核群である。この人口の生涯自殺率はおそらく10％に上るだろう。統合失調症の人の1/3〜1/2には自殺未遂歴があり，自殺念慮はきわめて多く認められる。なお，よりよい治療法が手に入るようになってきたというのは嬉しい報せであり，近い将来，陰性症状や認知の改善が期待されるのは統合失調症患者のすべてにとって望ましいことである。米国でクロザピンが再び用いられるようになったこと，統合失調症に対する第二世代の治療薬が開発されてきたこと，さらに独特な抗精神病薬が研究されていることなどから，10年前にはとても考えられなかった改善が将来，統合失調症患者にもたらされると期待されている。本書の読者が統合失調症患者を治療している

ならば，新しい優れた治療法が広く実施されるようになるまで，患者が生き続けるようにすることが臨床家の責任である。自殺の危険は治療者が対処しなければならない危険因子のひとつである。この仕事をしていくうえで治療者に役立つ特定の技法を以下に挙げておく。

　第一に，自殺の危険の評価に十分な注意を払う。自殺の危険について質問し，かならず「感情に注意を払うだけではなく，質問することが重要である」というルールを忘れてはならない。活動性の低下や無関心は統合失調症の症状である。治療者の質問に対して，患者は平板で単調に答えてくる。自殺について語り，その感情が言葉の意味を強めている，不安そうで，抑うつ的で，絶望感の強い人に比べると，この平板な感情を示す統合失調症の人は，とても「救いを求める叫び」を発しているようには見えないことがある。しかし，感情の表出に乏しいからといって，統合失調症患者が述べていることの重要性を過小評価してはならない。感情の表出に欠けているということは，危険が低いということではない。患者が何を語っているかが問題なのであって，どのように語っているかが問題ではない。

　第二に，抗精神病薬の副作用によって自殺の危険が高まる可能性があることを忘れてはならない。抗精神病薬の副作用が極度の不快感を生むことがある。このような症状を統合失調症が重症化した兆候ととらえ，さらに多くの薬で治療するといったことは，恐ろしく過ったことである。統合失調症に対する複雑な薬物療法に自信がない場合は，この領域の専門家から助言を受けるべきである。さらに，抗精神病薬を突然中止してしまうと，いくつもの離脱の問題や精神病の悪化が起こり得ることも忘れてはならない。薬を中止するときには，かならず徐々に減らしていく。ある薬から別の薬に変更するときには承認されたガイドラインに従う。抗精神病薬を突然中止してしまうのは，顆粒球減少症のような重篤な副作用に対処するときだけである。

第三に，統合失調症患者の自殺の危機に対して問題解決アプローチを用い，とくにそれを具体的に教える。家族や知人でサポートを与えてくれる人の協力を得るように努力する。とくに病気が悪化したことと関連する，過去の自殺の危険が高まったエピソードについてよく理解しておく。かつて起きたことについて話し合い，再発の可能性に対応する管理戦略を発展させておく。

自殺の危険の高い小児や思春期患者に対する治療

　米国では若者の自殺の危険が疫病のような広がりを見せている。自殺行動が広く認められることは1997年に実施された全国若者危険調査からも明らかである。これによると，18歳以下の若者の5人に1人がこれまでに深刻な自殺念慮を抱いたことがある。そして，悲しいことに，7％が自殺未遂に及んでいた。2002年の全国若者危険調査からのデータはさらに大きな懸念材料を示した。ミシガン州中部の町では，18歳以下の若者の29％が過去1年間に深刻な自殺行動に及んでいた。15〜19歳の年代の自殺率は，20〜24歳のそれよりも低いままだが，両者ともに上昇している。とくに問題であるのは，全国の学校でさまざまな自殺予防活動が実施されているにもかかわらず，非致死性自殺行動や自傷行為の率が急上昇していることである。ピア・ヘルパーなどのプログラムは致死性および非致死性の自殺行動の予防に対して期待される効果を現していないように思われる。このような傾向が続くと，臨床家はこれからもますます多くの自殺の危険の高い思春期患者に巧みに対処していかなければならない。

　前思春期の子どもの自殺の危険がどのようなものかを理解するのは難しい。この年代では，死や自殺について考えることは報告されているが，既遂自殺はきわめて稀である。認知構造が未発達であるという何らかの

点が子どもを自殺から守っているように思われる。思春期，とくに中期から後期思春期では，自殺の危険は重要な問題となり得る。思春期に起きる自殺の危険と，成人期に起きる自殺の危険には，多くの類似点がある。そこで，本書で提示したモデルは思春期の人にも応用できる。自殺の危険の高い思春期患者で唯一注意すべき点は，家族に関連した問題に注意を払う必要があることだ。自殺の危険の高い思春期患者はしばしば家庭内の重大な混乱を経験している。混乱は小児期に生じ，思春期でも改善しない。思春期の人はさらに不安定となり，このために自殺の危険が生じる。

思春期の自殺行動のシナリオ

しばしば認められる思春期の自殺行動のシナリオは，長期にわたって問題児とみなされてきたことから始まる。初期から中期思春期に，ティーンエイジャーの養育から生じる中等度の問題が徐々にエスカレートしていく。ティーンエイジャーは家族の葛藤の原因で，家族内の調和を破壊するものとみなされる。家族は思春期の子どもを抑えつけようとしたり，無関心を装ったり，その子どもがいなくてもよいとさえみなすかもしれない。ある家庭では，親がその子が死んでしまったほうが家族の皆が幸せだと直接言うことさえあるだろう。その結果，家族の関心は徐々に極端な行動に向けられていく。問題について話し合われるときには，実際的な解決ではなく，ただちに非現実的な解決を迫ることが強調される。親は思春期の子どもが自分の行動を変化させるスキルを欠いているととらえるのではなく，意図的に何か悪いことをしていると思いこんでいる。このシナリオでは，自殺が肯定的な意味を持つ可能性がある。

現在進行中の家族の葛藤とあいまって，他の何らかの不安定な要素が火に油を注ぐことになる。不安定な要素とは，転居，学校での問題，人

間関係の喪失（例：親の離婚），**一方的な恋心の破綻**などがある。一方的な恋心の破綻とは，いわば，問題を抱えたティーンエイジャーが特定の人に過度の思いをこめて，それが裏切られたと感じることである。ある人物がとても重要で，そのティーンエイジャーの人生に安定をもたらす独特の力を持っているとみなされる。この関係が破綻すると，そしてそれはしばしば現実に起きるのだが，きわめて否定的な感情的出来事が生じる。潜在的に自殺の危険の高い思春期の人は苦悩に満ちた感情に耐えることが難しく，新たな苦悩は圧倒的に強く，いつまでも続くととらえられてしまう。苦悩が，衝動的行動のスタイル（言葉よりも行動が先に出る），アルコールや薬物の乱用と結びつくと，自殺行動のシナリオが完成する。

家族の評価は必ず行う。そうでなければ，治療が破綻するかもしれない。

　家族力動は，思春期の自殺行動に主要な役割を果たしている。表9-1に自殺行動が起きた家族に関する研究によって明らかにされた共通の特徴のいくつかを挙げておいた。自殺の危険の高い思春期の子どもがいる家族のすべてが機能不全に陥っているわけではないが，そのような家族も確かに存在する。どのような場合でも，家族の評価は役立ち，治療者が決定を下す手引きとなる。

　機能不全に陥っている家族を前にして，治療者は，一方で，家族を治療同盟に加え，絆を強め，集団の問題解決パターンをとらえるとともに，他方で，思春期患者を家族のシステムから解放するために助力していく。自殺の危険の高い思春期患者に対して家族療法が有効であるかという点については十分なエヴィデンスがない。ある家族は，どんなに努力しても，変化に頑なに抵抗し，思春期の子どもに十分なサポートを与えられ

表9-1 自殺行動に及びやすい家族

A. 慢性的な問題
　1. 長期にわたる敵意，不安定さ，反社会行為，経済的問題，アルコール乱用，結婚の問題。

B. 親子間の葛藤
　1. 言語的，身体的，性的な虐待。
　2. 家族が「毎日のように喧嘩をしている」。

C. 社会的特徴
　1. 社会的に孤立している。
　2. ひどく移り気である。
　3. 常に人生のストレスを抱えている（山積した問題）。

D. 固定した役割，融通のきかないスタイル
　1. 生贄（スケープゴート）にされた子ども，親のような役割をさせられた子ども，取り替えのきく子ども。
　2. 喪失や別離に耐えられないために維持されている立場。変化はできず，逃げることだけが可能である。

E. 親を失う
　1. 離婚，遺棄，別居。
　2. 身体的・情緒的に疎遠な親であるのに，時折出会うときだけひどく要求が多い。

F. コミュニケーション
　1. 非効率的。
　2. 言葉にほとんど問題解決の価値がない。厳しくしつけないと，子どもを駄目にすると確信している。
　3. 両親が子どもをはじき出そうとして協力するのだが，外部からの介入に対しては子どもの否定的な態度を強化しようとする。
　4. 親の葛藤を「解決」するために，「スケープゴート」を作る。
　5. 人は意志の力で変わることができるという基本的な信念がある。新しいことを学ぶ必要などないと信じている。

る人として期待することができない。また，ある家族の力動は，問題解決モデルを用いて思春期患者を治療しようという過程を積極的に妨げようとする。不言実行を強調し，アルコールや薬物の乱用のモデルがあり，すぐに変化を要求するような家族環境では，思春期の人が問題解決スキルを効果的に実行に移すことがきわめて難しい。このような状況で行われる働きかけの多くは，思春期患者がこの家族システムからなるべく早

い段階で解放されるように準備する手助けをすることになる。こういった準備にはしばしば，怒りをコントロールする特定の戦略とともに，限界を設定するスキルや葛藤解決スキルを患者に教えることが含まれる。もっとも重要な働きかけが，他の居住施設を探すことや，よりサポートを差し伸べてくれる親戚の家に患者が引っ越そうとするのを支援することなどであるときもある。これが意図しているのは家族を引き離すことではなく，家族のシステムには力関係の差があり，思春期患者は明らかにその序列の最下層にあるという点である。実際に，患者が生活できるレベルに移行していくことはある種の問題解決行動である。これは，ストレスに満ちた環境から逃れたり，避けたりするのは，場合によっては健康な対策であるといういくつかの例のひとつである。

　ティーンエイジャーの治療に関する著者らの全般的な提言は，本書で解説してある自殺の危険に対するアプローチを実行に移すことである。非機能的家族の行動を取り上げる必要がある。家族の評価は常に行われなければならないし，もしも可能ならば，家族が効果的な社会的サポートシステムとなるように組み入れていくことを計画した治療の一部にしていかなければならない。自殺の危険の高い思春期患者に働きかけていくことは治療者のスキルにとって最大の挑戦となる。常に批判的，非協力的で，怒りに満ちた親もいる。家族にいつ関わり，いつ関わらないほうがよいかを判断するスキルは，思春期患者の治療に必要不可欠である。

　自殺の危険の高い思春期患者の治療をする際に，心にとどめておかなければならない最後の点がある。なにか前向きに評価できるような行為や思考を常に探すということがとても重要である。というのも，この種の患者には，自尊感情がきわめて低いという特徴がよく認められるからである。今抱えている問題が大きすぎるティーンエイジャーの患者がともかくセッションに姿を現したら，そのときの態度がどうあれ，まず誉めることにする。同じように，親に対して怒りをぶちまける思春期患者

に対して，次のように言って，家族に対する忠誠心を誉めることができる。「君は本当に家族を大事に思っているね。君が腹を立て，苦しんでいて，欲求不満でいることはよくわかるよ。それでも，家族を見捨てたりしない。君は毎日必死で頑張って，家族に何とか変わってほしいと努力している。そんな力をどこで手に入れられるのだろうか？」。治療者が患者に対して腹を立ててもよいのは，患者が予約日に姿を現さなかったときだけであるという，よい目安を覚えておいてほしい。治療者と思春期患者が協力していくときに，治療者のもっとも重要な仕事は患者の複雑な気持ちの肯定的な面や，自尊感情を改善する隠れた力を探すことである。

忘れ去られた多くの事柄：高齢者の自殺行動

　人は歳を取り，病気になり，貧しいと，忘れ去られてしまう。高齢者には人生はわずかしか残されておらず，すでに過去のものになっている。米国のメディアは常にこれからの人生がある若者の自殺について報道するが，若者に比べて高齢者の自殺率が数倍も高いことはほとんど言及されない。高齢者は，老年期に対する偏見に満ちた状況で暮らし，地域における意味ある役割を持つという機会を否定されている。彼らは無視されながら，山積する問題の中で暮らしている。彼らの配偶者はすでに死亡しているか，自分と同様に健康を害している。自分の人生は何だったのかと考え，その結果，自ら命を絶つことを考えるというのはあまりにも悲しい。

　米国で自殺率が最も高いのは，70歳以上の人々である。この年代の自殺率は，思春期の2倍に近い。高齢者でも自殺は男性のほうが女性より多いが，若者に比べて性差はそれほど大きくない。この統計が示唆しているのは，高齢者の自殺を引き起こしている要因は，男女ともに類似

しているという点である。高齢になると自殺率が上昇し，男女差が接近してくることの主要な原因は，加齢とともに病気になる率が高くなるというばかりでなく，地域社会の連帯から高齢者が引き離されてくることが関連していると著者らは考えている。退職した高齢者はその後も20年以上も自力で自らを守らざるを得ない。社会的資源はほとんど入手できず，教会や家族といった馴染みのある社会的組織でも自らの意義が失われていく。きわめて巧みに老年期へ移行する高齢者もいれば，意義ある人生を見出すのが難しい者もいる。

　本書で解説されている介入は高齢者に対しても実施できるし，また，実施すべきであるが，いくつかの要因が高齢者の治療を臨床的に複雑にしている。第一に，高齢患者は，少なくとも現代では，自ら積極的に精神保健システムに治療を求めようとしない。彼らはむしろ，慢性疾患の症状の緩和を求めたり，苦悩に満ちた感情を隠してしまうようなさまざまな身体症状を訴えたりして，家庭医のもとを受診する。この理由から，プライマリケア医は高齢患者の自殺の危険を定期的に評価する必要がある。このような評価がとくに必要な患者とは，①健康状態がひどく悪化した人，②配偶者や人生のパートナーを亡くした人，③居住環境が変わったために，社会的孤立に陥った人である。自殺の危険に対して治療を求めないことに加えて，高齢者はこの件についてあまり話さないし，他の世代に比べて，自殺を図ろうとするときに，実際に命を落とす危険がきわめて高い自殺企図に及ぶ可能性が高い。高齢者の自殺の危険は表に出ず，気づかれないまま命を落とすことが多いのだ。

　高齢患者を治療していくうえでのさらなる懸念は，この年代の自殺の危険を引き起こす刺激の多くは，患者の周囲で起きていて，現実的に患者の生活の質に対する重大な挑戦を象徴する出来事であるという点である。たとえば，慢性呼吸器疾患の高齢患者は現実に自己の存在の質が極度に低下しているという事実に直面している。この種の困難は問題解決

モデルによってうまく対処することはできるが，仕事が前向きで，その内容も心を躍らされるようなものであるべきだという価値観を抱いている治療者には相当の努力が必要である。生活の質に関する従来の指標の多くは，高齢者には当てはめられていない。他の世代のように成功や満足に意味を見出すのではなく，孤独，経済的な問題，慢性の身体疾患の危険に陥っている高齢者は人生にスピリチュアルな意味を求める必要がある。なお，高齢者に対する虐待，とくに高齢者の世話に責任がある家族からの虐待は，自殺行動の引き金として頻度を増してきている。この種の家族の混乱は，高齢患者にとってあまりにも苦痛に満ちていて，自殺が面目を保つ唯一の方法と考えられてしまうかもしれない。

　高齢患者の自殺行動に精神疾患，とくにうつ病が果たしている役割を見定めるのが難しいことがある。周囲で起きた特定の出来事に対する反応といった，高齢者が何らかの理由で意気消沈していることがうつ病の兆候と間違われることがある。社会，そして多くは人生そのものが高齢者を意気消沈させている。たとえば，退職後の幸せな生活を計画していたのに，それが配偶者の突然の予期せぬ死によって台無しになったり，退職後は経済的に安定した生活を夢見ていたのに，不十分な額の収入しか得られなくなったり，多くの友人や愛する人々が亡くなったり，転居したり，老人ホームに入ったりする。こういった出来事が，生産的で，心配から解放されることを望んでいた高齢者の生活を台無しにしてしまいかねない。このような出来事の結果，高齢者が悲しみに打ちひしがれたり，物事に関心を失ってしまったりすると，自殺を引き起こす可能性があるが，これは問題解決アプローチで対処できる。この年代の患者に対して抗うつ薬を用いることは，慎重にしなければならない。薬が効果を現すのは，患者が指示通りに服薬するときだけであるし，処方された薬を一挙にのんでしまったら，けっして期待される効果は現れない。薬によって患者の周囲の人々を変えることなどはできないし，周囲の人々

が救いの手を差し伸べようとする態度を増やすこともない。高齢患者を意気消沈させている問題がはっきりととらえられることがあるので，そういった問題を発見し，それに対処する全般的な計画を立てなければならない。

　高齢患者の治療アプローチには，加齢に伴って人生に起きた大きな変化を患者が受け止める助力をすることである。89歳まで生きて，末期の心疾患を抱えているというのは，本人にとってけっして楽なことではない。とはいえ，ただ生きていることが目的になっている人生も本当の意味で生きていることにはならない。皮肉なことに現代の医療技術の奇跡的な進歩によって人生の意義を失うといったことがもたらされている。何かのために生きるということは，喪失や身体的な不快感などを，新たな人生計画に統合することを意味するということを患者に教育する。それにはまた，価値観に基づいた問題解決アプローチを発展させ，人生を支えてくれる新たな一連の援助を見つけ出し，スピリチュアルな成長や個人的な成長となる活動に興味を再び取り戻す計画などが含まれる。患者がすべてを諦めて，人生から撤退してしまうのではなく，むしろ，新たに人々に出会う機会があることを強調する。身体疾患のために患者がこれまで楽しんできた余暇やリクリエーションの活動ができなくなっているならば，患者の自立心や身体能力に刺激を与え続けるような別種の余暇やリクリエーションを探していく。換言すると，どのような種類の喪失が起きたかということについて患者の確信に挑戦していくのではなく，喪失体験があったことを認め，治療計画を立て，再出発が可能であることを示す。人生がこれからも新たな挑戦や喜びとなるような刺激を見つけることが，自殺の危険が迫っている高齢患者の治療的課題のもっとも重要な点である。

　効果的な社会的サポートネットワークを発展させることが，治療にもっとも重要な唯一の要素である。自助グループ，ピア・サポート，家族

内の若い人々からの協力したアプローチなどがきわめて重要である。自殺の危険の高い高齢患者の子どもたちはすっかり圧倒され，無力感を抱いているかもしれないので，彼らに働きかけていく。とくに，彼らが自分の家族を支えていくという状況で，何ができて，何ができないかという限界を探るように助力する。たとえば，ある高齢の女性は，事故や病気をひどく恐れて，娘が毎日電話をかけてくるように要求した。娘は別の町に住んでいて，母親を助けたかったのだが，母親の要求やそのための出費に対して怒りを覚えるようになり，ふたりの関係は悪化していった。母親は自分の要求がもたらした影響に気づいていたが，それでも彼女の不安は続いていた。そして，彼女は意気消沈していった。その答えは何であっただろうか？　それはボイスメールだった。母親自身が支払い，毎日，「皆さん，こんにちは。私は元気よ」と自分からメッセージを残した。もしも母親がメッセージを残していなかったら，娘が電話をかけて，様子をみるということに母と娘は合意した。あるいは，ふたりは週に１回は電話で話し，母娘ともに満足できるレベルの接触を保った。

⚠ 役立つヒント

- 薬物とその副作用についてよく知っておく。抑うつ感，焦燥感，アカシジア，アキネジアに注意することを忘れてはならない。
- 可能な限り多剤併用を避ける。
- 薬物を試してみて，効果がなければ，中止するか，他の薬に替える。
- 同一の患者を治療している場合には，治療にあたっている他の同僚とよく話し合う。
- 物質乱用と自殺の危険を完全に別個に治療することはできない。このような患者の治療にあたる複数の人々は互いに協力していく必要がある。

- すべてのタイプの物質乱用は，自殺の危険を含めて，ほとんどすべての精神症状を引き起こす可能性がある。
- 物質乱用の存在を疑ったり，その事実を知ったりした場合は，自殺の危険について繰り返し質問する。
- 自殺の危険が高まっているという状況で，物質乱用の問題を統合的にとらえる。
- 物質乱用を危機管理計画に含める。
- セッション中に問題行動（例：酩酊）が起きたならば，それを理解し，患者の利益になるような情報として活用する。
- 解毒病棟では気分の変化や自殺念慮について進んで質問する。
- 統合失調症患者の治療では，自殺の危険について評価し，薬物療法についてモニターし，患者に対して現実的な接近をする。
- 自殺の危険の高い思春期患者を治療する際には，かならず家族の状態も評価する。
- 高齢者はもっとも自殺の危険が高い年代群であり，その効果的な治療には，加齢に伴って起きている現実の問題を取り上げていく必要がある。

文　　献

American Psychiatric Association: Diagnostic and Statistical Manual of Mental Disorders, 4th Edition, Text Revision. Washington, DC, American Psychiatric Association, 2000

Chiles JA, Miller AL, Crismon ML, et al: The Texas Medication Algorithm Project: development and implementation of the schizophrenia algorithm. Psychiatr Serv 50:69–74, 1999

Healy D: Lines of evidence on the risks of suicide with selective serotonin reuptake inhibitors. Psychother Psychosom 72:71–79, 2003

Tondo L, Hennen J, Baldessarini RJ: Lower suicide risk with long term lithium treatment in major affective illness: a meta-analysis. Acta Psychiatr Scand 104:163–172, 2001

推薦図書

Allebeck P, Varla A, Kristjansson E, et al: Risk factors for suicide among patients with schizophrenia. Acta Psychiatr Scand 76:414–419, 1987

Bartels SJ, Drake RE, McHugo GJ: Alcohol abuse, depression, and suicidal behavior in schizophrenia. Am J Psychiatry 149:394–395, 1992

Blazer DG, Bachar JR, Manton KG: Suicide in late life: review and commentary. J Am Geriatr Soc 34:519–525, 1986

Chiles, JA, Carlin AS, Benjamin GAH, et al: A physician, a nonmedical psychotherapist, and a patient: the pharmacotherapy-psychotherapy triangle, in Integrating Pharmacotherapy and Psychotherapy. Edited by Beitman BD, Klerman GL. Washington, DC, American Psychiatric Press, 1991, pp 105–118

De Wilde EF, Kienhorst I, Diekstra R, et al: The relationship between adolescent suicidal behavior and life events in childhood and adolescence. Am J Psychiatry 149:45–51, 1992

Hawton K, Fagg J: Deliberate self-poisoning and self-injury in adolescents: a study of characteristics and trends in Oxford, 1976–89. Br J Psychiatry 161:816–823, 1992

Miller ML, Chiles JA, Barnes VE: Suicide attempters within a delinquent population. J Consult Clin Psychol 50:491–498, 1982

Murphy GE, Wetzel RD: Multiple risk factors predict suicide in alcoholism. Arch Gen Psychiatry 49:459–463, 1993

Power AC, Cowen PJ: Fluoxetine and suicidal behaviour: some clinical and theoretical aspects of a controversy. Br J Psychiatry 161:735–741, 1992

Rich CL, Young D, Fowler RC: San Diego Suicide Study; I: young vs old subjects. Arch Gen Psychiatry 43:577–582, 1986

Shear M, Frances A, Weiden P: Suicide associated with akathisia and depot fluphenazine treatment. J Clin Psychopharmacol 3:325–326, 1983

Westermeyer JF, Harrow M, Marengo JT: Risk for suicide in schizophrenia and other psychotic and nonpsychotic disorders. J Nerv Ment Dis 179:259–266, 1991

第10章
一般医療における自殺の危険の高い患者

　一般医療では1990年代初めから急激な改革が始まった。疾病に対する急性期治療モデルから，予防や慢性疾患の管理を強調する医療モデルへと移行していった。プライマリケア医の役割も同様に変化してきた。一般に，患者の診察時間は短くなり，急性期治療，慢性疾患の管理，予防医療の機能の間に，以前よりもバランスを取るようになってきた。地域保健モデルはほとんどの地域に対して少なくとも基本的な医療を提供するので，10年前に比べてプライマリケア医が日々治療にあたる患者の数が増えた。多くの患者にとって，一般医療，精神保健，嗜癖治療のどれが適用となるのかを評価される過程の中で，一般医が最初に接触する人となる。好むと好まざるとにかかわらず，西欧社会では，個人的な問題を相談するために，まず「医師」のもとを受診するという傾向がいまだにある。心理社会的問題が一般医療の場に持ちこまれていることを多くの研究が明らかにしている。自殺に及ぶ前に患者が最後に受診した先は，一般医である傾向が高いことを研究知見が示唆している。一般医には精神科の治療者が受けているような専門的な訓練が十分ではないかもしれないが，患者はそのような区別をしない。つまるところ，質の高い医療は身体だけではなく心にも注意を向けなければならないのだ。

　一般医は次の少なくとも次の3つの明らかな理由から担当患者の自殺

行動を効率的に治療する必要がある。①地域での疫学調査の知見によると，米国では精神保健サービスの提供に一般医が果たしている役割が明らかにされ，それは驚くべきものであった（Narrow et al. 1993）。具体的には，精神障害に罹患している患者の約1/2が一般医だけから精神科治療を受けていた。この事実が医療に対してどれほどの衝撃を及ぼしているかということは，医師が一日の治療時間のうちの1/2もの時間を精神障害や薬物乱用の管理に直接費やしているということを理解すれば明らかになる。もちろん，自殺の危険は精神障害にかかっている人だけに限られているわけではないが，自殺行動に関する知識はこのような患者を治療するうえで重要な点である。②一般医によって治療されている精神障害のタイプが重要である。外来患者の中で精神障害が占める割合について調査したさまざまな研究でも，大うつ病，パニック障害，全般性不安障害，心気症が6〜10％と一貫した率が明らかにされている。医療の結果に関する研究では，一般医療の場では精神障害が概して実態以下にしか認識されていないという（Wells et al. 1992）。一般医療の場でよくある精神障害は**うつ病**であり，うつ病を診断するための症状のひとつとして，**自殺念慮**や**自殺行動**がある。③医療費や資源に限りがあるために，自殺の危険の高い患者の多くが精神科治療を受けられずにいる。米国では都市部でも地方でも同様に，精神科治療資源が乏しいかほとんど存在していない。たとえ存在していたとしても，このような地域では精神医療の専門家がほとんどいない。精神科治療への紹介が可能であり，自殺の危険の高い患者にとっても受け入れられるものであるとしても，精神保健の専門家に受診することはきわめて限られたものであるかもしれない。こういった状況でもしも危機が生じたら，それに対処する責任はまず一般医が負うことになる。要するに，きわめて多くの場合，患者はすべての治療を一般医の診察室で受けることになるのだ。これが米国の主な精神保健システムの実態である。

精神科以外の一般医のクリニックは，自殺の危険に適切に対処するのが非常に難しい場である。そこでは他にも多くのことが進行していて，決断をただちに下す必要があり，データベースもしばしば不完全である。患者に自殺の危険が高まると，その状況に緊張が走るのが普通であり，何かをすぐにしなければならないというプレッシャーに圧倒されるように感じる。自殺の危険の高い患者は，評価，集中的な治療，長期間にわたるフォローアップのための受診が必要な場になかなかなじめないことが多い。自殺の危険に対処するには，医師は自殺の危険の高い患者に対する自らの個人的な反応や臨床的な反応について完全に理解しておかなければならない。もしも読者が医師で，自殺の危険の高い患者を担当しているならば，自分の道徳的，感情的，法律的不安が，このような患者に対する反応にどのように影響するのかを評価しておくために，第2章（「臨床家の感情，価値観，法的問題，倫理」）について検討しておくことを，著者らは強く勧める。精神保健の専門家と同様に，一般医の「陥穽」も自殺の危険の高い患者に適切に治療を実施することを妨げることになりかねない。

　一般医の多くは，15分間隔で患者が次々に受診してくるといった多忙なスケジュールという制約の中で，自殺の危険の高い患者に効果的に介入を行うことなど，不可能とは言わないまでも，きわめて難しいと思っている。精神科医が50分間のセッションを行っているのに，一般医が15分間（あるいは5分間）で，経験豊富な専門家が1時間近くかけて実施していることをどうやって正しく行うことができるだろうかと指摘されるかもしれない。両者の重要な差は状況の差である。**一般医療の場では事態が急激に生じ，ほとんどの患者はこれに対して心の準備ができている**。一方，精神科医療の場というのは，患者の人生の多くの面で変化をもたらすことに焦点を当てた徹底的で詳しい話し合いという過程に向けられる。一般医療の場のペースが非常に速いにもかかわらず，一

般医にはしばしば精神保健の専門家よりも有利な点がある。行動を取ることを期待され，指示は簡潔で，その指示に従う率も高いという状況を，医師と患者の両者が当然のこととして受け止めている。このような習慣は，プライマリケア医と患者の間の長期にわたる（時には生涯の）関係から生じていて，プライマリケア医は，質問ばかりしてくる未知の人ではなく，信頼され，友人のような医師とみなされている。こういった特殊な影響力が持つ強みにもかかわらず，一般医の多くは「私の専門ではない」といった決まりきった反応をしてしまい，自殺の危険の高い患者を何らかの精神科治療へと紹介しようとする。この行動の根拠は，患者を一般医療システムから外し，精神保健システムに導入しなければならないという思いこみがあるからだ。ただし，これは常に満たされるとは限らない。たとえ他のシステムへ移行したとしても，患者があるシステムを離れて，他のシステムに入るまでに数日，いや数週間もの時間のずれが生じることはめずらしくない。ある臨床状況では，一般医療から紹介された患者の3/4もが精神保健の専門家に受診しなかったという。よくある紹介の仕方で，時に失敗するように思われる方法とは，患者に単に電話番号を渡して，予約を取るようにと指示することである。患者は電話をかけないかもしれない。電話をかけたとしても，機械的な対応に出会ってしまうこともあるだろう。せっかく電話したのに，話し中で，ひどく落胆してしまうかもしれない。あるいはさらに悪いことには，患者は留守番電話のメッセージを聞かされ，その指示に途方に暮れてしまうかもしれない。または，慌しげなクリニックの事務員から，1ヵ月以上先まで予約が取れないと言われ，落胆を深めてしまうかもしれない。その結果として，患者は放置されたままであり，不測の事態が起きた場合には医師が必要な注意を怠ったとして訴訟を起こされる可能性が残ってしまう。紹介先との関係を強めるとともに，治療の継続性が達成されていることを書面で残しておくことを著者らは助言する。さらに，しば

しば見逃されてしまうがきわめて重要な時期に（すなわち，しばらくの間），どのように対処するかという手順をあらかじめ定めておく。本章の以下の部分でこの手順について解説し，この種の患者をプライマリケアの枠組みの中で治療するのに必要な手法について述べることにする。

自殺の危険に対する迅速かつ効率的なスクリーニング

第4章（「自殺行動とその契機についての評価」）で自殺の危険をどのように評価するかという点をすでに解説した。このような評価法は，さまざまな状況で実施することができて，かかる時間もそれに応じて幅が広く，各種の情報を入手するのに用いられる。いかなる評価手順にも関連する重要な原則とは，**評価を治療の一環に含めなければならない**という点である。たとえ10分間であっても，患者を心配していることが伝わる妥当な評価を通じて，患者は問題が真剣に取り上げられ，助けてもらうことができるという感覚を受けることができる。一般医療における評価は，自殺行動を正面から取り上げるものでなければならない。最初の治療的評価の一環として，すべての患者に自殺念慮や自殺行動のスクリーニングを実施すべきである。自殺の危険に関して質問することを，スクリーニングのための検査の一部にかならず含めておくべきであり，うつ病や不安障害といった特定の精神医学的状態について自動的に関連させてはならない。とくに決定のための枝分かれ図（decision tree）の方式の最近広く使われるようになってきた構造化面接法はプライマリケアの場にはあまり適していない。スクリーニングの際にしばしば起きる過ちとは，うつ病について質問し，答えが「いいえ」だと，自殺念慮や自殺行動についての質問を省略してしまうことである。診断可能な精神障害を認めない多くの患者にも自殺の危険は起きるし，最初は症状を否定していた（直接的な質問に対して答えなかった）人が，後に精神障害

に罹患していたことが明らかになる場合もある。換言すると，**自殺行動，自殺念慮，自殺するとの脅し**には，いかなる精神障害にも伴うことがあり，これらは精神障害が診断されない場合にも存在する可能性がある。したがって，治療評価に際して，これらの行動について定期的に質問する必要がある。

付録D（「自殺についての思考と態度に関するアンケート」）は，自殺行動の既往歴，その強度，原因，効率を評価することに利用できる簡潔な方法である。このアンケートによって，自殺の危険に関して，基本的で良好なデータを得られる。

発見すべき4つの指標

自殺の危険に関連する一般的な心理機能の4領域についてあまり時間をかけずに評価することができる。これらの領域はすべて，どちらかと言えば長期的（短期的ではない）な自殺の可能性を予測することを可能にし，治療計画を立てるのに役立つ。第一の指標は，**自殺による問題解決の効率**（付録D，項目6「自殺によって，あなたの問題は解決しますか？」参照）についてである。自殺が自分の抱えている問題を解決すると患者が信じているかどうかを評価するために，この質問が用いられる。患者が自分の抱えた問題を解決するのに役立つと確信している場合は，自殺行動に及ぶ可能性が増している。

第二の指標は，**苦悩に満ちた感情への耐性**である。第3章（「自殺行動の基本モデル」）で取り上げたように，自殺の危険の高い患者は自らが経験している苦悩に満ちた感情に耐えることができないように思われる。感情的あるいは身体的苦痛に耐えられないと患者が述べたら，少なくとも自殺行動について考えている可能性はきわめて高い。

第三の指標は，**絶望感**，あるいは，患者が現在に比べて将来において

も事態が改善すると信じられないことである。とくにうつ病患者（さらに西欧文化でとくに当てはまる）では，絶望感によって，自殺行動を長期的に予測できることが明らかにされてきた。この要素を系統的に評価する優れた方法であるベック絶望感尺度を用いることもできるし，あるいは，将来の見通しについて患者に直接質問することもできる。なお，**絶望感とうつ病を同一視してはならない**。絶望感はうつ病だけに生ずるのではなく，人生の状況や周囲の出来事をごくあたりまえにとらえた状況など，さまざまな状態で生じる。

　第四の指標は，**生き延びることと対処に関連した確信**についての患者の能力を評価することである。これらの確信は，自殺衝動の影響を和らげるために患者が用いているこれからも生き延びていくための肯定的な理由である。対処していくための強い信念が欠けていると，自殺の危険が生じたとしても，何とか人生を続けていくという抵抗力を低下させてしまうかもしれない。生き延びることと対処に関連した確信に対して患者が付与している意味は自殺の意図を予測するための重要な指標であることを，最近の研究が明らかにしている。「生きる理由調査票」（付録C）と対処についての確信尺度はこの指標を評価するのに用いることができる。あるいは，もしも自殺念慮が生じたら，自殺しないという理由を挙げるようにと患者に直接質問してもよい。

診断的スクリーニングの役割

　根底に存在する精神障害に関連して自殺の危険は約50％の例に認められるので，精神障害の評価は重要である。特定の精神障害に対する治療自体が重要であるが，精神障害を治療しただけで，自殺の危険にすべて対処できると思いこんではならない。精神障害に罹患している患者には，治療を受けていたとしても，自殺の危険がしばしば生ずる。さらに，

かなりの率の自殺の危険の高い患者はいかなる精神障害の診断基準も満たさないということを忘れてはならない。自殺の危険はすなわち精神障害の存在を意味すると思いこんでしまうと，雲をつかむような，当てのない追求になってしまう。また，かならず診断を確定してから，薬物療法を開始する。処方しなければならない確固たる根拠が診療録に記載されていないと，過量服薬された場合に，薬を処方したことを正当化するのが難しい。著者らのアプローチは，精神障害も自殺の危険もどちらも治療することを提唱するものであり，それぞれの治療目標は良好なケースマネジメントの各部分を構成すると考えている。**表10-1**には，精神疾患をスクリーニングするのに有用な質問を挙げてある。質問に対して「はい」に該当する場合には，その精神状態をさらに詳しく評価していく。診断や治療のためにさらにコンサルテーションを求めるのが有用かどうかを決定するのにこれは役立つ。

高齢と健康不良に気づいたらかならず自殺の危険を評価する

　一般医としては，自殺の危険を評価するのがとくに重要である2つの状態に注意を払っておく。第一は**年齢**である。若者（とくに思春期から20歳代半ばまで）の自殺について多くの報告があるが，実は，もっとも自殺の危険が高いのは高齢者である。75歳以上の人の自殺率は，ティーンエイジャーや若年成人の自殺率の2倍以上である。第二の状態はしばしば加齢に関連するが，**一般的な健康状態**である。慢性的に健康がすぐれない場合にも，最近になって健康が急に悪化した場合にも，ただちに自殺の危険を評価すべきである。これらの要因と，とくにうつ病のような精神障害が合併すると，潜在的に自殺の危険が高まる。自殺者の多くは死の直前に一般医のもとを受診しているのだが，こういった患者はしばしば高齢で，健康状態が不良である。夫婦ともに高齢で，健康が

表10-1 自殺の危険を引き起こす可能性のある精神疾患についてのスクリーニング

□はい □いいえ	1.	(パニック障害／広場恐怖を伴うパニック障害)患者はこれまでに突然,恐怖感,不安感,胸痛,緊張感,呼吸困難といった,心臓発作のような症状に見舞われたことがあるか?
□はい □いいえ	2.	(全般性不安障害)6カ月以上にわたり,ほとんどの期間,脱力感,疲労感,消化器症状,筋肉痛などを伴い,神経質で,不安であったことがあるか?
□はい □いいえ	3.	(うつ病)2週間以上,気分が下がり,悲しく,憂うつで,興味を失い,エネルギーが涸れ,絶望的で,自分には意味がないと感じたことがあるか?
□はい □いいえ	4.	(気分変調症)2年間以上,毎日ではないが(間欠的に)2週間以上続く気分のふさぐ日があったか?
□はい □いいえ	5.	(心的外傷後ストレス障害:PTSD)心的外傷を経験したことがあり,外傷的出来事の再体験(フラッシュバック),慢性の過覚醒(わずかなことにひどく驚く),慢性の回避(外傷的出来事を思い起こさせるような事柄を避け,引きこもる)などを認めたことがあるか?
□はい □いいえ	6.	(躁病／軽躁病エピソード)1週間以上ひどく幸せで,興奮したり,いらいらしたり,「ハイ」な気分になって,問題を引き起こしたり,家族や知人が心配したり,患者が躁的であると医師が言ったりしたことがあるか?
□はい □いいえ		数日間以上,いらいらする,「ハイ」である,興奮する,活力に満ちあふれている,ひどく衝動的である,自信に満ちている,眠らなくても平気であるといったことがあるか?
□はい □いいえ	7.	(統合失調症)聞こえるはずのない声が聞こえたり,見えないはずのものが見えたりしたことがあるか?
□はい □いいえ		他者が自分を支配する,監視する,あとをつけてくる,陰謀をめぐらす,心の中を読むといった経験をしたことがあるか?
□はい □いいえ		患者は他者の考えを聞いたり感じたりできる,他者も患者の考えを実際に聞いたり感じたりできる,思考を患者の心に植えつけることができると信じたことがあるか?
□はい □いいえ	8.	(アルコールや薬物の乱用)飲酒の問題を抱えたり,違法な薬物を使用したり,処方薬を乱用したことがあるか?
□はい □いいえ		使用量を減らしたいと考えているか?(C)
□はい □いいえ		患者が物質を使用していることで他者が困っているか?(A)
□はい □いいえ		使用に関して自責感を抱いているか?(G)
□はい □いいえ		離脱症状を避けるために朝酒をしているか?(E)
□はい □いいえ		大麻,LSD,コカイン,覚醒剤を使用したことがあるか? アルコールCAGE C___A___G___E___ 薬物CAGE C___A___G___E___
□はい □いいえ	9.	(境界性パーソナリティ障害)不安定な感情,強烈で不安定な対人関係,感情の麻痺や空虚感,衝動的で自己否定的な行動,自傷行為に及んだことがあるか?

すぐれない場合には，とくに心配な状況が生じる。こういった状況で自殺を予測したり，予防したりできないかもしれないが，患者に人生の見通しについて尋ねるだけでも，人生を終えようとする計画について話し合うきっかけになり，患者が必要としている指示を与え，生きることの意味を見直すきっかけにできるかもしれない。

自殺の危険に気づいたら，その緊急度を判定する

　患者に何らかの程度の自殺の危険に気づいたら，次に，「自殺の危険はどの程度だろうか？」と治療者は自らに問うことになる。第1章（「はじめに：自殺行動のさまざまな次元」）で解説したように，自殺行動にはさまざまな形態がある。治療者が出会うもっとも広く認められる自殺行動の形態には，自殺念慮（自殺について考える），自殺のコミュニケーション（自分が自殺について考えていることを誰かに伝える），自殺企図（自殺しようとする）がある。ほとんどの場合，治療者は，自殺について考えていたり，治療者や他の誰かにそのメッセージを伝えようとしている患者の治療にあたっている。治療者は次の点について判定することが重要である。すなわち，頻度（それはどのくらいの頻度で起きているのだろうか？），強度（自殺念慮や自殺のコミュニケーションはどれほど具体的で，詳しいものだろうか？），持続時間（自殺の危険の高い期間はどの程度続くのだろうか？）などについてである。すなわち，患者はただちに入院が必要だろうか，それとも，クリニックにおける他のタイプの集中的な介入が必要だろうか？　入院治療は自殺の危険の高い患者のケアに重要な役割を果たしているが，それが不必要であったり，かえって有害であったりすることもあり得る。しばしば患者に先入観があったり，自制力を失う恐れを抱いたりするために，患者を入院させることができなかったり，本人が入院に同意しないことがある。第

表10-2　自殺の危険の高い患者に対する介入の7つの標的

1．患者の苦痛に満ちた感情を承認する。
2．両価性について話し合い，人生の別の面についてとらえるように働きかける。
3．前向きな行動計画を立てる。
4．危機管理計画を立てる。
5．患者を社会や地域の資源に結びつける。
6．フォローアップの電話を通じて，当面，感情的なサポートを提供する。
7．必要があれば，精神障害に対する適切な治療を開始する。

8章(「入院と自殺行動：複雑な関係」)でこの集中的かつ費用のかかる介入法を妥当な形で利用するための詳しい決定過程について解説した。プライマリケアの場における経験が示唆しているのは，入院治療が必要な頻度は低く，その手段は，もっとも自殺の危険の高い緊急事態のためだけに使うべきであるという点である。したがって，自殺の危険の高い多くの患者は，一般のクリニックで時間をかけて対処されなければならない。

患者に自殺の危険が迫っているとしたら，治療者は何をすべきか？

次に7つの基本的な介入の標的を挙げる(表10-2)。これは治療者と患者が自殺の危機を乗り越えるのに役立つだろう。患者が他の治療システムに移されるまで，これらのガイドラインに従うことで患者を支えていく。他の治療システムに移すことが不可能な場合には，これらのステップは，長期にわたり自殺の危険に働きかけていく枠組みとなる。このような介入は，本章の初めに解説した評価から得られる情報から始まり，患者が自殺以外の問題解決に取り組み，それを強めていくことを計画している。

標的1　患者の苦痛に満ちた感情を承認する

　最初のステップは患者の苦痛に満ちた感情を承認することである。第5章（「自殺の危険の高い患者に対する外来での介入」）で，自殺の危険が高まっているときに患者が感じている状態をとらえるための3つの**状態**について解説した。すなわち苦痛は，耐え難い，逃れられない，果てしなく続くととらえられている。患者の苦痛を理解できるということを伝え，患者にとってそれは当然のことであるとすることは，自殺衝動を和らげるためにきわめて重要である。自殺の危険の高い人の多くは自らの苦痛に満ちた感情を正当なものととらえていない。彼らはそのような感情を，過ちだとか，自分自身の弱さが生んだものと考えている。患者の苦痛を承認するというのは，自殺が唯一の選択肢であるということに同意するという意味ではない。治療者がしばしば不注意にも患者の自殺の意図を増してしまうのではないかと心配するあまりに，患者に対する全体的なアプローチが不必要なまでに無愛想で，共感に欠ける印象を与えてしまいかねない。自殺の危険が迫っている危機の最中には，患者は孤立，偏見，恥辱という強い感情に襲われる。中立的な立場を貫き，恐怖や絶望感を理解してくれる誰かと連絡を取ることは患者を大いに助ける。患者の苦痛を承認するとともに，患者がさまざまな方法や問題解決について考えるのが難しいことを理解する。治療者は患者の置かれた状況を考えると患者の抱える苦痛は十分に理解できるが，それに対処する方法が誤っていることを強調する。患者はしばしば適切な対処法とは正反対のことをしている点を忘れてはならない。患者は自分の感じている苦痛を正当ではないが，それに対処する方法は正当であると思いこんでいるのだ。

標的2　両価性について話し合い，人生の別の面についてとらえるように働きかける

　自殺の危険の高い患者はみな両価的である（自殺に対して相反する複雑な感情や思考を抱いている）という前提にすべての医療従事者は立たなければならない。自殺の意図が完全に固まっていたら，患者は自殺するだろう。確実に死ぬ方法はいくらでもある。しかし，現実にはそうではない。患者は診察室にやってきて，医師に話しかける。死に対するある程度の両価性のために，患者は診察室に来ている。換言すると，患者は否応なしに死しかこの苦境から脱出する方法はないという結論に達しているのだ。自殺以外の手段はすべて試され，すべてが失敗したという思いこみから，おそらくこういった結論を下したのだろう。治療者が取り上げなければならない問題とは，患者の目標が非現実的であり（たとえば，延々と続く敵意に満ちた離婚の争いの中で不快な気分を止めようとすること），効果的でない解決が図られ，望ましい解決法が十分な期間試されていなかったという点である。患者の両価性において肯定的で生命を維持するような点についてとらえ，道徳的な立場をとらずにこうすることが重要である。治療者の最初の課題は，問題を解決することができ，そのためには（ひとつだけではなく）複数の方法があるという点を，真に楽観的な態度で指摘することである。両価性について取り上げるよい方法として，「生きる理由調査票」（付録C）を用いる。患者に調査票に記入してもらってもよいし，質問を覚えておいて，そのうちのいくつかを面接の際に使ってもよい。両価性の領域をひとつかふたつ探し出し，それを指摘するのはとても役に立つ。まったく見つからなかったとしても，患者がそこにいるという事実を用いることができる。「今あなたはここにいます。ここにいるということは，あなたが必死でこの問題と闘っていることを示しています。私たちがしなければならないのは，

じっくりと時間をかけて，この闘いについて検討することです。今のあなたが事態を見きわめて，変化をもたらすのがとても難しそうなのは私にもよくわかります。でもあなたは心の中ではどこかで，変化したいとも感じているはずです。もちろん，私もそうしたいです。さあ，一緒に始めましょう」などと患者に話しかける。

　苦痛に満ちた感情を承認し，両価性について話し合うと，患者が生き続けて，問題を解決するということに健康な形で働きかけることが可能になる。この技法を適切に用いるのは，治療者が何を言うかということと同様に，その態度も大いに関連する。患者が苦痛に感じていて，自殺の他には出口がないという思いを真に理解することによって，治療者は信頼に足る，患者に関心を示してくれる人として映る。治療者がこのような態度が取れないと，治療者自身の不確実性や両価性が自然と現れてしまう。苦悩に圧倒されている多くの人は感覚が鋭く，とくに非言語的なサインに敏感である。治療者の言葉，全体の状況に関する感覚，何が起きているかを理解している能力，このアプローチが正しいという自信は，患者に保障を与え，勇気を与える主要な要因である。

標的3　前向きな行動計画を立てる

　多くの医療従事者は主要な介入戦略として，患者に自殺しないという契約を求め，患者が進んでそれに同意しないと，入院を検討すべきだという訓練を受けている。**自殺しないという契約は非効率的な介入戦略であると，著者らは信じている**。第7章（「自殺の危険を伴う緊急事態への対処」）でこのアプローチに対する批判を詳しく述べた。患者に何をしてはならないと指示しているのに，何をすべきかという点を指示していないというのが，著者らが自殺しないという契約に反論する主な理由である。自殺しないという契約は，患者が自殺行動に及ばない限りにお

いて，治療は成功するだろうと示唆しているように思われる。このアプローチは，自殺行動は問題解決行動のタイプのひとつであるという非常に基本的な前提を無視している。解決すべき多くの問題があり，患者は行動を起こして，問題解決を始めなければならない。

　選択肢のひとつとして，**前向きな行動計画**（第7章参照）を用いる。患者が自殺を強化するような行動に及んでいるときには，自殺の危機に取り組むことはきわめて難しいということを覚えておくのが重要である。前向きな行動計画には，対処の計画を含める。たとえば，自らの世話をする計画を立てる（例：毎晩，熱い風呂に入る），定期的に運動する，リラクセーションやマインドフルネスの練習をする，周囲の人々との接触を計画する，教会の活動に再び参加するなどである。短期的な自殺の危機が過ぎたら，前向きな行動計画には，特定の問題解決の目標を含めることができるだろう。短期的な前向きな行動計画の目標は，人生の意義を高めるような行動の計画を立て，それを実施するように患者に働きかけることである。あくまでも患者の現在の機能レベルの中にとどまることが重要であり，あまりにも多くの行動面での課題を出さないように注意する。さらに，危機的状況の初期には，長期間ではなく，1～2日間の行動計画を立てる。危機の最中では，基本的な対処戦略を強調する。この時期は，非常に複雑で苦痛に満ちた感情を伴う人生の問題に取り組むように患者に働きかけるのに最適な時期ではない。このようにすべき段階は，患者の情緒的・認知的機能が改善してから始まる。計画がどのように進んでいるか，医師や看護師が電話をかけて，様子をみることができる。小さな目標を選ぶことを恐れてはならない。前向きな行動に対する動機づけを高めるには，小さな成功を積み重ねていくことであるという点を忘れてはならない。

標的4　危機管理計画を立てる

　危機カードは自殺の危険に対処するのに有用な道具のひとつである。患者は過去において危機に対処するのに有効な戦略を用いたかもしれないし，治療者と話し合って，新たな戦略を思いつくことができるかもしれない。しかし，今まさに危機的状況にあるときには，患者は何を話し合ったか覚えていられなかったり，いかなることも段階的に実行できなかったりするかもしれない。そこで，危機カードが役立つ。図10-1に危機カードの見本を示した。この見本には，多くの人々に関連する点が含まれているが，個々の患者に特定のカードを作ることがもっとも重要である。このカードを作るには，普通，面接の最後で3〜5分間かける。このカードには5〜6項目以上含めてはならない。**患者が過去に薬物やアルコールの問題を抱えていた場合には，診察室以外の場で自殺の危険が現れたら，薬物やアルコールの使用をただちにやめるという指示をかならず1項目カードに書きこんでおく**。患者は常にそのカードを所持し，コピーを取り，家族や友人にもこのアプローチについて説明しておく。カードのコピーは，薬棚や冷蔵庫といった，自宅の中の目につく所に貼っておく。苦痛が増してきたと思われるときには，患者はまずそのカードを読み，そこに挙げてある段階を踏む。この危機カード戦略について詳しい情報は第7章（「自殺の危険を伴う緊急事態への対処」）で解説してある。

標的5　患者を社会や地域の資源に結びつける

　社会や地域の資源に結びつけることで，患者が診察室以外の場所にも連絡が取れるようにする。これはただちに行動を起こす計画である。この段階では，医師はケースマネジャーとして行動し，これは第7章

> 酒を飲んではいけない。もしも今飲んでいるならば，すぐにやめる。
>
> 椅子に腰かけて，50回深呼吸する。
>
> 「今の状況がどんなにひどくても，私は強い人間で，生き延びることができる」と自分自身に10回声に出して語りかける。
>
> 助けてくれると言っていた友達のうちのひとりに連絡して，その人と私が共通して興味のあることについて5分間話す。
>
> なぜ私が動揺して，どのようにしてその事態に対処したか書いておき，次の面接の日にこの件について_____先生（担当医）と話し合う。

図10-1　危機カードの見本

（「自殺の危険を伴う緊急事態への対処」）で解説した重要な機能である。専門家の地域資源が入手可能であれば，この仕事は比較的容易である。クリニックあるいは地域で誰がこの患者に働きかけることができるだろうか？　資源を探し，患者を紹介することを話し合う。理想的には，患者が診察室にいるうちに，医師が患者のために予約を取ることができるとよい。患者自身がこの作業をするのは難しいし，患者の意欲をそぐことにもなりかねないことを覚えておく。自殺の危険の高い患者は自分に偏見を向けられているとすでに感じていて，外来でのフォローアップ計画を立てることに抵抗するかもしれない。治療者はできる限り患者に助力する。クリニックの担当事務員に円滑に事が運ぶように指示する。患者が他の機関へ紹介されても，問題は続いていることを忘れてはならない。電話でとりあえずサポートを続けるのがきわめて重要であるというのは，この理由からである。しかし，まったく専門家の助力が得られない地域もあるだろう。そのような場合は，工夫をこらす必要が出てくる。家族，友人，コミュニティセンター，教会，他の社会組織など，治療者と患者が思いつくものを何でも活用する。資源の乏しい地域が有してい

る力とは，コミュニティのメンバーが進んで助けの手を差し伸べようとする点であり，これは大都市の混沌とし人々の交流が期待できない所では望めない。

標的6　電話でのフォローアップを計画する

　最初の評価と次の診察までの間，あるいは，患者が長期治療を始めるまでの間，少なくとも2回，患者に電話をかけてサポートする。医師，看護師，あるいは他の事務員が電話をかけ，話は短くし，焦点を絞る。表10-3に挙げた点に従う。こういった電話には，治療セッションの意味はない。最初の評価のために受診したときに挙げた点についてフォローアップし，支持し，激励することが目的である。患者は危機カードを使う機会があっただろうか？　精神保健の専門家との予約を取ることができただろうか？　患者が計画を実行に移したら，事態は改善の方向に向かうと医師が自信を持っていることを患者に理解させる。危機対処計画は修正可能であることも覚えておく。もしもあまり役立たない点があれば，それを変更する。患者自身が何かよい考えを思いつくように働きかける。この課題に取り組むにあたって，医師と患者が協力している感覚を生み出す。公正な試みをしているという感覚を抱かせる。もしもその試みがうまくいかなければ，それも変更する。

標的7　適切な薬物療法を開始する

　最後の介入は，精神障害を適切に診断できたならば，それに対する薬物療法を開始することである。自殺の危険の高い患者の治療のこの側面はきわどい面があり，一般医の中でも薬を処方することに対して訓練を積んでいて，不安を覚えない人もいれば，そうでない人もいる。薬物療

表10-3　支持的な電話の構造

1. 初期の治療計画の一環として電話をかけていることを伝える。
2. 今後の予約を取ったか，処方されている薬を服用しているかといった，治療に関する詳細な点について質問する。
3. 感情の状態や危機カードの使用について質問する。カードは役に立っているだろうか？　もしも役に立っていなければ，変更することについて話し合う。
4. 患者を激励するような言葉で電話を終える。

法は症状の緩和にはきわめて効果的かもしれないが，**薬物療法だけでは自殺の危険に対する十分な治療ではない**ことを忘れてはならない。精神症状が明らかでない場合には，患者に薬を処方してはならない。こういった戦術には反作用もあるのだ。薬は人間に変化をもたらすのではないし，一挙に多量に服用されてしまうと，本来の目的には合わなくなってしまう。処方箋を書く前に，危機カードを作るのが望ましい技法である。カードの中の指示には，苦悩耐性や問題解決技法が書かれていて，それは薬よりも，患者の抱えている問題に対してよりよい永続的な解決策になるかもしれない。

　もっとも広く対処できる精神障害はうつ病である。しかし，自殺の危険はうつ病の症状のひとつであって，それだけではうつ病の診断を下すのに十分ではない。抗うつ薬による治療が必要であると決めてしまう前に，うつ病の診断を下すために他の症状を慎重に検討する。自殺の危険の高いうつ病患者に薬を処方する際に最も重要な考慮すべき点とは，どのタイプの薬を，どれくらいの量，投与するかという点である。最近まで，フルオキセチン，セルトラリン，パロキセチンといったSSRIを用いることが安全であるとされてきた。この種の薬はほとんどの患者に対して投与量を慎重に増やしていく必要がまずない。また，過量服薬された際の危険も非常に小さく，患者の治療計画に沿って比較的長期間処方することも可能である。しかし，2003年春に，米国食品医薬品局（FDA）が，パロキセチンが脆弱性の高い患者に自殺の危険を引き起こ

す可能性があるとして，18歳以下の患者にこの抗うつ薬を用いることに対して警告を発した。この決定が下されたのは，プラセボで治療された患者とパロキセチンで治療された患者を比較したFDAの無作為化臨床治験のデータベースを再分析した結果に基づいている。1990年代初期よりSSRIで治療された患者の中に医原性の自殺の危険が引き起こされたといういくつかの症例報告があった。この問題について読者は常に新しい情報を入手すべきである。著者らの立場は，抗うつ薬治療は自殺行動自体を減らすのに効果は認められなかったという立場である。新しい抗うつ薬に関するFDAのデータベースの再分析の結果，自殺の危険の高い患者の中にはこれらの薬のためにより有害な結果がもたらされる可能性があることを著者らは懸念している。この問題については第9章（「特別な患者の治療」）で取り上げた。

　抗不安薬，とくにベンゾジアゼピンは，自殺の危機に伴って生じる急性の過剰興奮の症状を和らげるためにごく短期間だけ使うことができるかもしれない。短期間を超えて使用すると，抗不安薬は自殺の危険を治療するには限られた効果しかない。これらの薬物にはしばしば鎮静効果があり，これは自立心や自己効率を増すのに役立たない。不安障害とたしかに診断されてこそ，ベンゾジアゼピンは不安を治療するのに効果的である。不眠に対する短期間の治療に役立つと断言できる場合に，この薬は不眠の治療薬として用いられるが，この種の問題にはよりよい薬物がある。抗不安薬を漫然と使用することに伴う危険としては，耐性が生じ，量をますます増やす必要が出てくる可能性があり，依存や，長期連用後に時に重症の離脱症状が出現することがある。したがって，これらの薬の使用は慎重に検討しなければならない。自殺の危険の高い人の治療に抗不安薬が過剰に使用されていることを著者らは明らかにしてきた。これらの薬を用いて過度に不安の強い患者に短期的な緩和効果をもたらしたとしても，その使用を正当化するだけの十分な利益はない。

❗ 役立つヒント

- 一般医は多忙な臨床という状況の中でも，事態が改善すると自殺の危険の高い患者が期待できるような雰囲気を作り出すことができる。
- 表10-1を用いて，評価過程の一部として，自殺の危険を評価する。
- 短く，焦点を絞り，共感に満ちた電話によるフォローアップができるようにスタッフを訓練する。
- 紹介先を開拓しておく。自分の診察室を，自殺の危険の高い患者の治療にあたるシステムの一部としておく。

文　献

Wells KB, Burnam MA, Rogers W, et al: The course of depression in adult outpatients. Results from the Medical Outcomes Study. Arch Gen Psychiatry 49:788–794, 1992

推薦図書

Beck A, Steer RA, Kovacs M, et al: Hopelessness and eventual suicide: a 10 year prospective study of patients hospitalized with suicidal ideation. Am J Psychiatry 142:559–563, 1985

Beck A, Weissman A, Lester D, et al: The measurement of pessimism: the Hopelessness Scale. J Consult Clin Psychol 42:861–865, 1974

Chiles JA, Carlin AS, Benjamin GAH, et al: A physician, a nonmedical psychotherapist, and a patient: the pharmacotherapy-psychotherapy triangle, in Integrating Pharmacotherapy and Psychotherapy. Edited by Beitman BD, Klerman GL. Washington, DC, American Psychiatric Press, 1991, pp 105–118

Hawton K, Catalan J: Attempted Suicide: A Practical Guide to its Nature and Management, 2nd Edition. New York, Oxford University Press, 1987

Michel K, Valach L: Suicide prevention: spreading the gospel to general practitioners. Br J Psychiatry 160:757–760, 1992

Murphy GE: The physician's role in suicide prevention, in Suicide. Edited by Roy A. Baltimore, MD, Williams & Wilkins, 1986, pp 171–179

Narrow WE, Regier DA, Rae DS, et al: Use of services by persons with mental health and addictive disorders: findings from the National Institute of Mental Health Epidemiologic Catchment Area Program. Arch Gen Psychiatry 50:95–107, 1993

Von Korff M, Shapiro S, Burke S, et al: Anxiety and depression in a primary care clinic. Arch Gen Psychiatry 44:152–156, 1987

Wells K, Hays R, Burnam M, et al: Detection of depressive disorder for patients receiving pre-paid or fee for service care. JAMA 262:3293–3302, 1988

第11章
自殺のサバイバーに対する理解とケア

(パトリシア J. ロビンソン, Ph.D.)

　親しい関係にあった人が自殺するという体験をした人が自殺のサバイバー (survivor) である*。残念ながら，自殺のサバイバーに対する理解やケアについて経験的な調査では十分な関心が払われていない。入手できる研究結果は，サバイバーに対する集団療法が心身の症状を減らすことができることを示唆している。さらに自殺のサバイバーは，強い絆のあった人が病死や事故死したという経験をした人と比べて，悲嘆の過程や精神症状が発現する危険が高い。死，あるいはサバイバーの回復に関連する過程要因に関してほとんど知られていない。そこで，きわめて多くのサバイバーの機能と回復を探るために理論的枠組みを提供することによって，知識の不足を埋めていくことにしよう。

　自殺のサバイバーと，他のタイプの死別を経験した人との間には多くの共通点があるものの，自殺が起きた後の死別の過程は，長期化し，より複雑である (Allen et al. 1993-1994 ; Brent et al. 1994)。精神症状チェックリストに対して，サバイバーは精神科外来患者よりも多くの症

＊訳者注：サバイバーとは，大切な誰かを自殺で喪った人のことであり，自殺未遂に及んだものの，救命された人のことではない。日本語では，自殺遺族という言葉があるが，サバイバーが意味しているのは，家族（遺族）ばかりでなく，友人，恋人，同僚といった故人と強い関係のあった人を指している。サバイバーという言葉はとくに北米を中心に使われている。

状を回答する。具体的には，心気症，強迫性障害，うつ病，不安障害，妄想様観念などの症状である（Grad 1996 a）。少なくとも半数が臨床的に重度のうつ病の症状を報告し，子どもを自殺で喪った人はうつ病の重症度が高い傾向がある。子どものサバイバーも精神症状を呈する危険が高く，成人よりも機能障害が強い（Calhoun and Allen 1992-1993；Saarinen et al. 1999；Seguin et al. 1995；Silverman 1994-1995）。身内の自殺を経験した 5 〜14 歳の子どもでは，25 %が臨床的に重度のうつ病の症状を，40 %が中等度から重度の PTSD（心的外傷後ストレス障害）の症状を，そして，30 %以上が自殺念慮を呈していた（Pfeffer et al. 1997）。当然予想されることだが，遺された親が多くの症状を呈していると，遺された子どももより多くの問題を経験する（Pfeffer et al. 1997）。

　残念ながら，苦痛を訴えて自らケアを求めるサバイバーはほとんどいないし，機能は徐々に低下していく（Knieper 1999；Saarinen et al. 1999）。ケアを求めるのをためらうのは，彼らの混乱と恥辱の経験に部分的には関連している（Seguin et al. 1995）。サバイバーの多くは社会的な絆から距離を置き，支援の手を差し伸べられたとしてもそれを受けられない（Reed 1993；Reed and Greenwald 1991；Wagner and Calhoun 1991-1992）。一方で，病死や事故死の後に遺された人に比べて，自殺のサバイバーに差し出されるサポートは有意に少ないことを研究結果が示唆している（Farberow et al. 1992 a）。サバイバーが治療を求めた場合でも，精神保健の専門家ではなく，身体症状を訴えて，身体医学の専門家のもとを受診するかもしれない。小児や若者の場合，必死の闘いは，対人関係の破綻や学業不振といった，学校における行動化として現れる。学校でのポストベンション（不幸にして自殺が起きた際のサバイバーに対するケア）プログラムは短期間で，集中的なものであり，フォローアップがないため，多くの若者が精神保健的なケアを受けられ

ないで終わってしまう。女性のサバイバーは，男性に比べて，精神保健的ケアを受け入れる可能性が高い（Grad 1996 b）。したがって，男性のほうが，リスクが高いと言えるだろう。とくに危険なのは，アルコールや薬物の乱用といった，すぐに手に入る，心理的回避のための強力な行為に及ぶ男性である。

　自殺がサバイバーに及ぼす強い打撃にはいくつかの要因があると考えられる。故人が身内であったかという点よりも，関係の近さが，サバイバーの苦悩と苦闘の強度やその持続期間に関連する。サバイバー自身の全般的な脆弱性が重要な役割を果たし，社会的サポートは強力な緩衝作用を持つ（Farberow et al. 1992 b）。残念なことに，サバイバーの自助グループに参加した人のおよそ1/3は自分が感じていることを理解してもらえる人が1人しかいないか，あるいはまったくいないと述べていた（Gaffney et al. 1992）。自尊感情が低い人は，高い人に比べて，宗教活動といった社会的サポートに加わろうとする傾向がより低かった。自尊感情の低いサバイバーは家族との関係においても距離を置こうとする傾向があった。

　病死や事故死で遺された人に比べて，自殺のサバイバーは，周囲からサポートをあまり求めようとはせず，否定的な評価も強いように思われる（Moore 1995）。大学生に映画を見せて，事故や病気ではなく，自殺であったと説明された場合のほうが，遺された女性に対する反応は非難や責任を問う傾向が強かった（Allen et al. 1993-1994）。自殺のサバイバーが実の親の場合よりも，継父（母）の場合のほうが，大学生はとくに否定的な感情を向けた（Calhoun and Allen 1992-1993）。サバイバーは集団として，周囲の人々がサポートを与えていると考えているよりは，自分たちはサポートを与えられていないととらえていて，回復しなければならないというプレッシャーも感じていた。サバイバーの多くは，周囲の人々から救いの手を差し伸べられてもそれに気づかず，救いの手

を差し伸べてくれる人々を強化せず,救いの手を差し伸べられるなどと期待せずに他者から距離を置いてしまうという,否定的な悪循環に陥る。このような状況では,同じ経験をした他のサバイバーにしか自分のことをわかってもらえないとますます強く考えるようになるのは十分に理解できる。

　トラウマは既遂自殺に対するサバイバーの反応におそらくきわめて強い影響力のある要因であるだろう (Orcutt 2002)。愛する人を自殺で喪った結果として生じたトラウマの程度は,故人との愛着の程度や,どれほど直接的に自殺に暴露されたかという点と,密接に関係している (Elliott 1997)。愛する子どもが自殺したという場面を目撃したことは,おそらくもっとも強いトラウマ体験であるだろう。さらに,自殺が生じる以前に経験したトラウマはサバイバーの反応を予想するうえで重要な要因となる。事故で愛する人を喪った人に比べて,サバイバーはグループとしても,個人としても,より多くの喪失体験がある (Seguin et al. 1995)。英国オックスフォード大学のJ.M.G.Williams (2003) によると,とくにトラウマが小児期初期に起きた場合,その犠牲者には情報処理過程の欠陥が生じ,非機能的な問題解決戦略を用いるようになり,新たな情報を得るのが遅れ,多くの場合,慢性で,間欠的なうつ病を呈する可能性があるという。人生の初期にトラウマを経験した人は,感情刺激に対して全般的な反応を示し,現在の経験を言語的・情緒的レベルで円滑に統合する能力に欠ける傾向がある。このような人にとって,自殺による喪失体験はとくに深刻な影響を及ぼすのだろう。

　近親者が自殺した人に関する大規模な自己報告調査では,事故死後に遺された人に比べて,自殺のサバイバーは,苦悩に満ちた感情やショックはあまり述べなかったが,自責,恥辱,拒絶といった感情が強かった (Reed and Greenwald 1991)。この知見は,近親者の自殺という情緒的体験を統合できない人が,自責,恥辱,拒絶という形で言語的な経験

をとらえるという解釈もできるだろう。情緒的な統合が起きないと，喪失やトラウマ体験を経験しそれを乗り越えていくことができず，自然の環境に生じる悲嘆や不安や抑うつを引き起こす出来事に過度に脆弱なままとなり，人々との関係を避け，引きこもるようになってしまう。サバイバーはしばしば自殺について詳しい点まで覚えていることが難しい。自殺について質問されると，「ええまあ，彼はしばらく前に亡くなりました。あまりよく覚えていません」などとサバイバーは漠然とした，ごく一般的な単語や文章で答える。調査データによると，他のタイプのトラウマの経験者に比べて，自殺のサバイバーはトラウマ体験を遅れて回想する率が高く，これは戦闘を経験した兵士や性的虐待を受けた人と同様の症状であることが示唆されている（Elliott 1997）。

　読者がサバイバーについて理解し，彼らの心理を認識し，治療計画を立てる助力ができたならば幸いである。サバイバーの臨床的特徴をよりよく理解することによって，この問題を今まで以上に認識し，地域や臨床の場で治療する機会を概念化することができるようになるだろう。次にサバイバーに対する介入に関する実質的な問題や，サバイバーを治療する際の3段階に及ぶ臨床モデルを提示したい。このモデルを用いることによって，サバイバーに対する集団療法のセッションの手引きを示す。プライマリケアの場は，サバイバーを発見し，治療する多くの機会があるので，3段階のモデルを活用することを勧める。

自殺のサバイバーの臨床的特徴

　自殺のサバイバーも個人としてさまざまな問題を呈するのだが，受診してきた際に彼らのほとんどが何らかの程度呈する傾向の高い8つの症状がある。新たなストレスにさらされて彼らの対処能力が減弱してしまったために受診してくることが一般的である。あるいは他の人から勧め

られて受診してくることもある。しばしば引き金となる問題とは，学校，職場，対人関係の問題といった役割機能に関するものである。この種のストレスにもっとも脆弱であるサバイバーは，社会的サポートがほとんど得られず，人生の初期に喪失やトラウマ体験のあった人である。こういったもっとも脆弱な群の人々は，間欠的なうつ病や，慢性的な不安感を抱いている人が多い。それにもかかわらず，ほとんどの人は短期間の抗うつ薬治療くらいで，それ以上の治療は受けていない。サバイバーの呈する臨床症状を理解することによって，この問題をよりよく発見することができるようになる。したがって，この問題を発見する方法を，臨床症状の解説に組み入れていく。**表11-1**には，自殺のサバイバー症候群とも呼ぶべき8つの症状と，その発見戦略をまとめてある。

1. **自殺のサバイバーはしばしば「表面的には」高い機能レベルの生活を送っている。**彼らは家族と一緒に暮らし，仕事をしていることも多い。著者は夫を自殺で喪った後も，常勤の仕事をし，母親の役割もきちんとこなしている女性を何人か知っている。しかし，彼女たちは人生に対する強い失望感を覚え，新たな人間関係を築くことを恐れている。多くの男性のサバイバーもしばしば一生懸命仕事をし，指導的な役割を果たしていて，同僚から尊敬されている。しかし，サバイバーとして誰からも救いの手を差し伸べてもらえず，愛する人の自殺が起きる前からあった仕事からの要求といったストレスがあまりにも強くて，圧倒されるように感じているため，それほど要求も強くなく，報われないものであったとしても，他の仕事を探したいと考える人もいる。著者がサバイバーの治療を始めたばかりの頃，ある男性の患者が受診してきた。彼は会社を経営していたが，ストレスのレベルを下げるために，会社を売却した。そして，小さな駐車場の管理を始めたが，依然として，不眠，悪夢，慢性的な心

第11章　自殺のサバイバーに対する理解とケア　359

表11-1　自殺のサバイバー症候群：その症状と発見のための戦略

症状の特徴	発見のための戦略
1．しばしば「表面的には」高い機能レベルの生活を送っている。	1．価値観に基づく人生の意味について話し合うことを含めたプライマリケアや学校における面接戦略を実施する。
2．親密な経験を避けようとする。	2．人間関係に関連する価値観に基づく指示に焦点を当てる。
3．動機が下がっているとか人生の目標が達成できないと不平を言う。	3．夢を再活性させるのに役立つプライマリケアや学校における介入を行う。
4．漠然とし，まとまりに欠く感情の表出を認める（例：気分変調症や不安）。	4．プライマリケアの場におけるうつ病のスクリーニングをする。
5．不可解な快感消失や人生に完全に参加している感じがしないといった感覚を訴える。	5．健康に関連した生活の質を評価する。
6．質問されなければ，自殺について語らないことが多い。	6．患者や学生に対してトラウマをスクリーニングする質問をする。
7．しばしば記憶の欠損を認め，自殺が起きたことに関連した出来事を避ける。	7．人生初期のトラウマについて質問する。
8．主として理想化や合理化を用いる。	8．プライマリケア医や学校関係者と精神保健の専門家が協力して，統合された治療を行う。

配に悩まされていた。残念なことに，サバイバーには友達もほとんどいないし，意味ある余暇活動もほとんどしていないということが多い。彼らは親しい人間関係を持つことに悩んでいたり，ストレスへの耐性が限られてしまっている。子どもが思春期になるといった中等度の対人的ストレスでさえ，配偶者を自殺で喪った親として機能不全に陥るきっかけとなりかねない。表面的には高い機能を示しているように見えても，対人関係の苦悩という混沌とした状況に容易に陥る可能性がある。

発見：価値観に基づく人生の意味について話し合うことを含めたプライマリケアや学校における面接戦略は，サバイバーを発見する

ことを改善するだろう。サバイバーは自殺による喪失感を表に出そうとしないので，どれほど自分の人生に満足しているかという点について話し合うと，表面的には正常に見える状態の根底にある絶望感についてアプローチすることができる。著者は「誰も見ていなかったとしても，あなたが今，人生でしていることを今後も続けていきますか？」とよく質問する。プライマリケア医やスクールカウンセラーはこのようなやり取りを始めて，サバイバーに他の資源を活用するように働きかけるうえで主要な立場にいる。

2. **自殺のサバイバーはしばしば親密な経験を避けようとする**。サバイバーは，死別に対するサポートを与えてくれるような既存の資源を利用しようとしないかもしれない。葬儀場で死別のグループなどについて情報を与えられても，自分たちはうまく溶けこめないのではないかと考えてしまったり，牧師も自分たちの問題には耳を傾けたくないと思いこんでいたりする。家族の中でもあまり話をせず，これ以上の葛藤を避けようとする。本人は周囲の人々から距離を置いてしまう態度を一時的なものと考えているかもしれないが，これが容易に新たなライフスタイルになってしまう。感情を表すことをすっかり避けて，葛藤を生むような問題に必死になって触れないようにして，情緒面での混乱を抑えこもうとしたサバイバーの例もある。サバイバーの家族の中でも，コミュニケーションは間接的で，どちらかというと強制されたものになりかねない。否定的な判断をされるのではないかと恐れるあまり，彼らは死別の体験を話したがらず，さらに対人関係の喪失をもたらすような危険を冒すことを避けようとする。

　発見：スクールカウンセラーやプライマリケア医は，精神保健の専門家とともに，学生や患者などに対人関係について質問すること

によって，サバイバーを発見するようにできるかもしれない。このような話し合いを活発にするために，著者は次の質問のいくつかをしてみる。「あなたがお母さん（あるいは，お父さん，兄弟，他の人）ととても親密に感じていたときのことを思い出してみてください。そのときあなたは何をしていましたか？ あなたが若くて，お母さんと親しくなろうと考えていたときに，それが何をもたらすと考えましたか？ あなたが若くて，結婚しようと考えていたときに，それはどんな感じになると夢見ていましたか？ あなたが気に入っているロマンス映画やテレビドラマについてしばらく考えてみて，その中で恋人たちがどのようにしているところがあなたは一番好きか，私に話してください」。

3. **サバイバーはしばしば動機が下がっているとか人生の目標が達成できないと不平を言う**。サバイバーは能力を発揮していないとか，他の人々を落胆させてしまうとよく言う。気分変調症はサバイバーによく認められる。興味深いことに，このように不平を言っていても，彼らは泣き出したり，感情を表に出すことはあまりない。何も達成できないと言いながらも，現状維持の目標について話しているかもしれない。言葉の選択はしばしば漠然としていて，カウンセラー，医師，あるいは精神保健の専門家は，患者の理由がよく理解できないかもしれない。というのも彼らの話は表面的には妥当なものに響くのだが，感情の表出がそれに伴わないからである。

　発見：サバイバーは人生で何が一体問題であるのかという点についてより具体的に焦点を当てるように助力される必要がある。そういった話を避けようとするのは，価値や愛情が足りないことと関連しているのではない。彼らは単に感情を抱くことを恐れているのだ。著者はしばしば価値観や「責任を持つ能力」についての話し合いを

活発にする短い練習をする（第6章「自殺行動を繰り返す患者」参照）。サバイバーはしばしば非常に高い価値にしがみついているのだが，それを日常的な選択に結びつけていない。このアプローチによって，サバイバーは，後悔や苦痛に満ちた過去や将来起こるのではないかと心配している失敗にではなく，現在の価値や選択により焦点を当てるように働きかけられる。図11-1はRobinson（1996）の著書「人生を快適に生きる：厳しい時を乗り越えるための新たな戦略」（Living Life Well：New Strategies for Hard Times）から転載した。

　この練習をするときには，教師，医師，臨床家は，7つの各領域で，どのような価値を生きているかありありと思い描くようにサバイバーに働きかける必要がある。著者はしばしばサバイバーに対して，「思わず微笑がこぼれたり」，自信が湧くような前向きの行動を空想してみるようにと指示する。臨床家ではなく，サバイバー自身がある特定の領域で価値を生きるとはどのようなことを意味するのか想像してみることが重要である。他の人々と話をするということがどのような意味を持っているのかあるサバイバーが次のように話した。「私たちはお互いに見つめあって，正直に話し，話を急いだり，何かを隠そうとしたりしないでしょう」。このイメージを心に描きながら，他の人々と関係を持つというこの価値ある方法に向かっていく際に彼女が経験している心理的障壁について臨床家は探っていくことができる。

4．**サバイバーはしばしば漠然としたまとまりに欠く感情の訴えをする（例：気分変調症や不安）**。自己不全感に一致して，サバイバーは自分の人生を不満足だと感じている。自分に満足できないことに対してしばしば自責的になり，必死でケアを求めまいとする。大うつ病

```
この1週間のそれぞれの活動の横に，どれほど「自分の価値を生きている」
かを示す数字を書きこむ。以下の評価尺度を用いる。
        1  2  3  4  5  6  7  8  9  10
1. ＿＿＿ひとりで何かを楽しむ
2. ＿＿＿ひとりで何かを成し遂げる
3. ＿＿＿他の人々と話す
4. ＿＿＿自分の仕事に満足する
5. ＿＿＿感覚的な経験をする
6. ＿＿＿他の人々と一緒に楽しむ
7. ＿＿＿よりよい将来をイメージする
```

図11-1 自分の価値を生きる練習

の患者とは異なり，サバイバーの1/4以下しか治療を求めようとしない。助けを求めようとするときには，一般医のもとを受診することが多い。まずまずうまくやっているように見えて，苦悩をあまり表に出さないようにする傾向があるために，うつ病の症状が重症になって，集中的な治療が必要になるまで，サバイバーの悩みが気づかれないこともある。かなり多くのサバイバーが全般性不安障害を呈することもある。外的および内的な出来事について常に心配し，過覚醒症状や身体症状などを呈する人もいる。彼らは精神科以外の医療の場を受診し，健康問題の悩みを訴える。医師がそういった患者の症状を検査しようとするのは理解できるが，患者の訴える身体症状についてかなりの検査をした後でなければ，うつ病，不安障害，外傷的喪失などについて考慮しないかもしれない。

　発見：プライマリケアの場で用いるために開発された，いくつかの簡便なうつ病の質問紙法があり，無料で手に入る。たとえば，患者健康質問紙9症状チェックリスト（Patient Health Questionnaire Nine-Symptoms Checklist：PHQ-9，Kroenke et al. 2001）はウェブ上（http://www.americangeriatrics.org/education/

dep_tool_05.pdf）で入手できて，訓練を受けた看護助手により1分間で実施できるスクリーニング法である。うつ病の症状の重症度に関しては4分間で判定できる。器質的な原因がある病気とは一致しない不定愁訴を患者に認める場合には，プライマリケア医がこの質問紙を使うことを著者はよく助言している。さらに，心配事に関する質問もしてみることを勧める。たとえば，「あなたは何かと心配する人ですか？　その心配をコントロールするのが難しいと思うことがありますか？　ひどく些細なことや重要ではないことまで，ひどく心配することがありますか？」などと質問する。患者にうつ病や過度の心配についての情報があれば，こういった心配を標的にして，サバイバーの治療の計画を立てる。

5. **サバイバーはしばしば不可解な快感消失や人生に完全に参加している感じがしないといった感覚を訴える。**実際の人生から遠く隔たってしまったという問題のある感覚を表現するのに，サバイバーはさまざまな言葉を用いる。息子を自殺で喪ったある男性は，その体験を，泥で汚れたチーズクロスが自分の体の上に落ちてきたような感じだと表現した。これは人生の輝きが失われ，日常生活の活動も下がり，他者からも気づかれないようになっていることに対する彼の認識でもあった。著者とのセッションの際に，その男性はかつて園芸を楽しんでいたことがあったので，植物を見るために公園に行くことを計画した。公園に着くと，広場で遊んでいる父親と息子の姿を目にして，彼は悲しみに圧倒されてしまった。彼はベンチに腰を下ろし，気を取り直すまで，足元の地面を見つめていた。そして歩いて自宅に戻った。この患者のように，ほとんどのサバイバーは，必死になって死別のベールを取り除こうとする。というのも，彼らは感情や認知の経験の性質を誤解し，望ましくない情緒的経験があ

ったとしても，意志を持って行動し続けるという自分の能力を過小評価しているからである．自殺が後に残すものには，しばしば完全に支配する力を失った（すなわち，愛するものの死）という強烈な感情も含まれる．

　発見：ほとんどの場合，サバイバーに対する治療目標は，健康に関連した生活の質を改善することである．したがって，生活の質を測定するのは，治療に対する反応を評価するためにも有用である．サバイバーが今までよりも深く人生に関わることができるようになると，バイタリティや日々の人生の質が改善していく．著者はしばしば診察の際にデューク健康プロフィール（Duke Health Profile）を用いている．これによって，患者とのセッションを始める前に，身体的健康，精神的健康，社会的健康，患者の主観的な健康について，2分間以内で評点を付けることができる（Parkerson 1996）．著者は普通この結果を患者と一緒に検討していき，治療に関連した機能的結果を現在どのように評価しているかという根拠としてこれを説明する．

6. **具体的に質問されないと，サバイバーは自殺について話さないことが多い**．彼らは精神科医療というよりも，一般医療の場に受診する傾向があるため，自殺という喪失体験について語らず，治療者もトラウマ体験の既往について探ろうとしないことがしばしばである．サバイバーがプライマリケアの場で自殺による喪失体験について自ら進んで語らなかった場合に，身体的な愁訴を発見するための10分間ほどの診察の間に，担当医はどれほど意味ある形で患者に反応したらよいのか途方にくれてしまうかもしれない．また，愛する人が自殺する前に受けていた治療の質を考えると，サバイバーは精神保健の専門家や，精神科以外の医師に対して複雑な感情を抱いてい

るかもしれない。自殺に関して治療者との接触が否定的なものであったならば，悲しみや怒りの感情に圧倒されてしまうのを回避するために，サバイバーは治療者と自殺について語ることを避けるかもしれない。なお，精神科に受診したとしても，サバイバーは自殺による喪失体験を主訴として述べることができないかもしれない。彼らはしばしば望ましくない症状（例：悲しさ，神経過敏，心配，不眠）ばかりを訴えて，これらの症状をトラウマ的体験と結びつけない。というのもこのような喪失体験はサバイバーが治療を受けに来た症状よりもはるか昔に起きていたからである。

発見：トラウマに関するいくつかの簡便な質問紙が入手でき，この中には非常に短時間にスクリーニングするために開発されたものがある。その一例が，21項目から成る心的外傷的ライフイベント質問紙（Traumatic Life Events Questionnaire）である（Kubany et al. 2000）。著者はこの質問紙法のすべてをルーチン検査として使っているわけではないが，その中の「あなたは親友や愛する人の突然死や予想外の喪失を経験したことがありますか？」という質問をしばしば用いている。うつ病や過度の心配事と同様に，訓練された看護助手がこれを用いてトラウマをスクリーニングすることができる。プライマリケア医が10分間の診察の初めにこの情報を手にすれば，精神保健の専門家への紹介の可能性を含めて，サバイバーと治療的な話し合いをすることができる。サバイバーが精神保健の専門家への紹介に同意する可能性は高く，統合的な治療モデルの一環としてプライマリケアの場でこういった情報が入手できれば，治療を開始することが可能になる。プライマリケアにおける精神保健モデルによって，精神保健の専門家へのアクセスが容易になり，サバイバーの治療の妨げとなる偏見も減らすことができる（Strosahl 1997）。

7．**サバイバーにはしばしば記憶の欠損があり，自殺の過程に関連する結果を避けようとする。**サバイバーが自殺による喪失の経験があることを認めたならば，医師，精神保健の専門家，ケアギバーは喪失に関して質問する必要がある。残念ながら，治療者は，サバイバーのプライバシーを尊重するあまり，質問するのを躊躇するかもしれない。しかし，質問をためらってはならない。質問をして，サバイバーの語る話に脱落した部分がないか耳を傾ける。彼らはしばしば具体的な点について混乱してしまう。自殺が起きた月日についてたしかでないこともあるかもしれないが，自殺が起きる前の1週間の出来事の順を追っていく。話が漠然としたものであればあるほど，サバイバーがそれに取り組んでいき，事実に基づいた話をするのが難しくなる。

　発見：人生の初期にトラウマを経験していると，情報処理に欠陥が生じやすい。臨床家は，10歳（あるいは12歳でも，5歳でもよいが）の時の本当に幸せだった記憶を思い出すようにサバイバーに単に質問することで，こういった欠陥の症状を発見できる。初期のトラウマ体験のないサバイバーはしばしば具体的な記憶で反応する。たとえば，「私は生まれて初めてホットファッジを食べました。お父さんがお婆さんの家の近くのアイスクリーム屋に連れて行ってくれたのです」などと答える。ところが，人生の初期にトラウマ体験があるサバイバーは，「ええ，そうですね，アイスクリーム」といった，不完全で過度に全般的な反応を示す。臨床家から働きかけられることによって，初期のトラウマ体験のあるサバイバーもより具体的な記憶を再構成することができるようになる。

8．**サバイバーは故人や，その人が自殺を選択したことについて語る際に，主として理想化や合理化に頼る。**「彼は本当にいい人でした。

人生が厳しすぎたのです」「あの人は全力を尽くしたと思います」「彼女は本当は誰も傷つけたくはなかったのです」などと，サバイバーは故人が自殺を選択したことの理由を説明するだろう。このような説明は故人を許し，時には英雄視するかもしれない。残念ながら，サバイバーは，その歪められた話を支持するように故人の人生を歪曲しているのかもしれない。

発見：プライマリケア医，学校関係者，（危機介入クリニック，精神保健クリニック，プライマリケアの場で働く）精神保健の専門家の間で協力関係を築くことが，サバイバーの発見とその治療のためにきわめて重要である。他者の自殺が影響を及ぼす可能性のある人々（例：高校の生徒，教師，会社の副社長）を巻きこんでいる場合には，この協力関係をただちに機能させる。学会のメンバーの支援を受けて，いかなる地域でも容易に実施できるように計画されたポストベンションとサバイバーのサポートサービスのモデルを，アメリカ自殺予防学会は提供している。残念ながら，ポストベンションプログラムはより個人的な状況で愛する人を自殺で喪ったサバイバーには実施されないかもしれない。著者は，学業が不振になり，母親との関係で多くの問題が生じた12歳の子どもを治療している。患者が8歳のときに，前庭で父親が銃で自殺したのだが，そのときにこの男児は家の中に隠れていた。自殺が起きて4年後まで，この子も他の家族も一切治療を受けなかった。ポストベンションのプログラムは普通きわめて短期間実施されるにすぎない。学校におけるポストベンションプログラムに関する情報について評価したところ，プログラム実施の数カ月後に，むしろ自殺をロマンチックなものとしてとらえるようになってしまった生徒もいたことが示唆された（Callahan 1996）。より集中的な治療が必要となるサバイバーを発見するために，ポストベンションプログラムはフォローアップを実

施する系統的な方法に統合されなければならない。警察官や救急部のスタッフを含めてケアを提供する可能性のある人はすべて，自殺が起きた直後に（そしてそれから何年も経った後でも）適切にサバイバーを発見することに役立つ訓練を受ける必要がある。

サバイバーに介入する際の実際的な問題

　自殺が1件生じると，おそらく4人のサバイバーが治療を必要としているのだが，そのうち，実際に治療を受けようとするのはわずかに1人である。いくつかの国では，自殺率が上昇している。たとえば，ベルギーのフランドル地方の自殺率は1991年に人口10万人当たり15.5であったのが，1999年には18.9へと上昇した。ほとんどの国では，サバイバーに対する支援活動を提供できる率は，支援を必要としているサバイバーの数に見合ったものではない。必要とする数と実際に入手できる数の差は不況と戦争の時代にはますます広がっているように思われる。非常に多くの数のサバイバーのためのセーフティネットを築き上げるという詳細な点に注意を向けることによって，社会のレベルで意味ある介入を実施できるようになることを望んでいる。

　自殺のサバイバーを支援するネットワークを作ることに関与する代表者たちのグループを作るための（公的であれ，私的であれ）資金を地域が得ることができれば，成功する可能性は高い。そのグループのメンバーとしては，治療コミュニティからの代表が含まれていなければならない（例：サバイバーグループ，危機管理センター，保健センター，学校の指導者など）。彼らの仕事は，地域における認識を支持する，ポストベンションプログラムを活用する，さまざまな状況における治療者を同時進行的に訓練する，既存のサバイバーグループへの紹介を促進することなどである。米国では11月16日が，サバイバーデーである。この日

には地域で会合を開き，サバイバー，ケアギバー，政策立案者らが互いに話を聞き，学びあう。地域のコミュニティの委員会もウェブサイトを作り，サバイバーの関心を引き，サバイバーや地域の支援資源についての情報を提供する。さらに，委員会には，それが進めたプログラムを評価する研究者も含め，継続的な改善の努力のための情報を提供する。

●自殺のサバイバーに介入するための3段階モデル

　心理的回避はサバイバーの臨床でかなり顕著になるので，著者は，治療を概念化する理論的モデルとして，受容・関与療法（acceptance and commitment therapy：以下 ACT と略）を大いに活用している（Hayes et al. 1999）。ACT モデルは，革新的な行動主義から生まれ，行動の変化を理解し，それをもたらすために文脈変数を強調する。このモデルは，公的な出来事（直接観察ができる行動）と私的な出来事（思考，感情，感覚）の間に明らかな差があるとしている。さらに，サバイバーと（専門家の，そして非専門家の）治療者などのすべての行動は特定の変数に影響される複雑な文脈で起きることも示唆される。そして，これらの変数のうちで操作できたり，直接変えることのできるものもあれば，まったくできないものもある。変化させることが可能な文脈の変数には，サバイバープログラムに対するサバイバー自身の認識，プログラムへのサバイバーの参加，他の治療法，サバイバーを発見するために治療者が実施するスクリーニング，治療者が実施する効果的な介入などがある。直接操作することのできない変数には，サバイバーや治療者の個人としての過去や現在の出来事がある。これらの個人的な出来事が治療者にとって重要であるのは，治療者自身が経験したトラウマ的喪失が，サバイバーを助力しようとする努力を妨げるかもしれないからである。そこで，担当した患者を自殺で喪ったことがあるほとんどの治療者は，

他の専門家からの支援を受けることによって利益が得られる。著者が勧める3段階モデルでは，サバイバーの個人的な出来事に注意が向けられる。

ACTは，望んでいない個人的な出来事を避けることに過度に頼っているサバイバーに対して活用できるさまざまな戦略を治療者に提供する。というのも，これらの戦略は，確固たる価値を反映する選択といった，サバイバーの日常的な行動の構造に必ず干渉するからである。ACT戦略の目的はサバイバーが自殺についての彼らのストーリーを再体験するのを助けることにある。このストーリーは，それに対する意識を高め，完全な感情的経験として，自身への共感を伴う本質的には個人的な出来事である。ストーリーを再体験するというのは，サバイバーにとって2つの理由で重要である（Stroebe et al. 2002）。①サバイバーは，再評価に向けた助力が得られなければ，元のストーリーやそれが彼らの人生にもたらす影響を再評価することはほとんどない。②自殺のサバイバーは，病死や事故死で遺された人に比べると，他者からあまり共感を得られないので，自分自身に対する共感的態度を育む必要がある。ACT戦略とは，①変化に向けた動機づけや望んでいない個人的な体験を受け入れるスキルを高めることに関連する戦略，②言葉の持つ意味を和らげ，自分自身を内容ではなく文脈としてとらえることに関連する戦略，③価値を明らかにし，自ら積極的に関わる行動計画を実施することに関連する戦略である。表11-2に，サバイバーに介入するための3段階モデルをまとめておいた。段階の順はある程度恣意的なものであり，各段階はほとんどのサバイバーとの出会いで生じてくる。

第1段階　ストーリーを認識し，ストーリーの影響を受け止める

サバイバーは，自殺やそれが人生に及ぼした影響に関するストーリー

表11-2　自殺のサバイバー：3段階の臨床モデル

サバイバーの仕事	理論的概念	臨床的戦略
第1段階：ストーリーを認識し，ストーリーの影響を受け止める			
自殺に関するストーリーを同定する。	個人的な出来事を認識する。	誰が，何を，いつ，どのようにして，なぜ，そして，その結果。 望んでいない感情を同定する。 「シャベルと穴」の比喩を用いる。
ストーリーの長所と短所を評価する。	ストーリーがうまく機能するか検証する。	自分の人生における役割や選択に対してストーリーがもたらす影響についてサバイバーに語らせる。
ストーリーを通じてトラウマ的喪失体験に再暴露させる。	問題としてコントロールする。	患者に私的な出来事のルールや感情を抱くことについて教育する。 便利な事実，知識の欠損，二者択一的な思考法を同定する。
第2段階：新たなストーリーを作り直して，行動面の柔軟性を高める			
記憶や感情を完全に再認識し，記憶の欠けた部分に関する情報を集めたりして，ストーリーを作り直す。	言葉の持つ意味を和らげる。	患者に働きかけて，これまでよりも広い視野から新しいストーリーを話したり，書いたりさせる。 ミルク，ミルク，ミルク，ミルクの練習。 心：ダイヤモンドの王冠と棘の王冠。
新たな行動を実験しながら，新しいストーリーを得る。	文脈としての自己を受け入れる。	チェス盤の比喩。 バスの乗客の比喩。
第3段階：新たなストーリーを世界に応用する			
新しいストーリーで前進していく：探し当てた才能を力として用いる。	価値を見出す。	山登りの比喩。 自転車に乗る比喩。
これまでよりも積極的に親しさや弱さを認めて，進めていく。	行動する。	人生を変える行動計画を立てて，実行する。

について十分に認識していないことが多い。おそらくこの理由で，サバイバーが自助グループに参加する3つの重要な目標とは，①自殺を広い視野でとらえる，②自殺によって生じた家族の問題に対処する，③自分自身に対する感情を改善することである。参加者の3/4は自殺について新たな視点を得ることが主な目標であると述べる。自殺という喪失体験がもたらす極度の影響を考えると，サバイバーは自殺が起きた直後に思いつきの何らかのストーリーを作り上げてしまっていることが一般的である。こういったストーリーはしばしば不完全で歪められていて，故人が決めた不可解な選択（自殺）からサバイバーが距離を置こうとする欲求を反映している。自殺は，サバイバーの感情や欲求を無視した選択である。サバイバーは自分の視点は不完全であり，それについて語りたいと考えている。しかし，彼らの多くは，自責感を覚え，非難されることを恐れ，改めて考えたり，自分の人生に及ぼす影響を検討したりしないままに，元のストーリーを受け入れている。

最初のストーリーはしばしば不完全で漠然としている。以下に，一例としてG夫妻のストーリーを紹介する。

中年のG夫妻には他の州に住んでいたひとり息子がいたが，自殺してしまった。息子のポールは弁護士だった。彼は仕事の問題で悩み，妻と幼い2人の子どもが住む自宅から車で約30分のところにある公園に行き，車内で銃を用いて自ら命を絶った。その後，G氏はうつ病の治療のために精神保健クリニックを受診した。G氏も弁護士で，仕事の問題に悩み，眠れなかった。彼が受診したのは妻から勧められたからだった。初診時の面接で，G氏がサバイバーであることがわかり，サバイバーのグループプログラムに参加する機会を与えられた。G氏はその申し出を受け，グループのスクリーニングの際に，妻も一緒に参加することができるだろうかと尋ねてきた。

グループに対して，「誰が，何を，いつ，どのようにして，なぜ，その結果」というストーリーを語ってほしいと言われると，G夫妻の反応は次のようなものであった。

誰：私たちの息子［G夫人］。私たちのたったひとりの息子［G氏］
何：死んでしまいました，はい，死んでしまったんです［G夫妻］
いつ：よくわかりません，だいぶ前です［G夫人］。数年前です［G氏］
どのようにして：銃を使ってです［G夫妻］
なぜ：おそらく事故でした［G夫人］。おそらく夫婦間の問題がありました。それに自分が起こしたのではないのに仕事上の責任を取ったのです［G氏］
その結果：嫁や子どもたちとどう関わっていいのかわからないので，あまり会っていません［G夫人］。私にはもう息子がいません。私がどこで間違えたのかわかりません［G氏］

治療者やグループのメンバーたちがさらに質問すると，より多くの事柄が明らかになっていった。何が一番つらかったかと尋ねられると，G夫妻は次のように答えた。

治療者：もう自分はお祖母さんになれないと思うとどのように感じますか？
妻：がっかり，ただただがっかりです。ただ家に帰って，横になって，本でも読んで，忘れてしまいたいです。息子が亡くなってから，私は25ポンド（約11kg）も体重が増えてしまいました。私には以前のようにコントロールする力がないのです（涙）。
夫：私は自分を責めてしまいます。

治療者：そのことについてもう少し話してください。

夫：恐ろしい。息子が幼かったときに，何かとても大切なことをするのを忘れていたような感じです。仕事で問題を抱えたときに，息子に必要だった何かを教えるのを私は忘れていたのです。

治療者：それは一体何だったと思いますか？　もう一度チャンスがあったら，息子さんに何を言ってあげますか？

夫：わかりません。私の知っていることはすべて伝えたように思います。悩みはそのうち過ぎ去り，銃で自殺しなくても何とか乗り越えられたはずだと言ってやりたいです（涙）。

治療者：今，あなたは息子さんが亡くなってとてもつらい思いをしています。でもあなたは悩みを抱えても，それがいつか過ぎ去ることを知っていますね。そしてそれは，喜びと同じように，人生の一部ではありませんか？

　ストーリーに耳を傾けていると，自殺がサバイバーにもたらした衝撃がしばしば明らかになり，いくつかの証拠のおかげで，サバイバーは避けていた感情を経験し始める。

　彼らが経験している苦痛に満ちた問題をさらに理解するのを助けるために，著者はしばしば比喩を用いる。ACTの「シャベルと穴」の比喩では，サバイバーに次のような状況を想像してもらう。目隠しをして野原に連れて行かれて，その状態で野原を探って回る。野原にはいろいろな所に穴があるのだが，それがどこにあるかサバイバーは知らない。あてもなく歩き始めるが，穴に落ちてしまう。とても深い穴で，這い上がるのに苦労する。そのときに，自分が何かを握っていることに気づく。それは袋で，開けてみると，中にシャベルが入っていた。シャベルは穴を掘るために作られている。そこで掘りだすのだが，穴はますます深くなってしまう。これは自殺が起きた後の状況とほとんど同じである。罪

悪感，自責感，恐怖感，自制心の喪失，こういった感情を取り除こうとしてもうまくいかない。シャベルについて言えば，ほとんどの人は，シャベルを脇に置いて，ただ穴の中にいるということに気づくまで，穴を掘り続ける。

著者はしばしばサバイバーに個人的な出来事に関するルールについて教える。というのも，彼らはそのことを理解していないし，応用しないことが多いからである。外的な出来事の世界では，コントロールすることは重要な戦略である。寒いのが嫌ならば，火を焚く。喉が渇けば，水を飲む。誰かに脅されたら，その人から逃れる。しかし，このルールは，思考や感情といった内的な出来事には応用できない。著者はサバイバーにしばらくの間，赤いフォルクスワーゲンについて考えないようにしてほしいと言う。次に，自殺で亡くなった人のことを考えないように努力してみてほしいと指示する。ほとんどの人は5分間以上そうすることができない。たとえ5分間そうできた人も反作用効果を経験し，たとえば5分間に5回も避けていたイメージを思い浮かべてしまう。

元のストーリーを引き出すことに加えて，著者はサバイバーにそのストーリーに向き合うように働きかける。都合のよい事実ついて問うようにとも指示する。さらに，何か引用文を思い出すようにとも指示し，より多くの情報を得るために他の人々と連絡を取るようにとも言う。風刺漫画を使って，ストーリーにはしばしば本当の善人も悪人もいることを示唆する。突然の，理解できない死のためにすっかり感情が圧倒されてしまっているときに，サバイバーが何か必死でストーリーを作り上げようとしているならば，この傾向は理解できる。自殺について思春期のサバイバーが語るストーリーでは，故人は見捨てられ，完全な悪人から虐待されていたととらえられていることが普通である。サバイバーがこういった過度の一般化に向き合うことは重要であり，そうすることで，認知の柔軟性を育み，生き生きした人生を支持する，より正確なストーリ

ーを作り出すことができる。

第2段階 新たなストーリーを作り直して,行動面の柔軟性を高める

　第2段階では,サバイバーは記憶や感情を十分に認識して,新たに作り直したストーリーを書いてみることによって利益を得られるだろう。この段階では,情報が欠けているところがしばしば明らかになり,サバイバーはどのようにしてそれを埋めるかという選択を迫られる。著者はサバイバーに対して,複数の選択肢を検討し,それぞれの選択肢が人生を支えるうえでどのように役立つかという妥当性を検証するように働きかける。たとえば,かつて著者はシングルマザーのP夫人の治療を担当し,9歳になる娘についての彼女のストーリーを作り上げることに手助けしたことがある。

　　P夫人は夫と別居していた。別居は彼女が言い出したものであったが,別居中に夫が自ら命を絶った。夫はうつ病の再発を繰り返していて,結婚している間中,アルコール乱用の問題もあった。ある晩,夫は酩酊状態で,処方された薬を多量にのんだ。P夫人は娘に対してなぜ父親が自殺したのかを説明するための方法を必死になって考えた。彼女は以下の選択肢を考え,それが自分自身そしておそらく娘に及ぼす影響について評価した。

　選択肢1：夫は治療を受けて,うつ病,アルコール,夫婦関係といった問題を解決する勇気がなかった。影響：娘は自分のことを勇気がないと思うかもしれない。その理由は,彼女はあの父親の娘であり,勇気についての説明を信じるのを避けるために,母親（私）を責めるかもしれない（すなわち,「お母さんがお父さんを

見捨てたから，お父さんは勇気を失ったのだ」)。

選択肢2：夫は酒と処方薬を一緒にのんだ。問題を抱えたら，専門家に協力してもらってそれに立ち向かうのが最善の方法だ。うつ病であるときに，飲酒しても気分はよくならないどころか，かえって悪化してしまうかもしれない。夫は間違いを犯した。とても大きな間違いだ。影響：誰かが過ちを犯すことを止めることは誰にもできない，きわめて危険な行動について正直に語ることによって利益を得られる可能性がある，そして，故人に対して共感を覚えることができるといった点を認識することで，母親と娘はコントロールを失ったことを受け止める。

サバイバーは記憶が欠けている部分を埋めるという難しい決断をしなければならないのだが，現在の視点からはこの難しい課題に取り組むためのスキルが不足している。新たに作り出されたストーリーの実効性を高めるために情報を集める方法として，そのストーリーを語るように，著者はサバイバーにしばしば働きかける。彼らが難しい言葉（例：自責，非難）に取り組むための助けとなるようなストーリーも提供する。まず，サバイバーに「ミルク，ミルク，ミルク，ミルク」と言ってもらい，それに関連する感覚経験に気づいてもらう（例：クリーミィ，白い，おいしい）。次に，感覚的イメージがすべて消えるまで「ミルク，ミルク，ミルク，ミルク」を言うように指示する。次に，たとえば「私の責任だ。私の責任だ。私の責任だ。私の責任だ」といった文章に移っていく。そして，サバイバーに身体に現れる感覚に気づいてもらう。その感覚が消えてしまうまで，その文章を繰り返す。心というのはダイヤモンドでできた王冠のようなものであり（人生がうまくいくように助けてくれる正確なストーリーを作るのに役立つ），また，棘でできた王冠でもある

(新たな行動を選び，それを実行に移すという現状から我々を引き離し，生き生きとした人生に制限を加えるような行動を繰り返すという記憶を取り戻し，予期されるトラウマを経験してしまう）と著者はよく説明する。

　この治療段階では，サバイバーは自分自身を内容というよりは，文脈の中でとらえていく必要がある。この過程を促進するために，どちらもACTの戦略である2つの練習をしばしば行う。第一の練習は，チェス盤の比喩である。まずサバイバーのあるストーリーの件についてひとつの立場をとってもらう。どちらを選ぶかはサバイバーに任せる。次に，心の中にどのような反応が浮かぶか観察させる（これはサバイバーが選ぶことができるものではない）。そして，治療者とサバイバーは心がどのように動いているのか話し合う（例：「ある」か「ない」か，「はい」か「いいえ」か，「～である」か「～でない」か）。そして，大きな盤の上で行われているチェスのゲームのひとつひとつの駒のように思考をイメージするように練習する。次に，自分をナイトやクイーンではなく，むしろ大きなチェス盤と考えるようにサバイバーに働きかける。サバイバーが日常生活で，断片的な事柄から大きな事柄へと移っていく練習をするようにという宿題をよく出す。

　サバイバーが自身を文脈としてとらえることを助ける第二の練習は，バスの乗客の比喩である。まず，新たに作られたストーリーで自分の人生がどのように変化するかイメージするようにサバイバーに働きかける。次に，まるで運転手が目的地に向けてバスを運転しているかのように，その変化が動き出すイメージをありありと浮かび上がらせる。そして，著者はボードを取り出し，サバイバーに障害として心に浮かぶものを挙げるように指示する（例：できっこない。他の人に馬鹿だと思われる。誰にも信じてもらえない。皆は私の責任と思っている。恥ずかしく感じなければならない。こういった考えは学校や，親しい対人関係に及んで

いく)。反応をボードに書き上げ，それをサバイバーに渡し，バスの乗客として何が障害であるか考え，目的地までバスを運転し続けるように励ます。グループの場では，ひとりのサバイバーに運転手役を，他の人々は乗客役をしてもらい，運転手役の人が示した台本から心理的障害について話してもらう。反応する，無視する，単に気づくなど，これは行動の変化に対する内的な障害に反応する他の方法を実験する機会になる。他の乗客に気づくだけでも，運転手役をしたサバイバーは自分が最高の運転手であるとかならず経験する。

第3段階　新たなストーリーを世界に応用する

　治療の最終段階では，個人の価値を明らかにする，個人の力を探し出す，行動面の変化の計画を立てることなどに焦点を当てる。自分の価値を生きる練習（図11-1）によって，日々の選択や行動についての一貫性をサバイバーが評価しモニターし，喪失に対して新たなストーリーを得て，価値ある人生の方向性を見定めることを助ける。この段階では，サバイバーは価値と目標の差を学習する必要がある。ACTでは，価値とは「言葉で表現された全般的に望まれる人生の結果」である（Hayes et al. 1999, p.206）。価値はいくつかの重要な点で目標とは異なる。目標とは違い，価値はけっして実際に手に入れることができず，価値は長期にわたり行動を方向づける力がある。治療を開始する前に価値について話し合うのは，動機を高める手段となる。治療の早い段階で価値について話し合うことは，以前に計画された人生の夢を蘇らせることになる。最後の段階で価値について話し合うことによって，サバイバーが経験してきた多くの失敗体験という文脈に代わり，目標に向けて歩み出し，行動計画をもとに価値と日々の活動に一貫性を増す回復力を身につけていく。

第 11 章　自殺のサバイバーに対する理解とケア　　381

　サバイバーが新たに作り上げたストーリーは，意義のある方向性を示し，自身の才能を探し出し，自ら積極的に関与する行動計画を示唆している。たとえば，息子に対するG夫人の新たなストーリーには，なぜ息子が自殺したのか理解できるという点は含まれていなかった。彼女はもはや孫と一緒に過ごすという望みに拘ることはなくなっていたのだが，その特定の理由はわからなかった。G夫人は嫁や孫と一緒に過ごすことはもはやできないという喪失感が和らいでいくことを率直に感じるようになり，彼女が現実に愛する人々と一緒にいられることの喜びを感じられるようになった。彼女自身が関与する行動計画とは，サバイバーについて熱心に学びたいと考えて，ウェブページを作り，自殺という喪失体験から回復する方法について役立つ資源や情報をまとめて，掲載することであった。G氏の新たなストーリーは，自分は息子に人生についてできる限りすべてを教えたというものであった。彼が自ら関与する行動計画とは，他者に対して深く共感できるという才能を活用して，地域の若者の相談役となることであった。
　最後の段階の比喩には，山道の比喩と自転車に乗るという比喩がある。山道の比喩を用いて，価値や目標には差があることを理解し，広い視野を得る能力を育てることの重要性をサバイバーが理解できるように助力する。価値ある方向に沿って生きるということは，登山と同様である。道があまりにも険しくて，山頂にたどり着くのがひどく難しいこともある。ひとつのルートしか見えないと，歩みを進めることはできない。視点を変えてルートを探し出す能力を育てることができれば，進歩を続けていくのに必要な他の方法が見つかる。また，自転車に乗るという比喩を使うと，自分が関与した行動計画に向かって進んでいく際に陥りやすいふとした間違いに注意し，自転車から落ちる前に自力でコントロールすることに役立つ。テニス選手がうまくボールを打つことができるようになるまでには多くのステップが必要であるのとまったく同様に，自転

車から落ちずにうまく乗れるようになるまでに，たった1回で成功するのではなく，100回ものさまざまな試行錯誤が必要であるということだ。

●自殺のサバイバーに対する集団療法

　自殺のサバイバーに対してグループはしばしば次のような多くの利益をもたらすだろう。①治療目的は，単なる精神障害の治療ではなく，サバイバーが経験したことから回復するのを助けることであると説明されて，彼らが感じていた偏見が和らぐ思いがする。②サバイバーは自分の苦悩を大いに理解してくれる人々の中にいると感じる。③他のメンバーが新たなストーリーを作り直してきたことについて話を聞くことが参考になり，再び人生に向き合えるようになる。④グループとしてサバイバーたちは，互いに共感しあうように努力し，それが可能である。⑤地域には多くのサバイバーがいるので，このようなグループは地域のすべてのメンバーにとって十分に入手可能なケアを提供する費用対効果の高い方法である。

　集団療法に関して検討すべき課題としては，①参加者をどのように選別するか，②誰をリーダーに選ぶか，③集団療法のフォーマットをどのようにするか，④各回の時間と全体の期間をどうするか，⑤結果をどのように評価するかといった点である。自ら参加してくる人もいれば，プライマリケア医や精神保健の専門家などといった地域の治療者から紹介されて，参加してくる人もいる。ほとんどの場合，参加者は過去2〜5年間に愛する人を自殺で喪った18歳以上の人である。リーダーは，専門家の場合もあれば，専門家と協力したりスーパービジョンを受けたりしている地域の人の場合もある。ほとんどの場合，リーダーになる地域の人とは，自分自身もサバイバーであり，したがって，グループのメンバーから受け入れられやすい。しかし，グループのリーダーに地域の人

をあてると，訓練に時間がかかり，並行してスーパービジョンを受けなければならないといった短所もある。地域資源をよく調べて，検討することが，地域のサバイバーグループを作る際にもっとも重要な方向性である。

　ほとんどのサバイバーグループは半構造化フォーマットを使用しているが，グループによって具体的な点はさまざまである。表11-3は，8回のセッションから成り，毎回90分間で，8～10人のサバイバーが参加する集団療法の概要である。毎回のグループミーティングでは，サバイバーの経験やそれからの回復に関して教育的な講義をしたり，8回のセッションで毎回，参加者のうちの何人かが元のストーリーや新しく作り直したストーリーを語る。表11-3に示したように，最終回には，いつかまたメンバーが再会することも話し合う。団結力がとても強くて，専門家が指導してきたグループが正式に終了した後も，それとは別にミーティングを続けることを計画するグループもある。なお，グループのフォーマットは子どもに対しても十分に応用できるが，いくつかの修正が必要である。たとえば，セッションの時間を短くしたり（90分間ではなく，1時間とする），価値について話し合ったりするときに使う単語をわかりやすくするように工夫するといったことである。子どもが元のストーリーや新たに作り直したストーリーを語るように働きかけるのに役立つので，著者はしばしば芸術的な活動（視覚に訴えるものやダンス）を用いる。また，初期，中期，後期のセッションの後半には親にも参加してもらうようにしている。グループに参加する子どもの年齢については，子どもの要求にある程度応じられるようにするために，臨機応変に考える。なお，もう少し限られた年齢を対象にできるほどの人数がいるのであれば，5～9歳，10～13歳，14～17歳の年齢によるグループ分けが効果的であるだろう。

　症状チェックリスト-90（Derogatis et al. 1974）などの症状チェッ

表11-3 自殺のサバイバーに対する集団療法アプローチ

セッションのテーマ	グループの活動と宿題
1．互いに紹介する。思い出す。グループについて概説する。	円状に座り，順に自己紹介していく。 肯定的な記憶を思い出し，役立つ資源について情報を共有する。 誰が，何を，いつ，どのようにして，なぜ，そしてその結果についての計画を立てる（グループのメンバーによる意見の発表のスケジュールを計画する。セッション3〜8で，一般に1回あたり2つの元のストーリーと2つの作り直したストーリーを発表してもらう）。
2．感情を受け入れ，心に注意を払う。	深呼吸，ストレッチング。 誰が，何を，いつ，どのようにして，なぜ，そしてその結果：元のストーリー
3．サバイバーの反応，トラウマの打撃を理解する。	夢や喪失体験を思い出す（宿題：新たにストーリーを作り直す）。 必要な情報を得る。 誰が，何を，いつ，どのようにして，なぜ，そしてその結果：元のストーリーとフォローアップ
4．今，生き生きとした生活を送る：方向性と障害。	価値を生きる練習のすべての領域のイメージをメンバーが共有する（宿題：価値ある方向に向かっていくうえでの障害を同定する）。 誰が，何を，いつ，どのようにして，なぜ，そしてその結果：元のストーリーと新たに作り直されたストーリー
5．バスの乗客（比喩）として障害を抱えながらも生き生きとした生活を送る。	価値ある方向に向かっていくうえでの障害を同定し，メンバーが共有する。 バスの乗客の劇：3〜4名。 誰が，何を，いつ，どのようにして，なぜ，そしてその結果：元のストーリーと新たに作り直されたストーリー
6．自ら関与した行動計画	誰が，何を，いつ，どのようにして，なぜ，そしてその結果：元のストーリーと新たに作り直されたストーリー バスの乗客の劇：3〜4名。 家族の中で，私は〜でありたい。
7．サポート体制	誰が，何を，いつ，どのようにして，なぜ，そしてその結果：新たに作り直されたストーリー バスの乗客の劇：2〜3名。 誰が助けてくれるのか？　何が欠けているか？
8．新たなストーリーを生きる。	行動を変化させる計画。 メンバーが将来再会をすることを計画する。

クリストが，グループに参加する前後に，成人のサバイバーグループへの参加者を評価するために用いられてきた。この方法によって，リーダーは，グループの全般的な効果を評価し，個人療法でフォローアップすべき参加者を同定するのに役立つ。小児の抱える苦悩を妥当に評価し，比較的短時間で実施でき，4～17歳の小児に適しているので，小児用症状チェックリスト（Jellinek et al. 1988）は小児を対象としたよい方法である。

プライマリケアの場における自殺のサバイバーの治療

　プライマリケアの場はサバイバーを同定し，治療する多くの機会を提供する。こういった機会を無にしないためにも，精神保健の専門家がプライマリケア医と連携を取ることを著者は大いに勧める。精神保健の専門家はプライマリケア医のために院内プログラムを実施することができ，より専門的な治療が必要であるのだが，集団療法のフォーマットになじめないサバイバーを紹介する先ともなることもできる。図11-2は，L氏というサバイバーの健康に関連した生活の質の評点の変化を示すデータである。著者は16週間にわたりこの患者の治療を担当した。どの回も30分以内のセッションで，治療は合計で4時間以内であった。

　　L氏は中年の男性で，初診の12年前に弟を自殺で喪っていた。最近，父親と伯父を亡くして，弟の死に対する悲しみが蘇ってきた。L氏はこれまでに弟の死に関して治療を求めたことはなかった。今回，初診時の彼の心配のほとんどは，弟を亡くしたこと，自分の子どもたちに兄弟がいることがどれほど大切かわかってほしいというものであった。L氏の仕事は成功していたが，それには大きな責任が伴った。妻との関係はよいが，妻は自分の感情について語ること

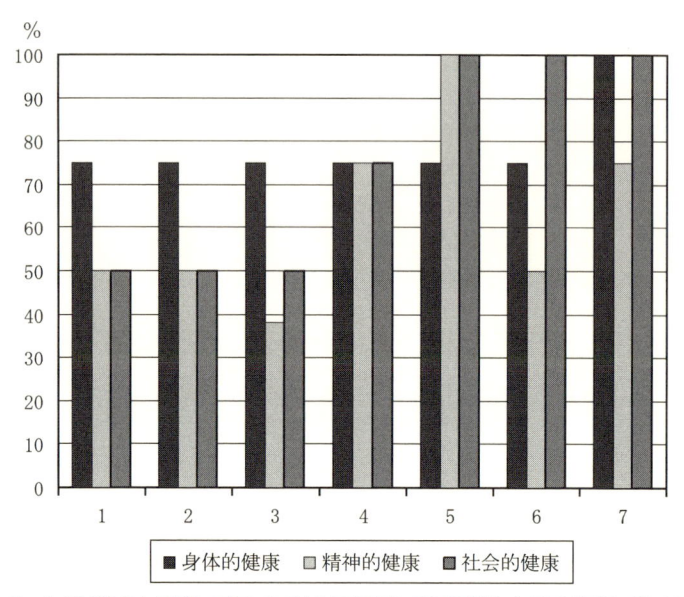

図11-2 L氏が16カ月間にプライマリケアの場に7回受診した際の健康に関する生活の質の%
(Parkerson G : User's Guide for the Duke Health Profile (DUKE). Durham, NC, Department of Community and Family Medicine, Duke University Medical Center, 1996. 許可を得て転載)

が滅多にないと話した。質問されると，L氏は，アルコールと煙草の使用に関する心配について述べた。1回目のセッションで立てられた計画は，気分を改善させる活動を行う，悲しみを受容し，涙を流す能力を育む，飲酒をコントロールする，自宅から約25マイル（約40 km）の自殺のサバイバーグループに参加することを検討するなどであった。図11-2は，デューク健康プロフィールにL氏が回答したものであり，身体的健康が75%，精神的健康と社会的健康が50%であった。これはプライマリケアに治療を求めてきた人のごく標準的な値であった。

2回目のセッションでは，L氏はまだサバイバーのグループに連

絡を取っていないし，参加をためらっていた。その理由として，グループが遠くにあって，参加するのにあまり便利がよくないし，グループに積極的に参加したいとも考えていなかった。これまでよりも悲しみは増したが，自然に涙を流すことができるようになったと述べた。さらに，長女が間もなく高校を卒業することもとても悲しいと話した。L氏は行動面で気分を改善させる計画に従い（毎週5回運動をし，妻と一緒に1回外出する），一度しか飲酒していなかった。3回目の受診の際には，L氏の弟についてと，自殺につながる出来事について話し合われた。価値ある方向を話題にすると，大学に戻ることと，自立しつつある娘ともっと率直に話をすることに興味を示した。経過中一貫して，L氏は強い悲しみを示したが，涙を流してもよいと考えた。とくに休暇の時期に悲しみが襲ってきたため，プライマリケア医のもとを受診して抗うつ薬を服用し始めた。

　4回目の受診時に，大学に戻ること，娘が自立して，アパートに転居するのを助けることに対してはっきりとした計画を話した。予定していなかったボーナスが出たので，自分自身への褒美として運動靴を買い，ジョギングを始めたという。彼にとって，このように自分を認めるということは大きな達成であった。5回目のセッションでは，彼自身のストーリーを語り，そうすることは非常に強い感情体験になった。弟は自分自身の選択に責任があり，たとえ長兄のL氏でさえも弟の選択を支配する力はなかったと話した。この回の宿題は，弟の自殺に関連して彼が抱くもっとも困難な感情が怒りであったので，怒りを感ずる理由について焦点を当てることにした。6回目の受診で，L氏はさらに彼のストーリーを作り直し，最終回の受診では，彼の身体的健康と社会的健康は100％になった。L氏は医師に会う計画を立て，抗うつ薬を徐々に減らしていくことを話し合うつもりだった。というのも，彼は自分が抱く感情を完全に経

験したいと思ったからであった。L氏は2カ月後に著者ともう一度フォローアップの面接を計画し，自分が積極的に関与する行動計画を続けることについて話し合うことにした。彼はもはやアルコールの使用に問題はなかったし，週に5回の運動を続け，親としての誇りを持ち，大学に戻ることはうまくいき，6カ月後に卒業することになっていた。彼は家族全員を卒業式に招待することにした。

結論

我々は自殺のサバイバーに対して背を向けてはならない。彼らは我々の隣人であったり，同僚であったり，子どもたちの友人であったりする。サバイバーである子どもをこれまで以上に発見することは最優先の課題である。というのも彼らは，成人のサバイバーに比べてあまり気づかれないからである。サバイバーに働きかけていく方法は数多くあり，そのすべてを試みるべきである。プライマリケアの場や学校においてサバイバーを発見して，介入プログラムを実施することに，著者はとくに関心がある。自殺のサバイバーグループやポストベンションプログラムといった既存のアプローチを評価し，改善していく努力を続ける必要がある。これを成功させるには，サバイバーをケアするための理論的基礎に従わなければならないのだが，著者はこの目的のためにとくにACTモデルを勧める。ACTのような理論モデルを用いて，効果的な治療の過程をよりよく理解し，脆弱なサバイバーをより多く同定することで，彼らの苦悩を和らげ，生活に及ぼす影響を少なくできる。

文　献

Allen BG, Calhoun LG, Cann A, et al: The effect of cause of death on responses to the bereaved: suicide compared to accidental and natural causes. Omega: Journal of Death and Dying 28:39–48, 1993–1994

Brent DA, Peters MJ, Weller E: Resolved: several weeks of depressive symptoms after exposure to a friend's suicide is "major depressive disorder." J Am Acad Child Adolesc Psychiatry 33:582–587, 1994

Calhoun LG, Allen BG: The suicidal death of a child: social perception of stepparents. Omega: Journal of Death and Dying 26:301-307, 1992–1993

Callahan J: Negative effects of a school suicide postvention program: a case example. Crisis 17:108–115, 1996

Derogatis LR, Rickels K, Uhlenhuth EH, et al: The Hopkins Symptom Checklist: a measure of primary symptom dimensions, in Psychological Measurements in Psychopharmacology: Problems in Pharmacopsychiatry. Edited by Pichot P. Basel, Switzerland, Karger, 1974

Elliott DM: Traumatic events: prevalence and delayed recall in the general population. J Consult Clin Psychol 65:811–820, 1997

Farberow NL, Gallagher-Thompson D, Gilewski M, et al: Changes in grief and mental health of bereaved spouses of older suicides. J Gerontol 47:357–366, 1992a

Farberow NL, Gallagher-Thompson D, Gilewski M, et al: The role of social support in the bereavement process of surviving spouses of suicide and natural death. Suicide Life Threat Behav 22:107–124, 1992b

Gaffney DA, Jones ET, Dunne-Maxim K: Support groups for sibling suicide survivors. Crisis 13:76–81, 1992

Grad OT: Similarities and differences in the process of bereavement after suicide and after traffic accidents in Slovenia. Omega: Journal of Death and Dying 33:243–251, 1996a

Grad OT: Suicide: how to survive as a survivor? Crisis 17:136–142, 1996b

Hayes SC, Strosahl KD, Wilson KG: Acceptance and Commitment Therapy: An Experiential Approach to Behavior Change. New York, Guilford, 1999

Jellinek MS, Murphy JM, Robinson J, et al: Pediatric Symptom Checklist: screening school-age children for psychosocial dysfunction. J Pediatr 112:201–209, 1988

Knieper AJ: The suicide survivor's grief and recovery. Suicide Life Threat Behav 29:353–364, 1999

Kroenke K, Spitzer RL, Williams JBW: The PHQ-9: validity of a brief depression severity measure. J Gen Intern Med 16:606–613, 2001

Kubany ES, Haynes SN, Leisen MB, et al: Development and preliminary validation of a brief broad-spectrum measure of trauma exposure: the Traumatic Life Events Questionnaire. Psychol Assess 12:210–224, 2000

Moore MM: Counseling survivors of suicide: implications for group postvention. Journal for Specialists in Group Work 20:40–47, 1995

Orcutt HK: Forgiveness and emotional avoidance: relations with global mental health, physical health, and PTSD symptoms. Poster presented at the 36th annual Association for the Advancement of Behavior Therapy convention, Reno, NV, November 2002

Parkerson G: User's Guide for the Duke Health Profile (DUKE). Durham, NC, Duke University Medical Center, Department of Community and Family Medicine, 1996. Manual available from author at Department of Community and Family Medicine, Box 3886, Duke University Medical Center, Durham, NC 22710.

Pfeffer CR, Martins P, Mann J, et al: Child survivors of suicide: psychosocial characteristics. J Am Acad Child Adolesc Psychiatry 36:65–74, 1997

Reed MD: Sudden death and bereavement outcomes: the impact of resources on grief symptomatology and detachment. Suicide Life Threat Behav 23:204–220, 1993

Reed MD, Greenwald JY: Survivor-victim status, attachment, and sudden death bereavement. Suicide Life Threat Behav 21:385–401, 1991

Robinson P: Living Life Well: New Strategies for Hard Times. Reno, NV, Context Press, 1996

Saarinen P, Viinamäki H, Hintikka J, et al: Psychological symptoms of close relatives of suicide victims. Eur J Psychiatry 13:33–39, 1999

Seguin M, Lesage A, Kiely MC: Parental bereavement after suicide and accident: a comparative study. Suicide Life Threat Behav 25:489–498, 1995

Silverman E: Bereavement from suicide as compared to other forms of bereavement. Omega: Journal of Death and Dying 30:41–51, 1994–1995

Stroebe M, Stroebe W, Schut H, et al: Does disclosure of emotions facilitate recovery from bereavement: evidence from two prospective studies. J Consult Clin Psychol 70:169–178, 2002

Strosahl K: Building integrated primary care behavioral health delivery systems that work: a compass and a horizon, in Behavioral Health in Primary Care: A Guide for Clinical Integration. Edited by Cummings N, Johnson JJ. Madison, CT, Psychosocial Press, 1997, pp 37–58

Wagner KG, Calhoun LG: Perceptions of social support by suicide survivors and their social networks. School Psychology International 12(1–2):17–23, 1991–1992

Williams JMG: Mindfulness-based cognitive therapy for depression: a new approach to preventing relapse. Workshop presentation at the ACT, RFT & the New Behavioral Psychology First World Conference, Linkoping, Sweden, August 13–17, 2003

推薦図書

Grad OT: Suicide of a patient: gender differences in bereavement reactions of therapists. Suicide Life Threat Behav 27:379–386, 1997

Robinson P: Behavioral health services in primary care: a new perspective for treating depression. Clin Psychol 5:77–93, 1998

Robinson P: Treating depression in primary care, in Innovations in Clinical Practice: A Source Book, 1999 Edition. Edited by Vandecreek L, Jackson TL. Sarasota, FL, Professional Resource Press, 1999

Robinson P: Cost offset opportunities in primary care treatment of depression, in Integrated Behavioral Health Treatments. Edited by Hayes S, Fischer J, O'Donohoe W. Reno, NV, University of Reno, 2002, pp 145–165

Robinson P, Strosahl K: Improving outcomes for a primary care population: depression as an example, in Handbook of Psychological Assessment in Primary Care Settings. Edited by Maruis M. Hillsdale, NJ, Lawrence Erlbaum, 2000, pp 687–711

Strosahl K: Confessions of a behavior therapist in primary care: the odyssey and the ecstasy. Cogn Behav Pract 8:1–28, 1997

付　録

付録A　自殺に関する哲学（Philosophies About Suicide）

Ⅰ．自殺は間違っている
- □1．自殺は人間の生の尊厳に対する暴力である。
- □2．自殺は人間性に反する。
- □3．自殺は複雑で両価的な状況に対する過度に単純化された反応である。
- □4．自殺は国家に対する犯罪である。
- □5．自殺は将来の学習や成長を否定する取り返しのつかない行為である。
- □6．人間の生命を与えたり奪ったりできるのは神だけである。自殺は神に対する反逆である。
- □7．自殺は物事の自然の秩序に対する暴力である。
- □8．自殺は他殺と変わらない。
- □9．自殺は遺された人に悪影響を及ぼす。

Ⅱ．自殺は許される場合がある
- □　他の選択肢が耐えられないと考えられる場合，自殺は許される。重症で不治の身体的な疼痛があるといった場合が，その一例である。

Ⅲ．自殺は道徳的な問題でも，倫理的な問題でもない
- □1．自殺は他と同様に，研究の対象となる生命現象のひとつである。
- □2．自殺は道徳的に善でもなければ，悪でもない行為であり，理性の領域を超えて生じる。
- □3．すべての人間には自由意志があり，その意志に従って行動する権利があり，自殺は道徳的に中立的な行為である。

Ⅳ．自殺はある状況に対する肯定的な反応である
- □1．人生から快楽が得られなくなったら，人間には自ら命を絶つ権利がある。
- □2．個人には合理的かつ論理的な思考に基づいて決断を下す固有の権利がある。自殺する権利もこれに含まれる。
- □3．不名誉よりも死のほうが望ましいといった状況が人生にはあり得る。
- □4．法の執行を免れる方法として社会から要求される自殺もある。
- □5．人間の生命の価値を高めるといった崇高な目的のために実行されるならば，自殺は許されるべき行為である。

Ⅴ．自殺には本質的に肯定的な価値がある
- □1．人間は自己を肯定し，自ら決断を下さなければならない。自殺は自己の魂の確認であり，この行為を通じて自己実現を図るものである。したがって，いかなる者もこの決断に介入するのは道徳的に誤っている。
- □2．たとえば，切腹のように，名誉を失った場合に，自殺は面目を保つ方法である場合がある。
- □3．個人が望む意味のある死後の世界に入る方法を与えるものとして，自殺には肯定的な価値がある。
- □4．自殺は個人的かつ性的な死をもたらすひとつの方法である。
- □5．すでにこの世にはいない大切な祖先や愛する者にただちに再会できる方法であるので，自殺には肯定的な価値がある。

付録B 自殺行動の結果アンケート
(Consequences of Suicidal Behavior Questionnaire)

問題を抱えた人が自殺を図る時があります。理由が何であれ,あなたが自殺を図ったものの,その結果,死ぬことはなかったと仮定して,起きると思われるすべてのことを下線を引いた部分に書いてください。あなたが挙げたそれぞれの項目について,その結果を良いと感じたか,悪いと感じたかに印☑をつけて,次に,その結果をどれくらい重要であると感じたかを示してください。少なくとも4つの結果について考えてみてください。しかし,それほど多くを思いつかなかったならば,空欄のままにしておいてください。全力を尽くしてください。

結果1:＿＿＿＿＿＿＿＿＿＿＿＿＿＿＿＿＿＿＿＿＿＿＿＿＿＿＿＿＿
　　　　　　　　　☐=悪い　☐=良い
　　まったく重要でない　☐1　☐2　☐3　☐4　☐5　非常に重要である

結果2:＿＿＿＿＿＿＿＿＿＿＿＿＿＿＿＿＿＿＿＿＿＿＿＿＿＿＿＿＿
　　　　　　　　　☐=悪い　☐=良い
　　まったく重要でない　☐1　☐2　☐3　☐4　☐5　非常に重要である

結果3:＿＿＿＿＿＿＿＿＿＿＿＿＿＿＿＿＿＿＿＿＿＿＿＿＿＿＿＿＿
　　　　　　　　　☐=悪い　☐=良い
　　まったく重要でない　☐1　☐2　☐3　☐4　☐5　非常に重要である

結果4:＿＿＿＿＿＿＿＿＿＿＿＿＿＿＿＿＿＿＿＿＿＿＿＿＿＿＿＿＿
　　　　　　　　　☐=悪い　☐=良い
　　まったく重要でない　☐1　☐2　☐3　☐4　☐5　非常に重要である

もしもあなたが自殺して，すなわち，自殺を図った結果，命を失ってしまったとしたら，その結果として何が起きるでしょうか？

●死後にあなた自身に起きること

結果1：_____
　　　　　　　　　□=悪い　□=良い
　　　まったく重要でない　□1　□2　□3　□4　□5　非常に重要である

結果2：_____
　　　　　　　　　□=悪い　□=良い
　　　まったく重要でない　□1　□2　□3　□4　□5　非常に重要である

●遺された人に起きること

結果1：_____
　　　　　　　　　□=悪い　□=良い
　　　まったく重要でない　□1　□2　□3　□4　□5　非常に重要である

結果2：_____
　　　　　　　　　□=悪い　□=良い
　　　まったく重要でない　□1　□2　□3　□4　□5　非常に重要である

もしもあなたが自殺するとしたら，そうする理由は何でしょうか？

理由1：_____

理由2：_____

理由3：_____

理由4：_____

他の人々が自殺を図ったものの，その結果として死ななかったとしたならば，あなたは彼らがどうしてそのようなことをすると考えますか？

理由1：_____

理由2：_____

理由3：_____

理由4：_____

他の人々が自殺したら，あなたは彼らがどうしてそのようなことをすると考えるでしょうか？

理由1：_____

理由2：_____

理由3：_____

理由4：_____

付録C　生きる理由調査票（Reasons for Living Inventory）

生き延びることと対処に関する確信
- ☐ 1．私は自分のことを大切に思うので生きている。
- ☐ 2．私は自分の抱えた問題に対して（自殺以外の）他の解決法を見つけることができると信じている。
- ☐ 3．私にはまだしなければならないことがたくさんある。
- ☐ 4．私には事態が好転し，将来はもっと幸せになるという希望がある。
- ☐ 5．私には人生に立ち向かう勇気がある。
- ☐ 6．私は人生のすべてを経験したいと思っているが，まだ経験していないことがたくさんある。
- ☐ 7．私はすべてのことがうまくいく方法があると信じている。
- ☐ 8．私は人生の目的，すなわち生きる意味が見つけられると信じている。
- ☐ 9．私は人生を大切に思っている。
- ☐ 10．私がどれほどみじめに感じていても，それがいつまでも続くわけではないことを承知している。
- ☐ 11．人生はあまりにも美しくて貴重なので，それを終わらせることはできない。
- ☐ 12．私は幸せで，自分の人生に満足している。
- ☐ 13．私は将来起きることに関心がある。
- ☐ 14．私は死に急ぐ理由が見当たらない。
- ☐ 15．私は自分の問題に適応して，対処することを学ぶことができると信じている。
- ☐ 16．私は自殺が何も達成しないし，何の解決にもならないと信じている。
- ☐ 17．私には生きる願望がある。
- ☐ 18．私は安定しているので，自殺はできない。
- ☐ 19．私には実行することを楽しみにしている計画がある。
- ☐ 20．事態があまりにもみじめで，絶望的であっても，死んでしまいたいとは考えていない。
- ☐ 21．私は死にたくない。
- ☐ 22．生命は私たちが持っているすべてであって，何もないよりもよほどましである。
- ☐ 23．私は自分の人生と運命を支配できると信じている。

家族に対する責任
- ☐ 1．（もしも私が自殺したら）私は家族をとても傷つけてしまうし，私は家族が苦しんでほしくない。
- ☐ 2．私が自殺した後，家族が自責的になってほしくない。
- ☐ 3．私は家族に私が自己中心的であったとか，臆病であったと思ってほしくない。

- [ ] 4．家族は私を頼りにしているし，私を必要としている。
- [ ] 5．私は家族を愛し，家族との仲を楽しんでいるので，家族を遺して死にたくない。
- [ ] 6．（もしも私が自殺したら）家族は私が家族を愛していなかったと思うだろう。
- [ ] 7．私には責任があり，家族に対して関わりを持っている。

子どもに関する心配
- [ ] 1．子どもに悪影響を及ぼすだろう。
- [ ] 2．他の人々に子どもの世話を託すのは無責任だ。
- [ ] 3．私は自分の子どもが成長するのを見とどけたい。

自殺に対する恐れ
- [ ] 1．私は自殺の実際の「行為」（痛み，血，暴力）が怖い。
- [ ] 2．私は臆病で，自殺する勇気がない。
- [ ] 3．私はあまりにも不器用なので，私の用いた手段で死ぬことができないだろう。
- [ ] 4．私は自殺の方法が失敗するのが怖い。
- [ ] 5．私は未知のことが怖い。
- [ ] 6．私は死が怖い。
- [ ] 7．私はいつ，どこで，どのようにして自殺するか決められない。

周囲の人々の反対に関する恐れ
- [ ] 1．他の人々は私が弱くて，利己的だと思うだろう。
- [ ] 2．私は他の人々に，私が自分自身の人生を支配できなかったと思われたくない。
- [ ] 3．私は他の人々が私のことをどう思うのか心配だ。

道徳的な反論
- [ ] 1．私の宗教的信念が自殺を禁じている。
- [ ] 2．私は神だけに命を絶つ力があると信じている。
- [ ] 3．私は自殺が道徳的に誤っていると信じている。
- [ ] 4．私は地獄に堕ちるのが怖い。

| 付録D | 自殺についての思考と態度に関するアンケート
(Suicidal Thinking and Behaviors Questionnaire) |

1. あなたがはじめて自殺について考えてから，自殺念慮の強さはどのように変化してきましたか？

　　　　　　　　□1　□2　□3　□4　□5
　　　　　　　　減った　　　同じ　　　増えた

2. あなたはこの24時間以内に自殺について考えたことがありますか？

　　　　　　　　□いいえ　□はい

3. あなたが自殺について考えたとき，そのように考えるようになったもっとも重要な問題は何でしょうか？

4. 診察室に来る前に，あなたが自殺を考えていることを誰かに伝えましたか？

　　　　　　　　□いいえ　□はい

5. これまでにあなたは何回自殺を図ったことがありますか？　すなわち，意図的に自分の体に傷をつけて，あなた自身，あるいは他の人が自殺未遂と考えたことがありますか？

　　　　　　　　_____ 回

6. 自殺によって，あなたの問題は解決しますか？

　　　　　□1　　□2　　□3　　□4　　□5
　　　　確実に「いいえ」　　　　　　　確実に「はい」

7. 何人の人があなたのことを愛し，大切にしていますか？

　　　　　　　　_____ 人

8. あなたのことを愛し，大切にしている人のうち，何人の人があなたを助けることができますか？

　　　　　　　　_____ 人

9. あなたは自殺した人や，自殺未遂に及んだ人を個人的に知っていますか？

　　　　　　　　□いいえ　□はい

付録E 医療過誤に対する管理評価 (Malpractice Management Assessment)

第2章(「臨床家の感情,価値観,法的問題,倫理」)を再読したうえで,あなた自身の治療,診療録などの記録,所属機関の方針などが,ここで提言されている戦略とどのように異なるか,点数をつけてください。

提 言	提言に沿っている程度 1=まったく守っていない 2=いくらか守っている 3=完全に守っている	提言を遵守する程度を改善するために取るべき行動
診療録に,特定の自殺の危険の評価に関するデータ,その評価,臨床的決断について記載する。		
治療,他の選択肢,それに伴う利益と危険について,患者および(必要ならば)家族から完全なインフォームド・コンセントを得る。		
自殺の危険の高い患者に対して,受診のたびに自殺の危険を再評価し,もしも治療計画に変更があれば,それらを診療録に記録する。		
同僚からの再検討やコンサルテーションから得た知見や提言を記録する。		
評価,治療法,自分が用いることにした状況(外来か入院か)について根拠となるエヴィデンスを簡潔に記録する。		
自殺の危険の管理の証拠として一律に定められた自殺予防戦略に関する記載は減らす。		
自殺行動に対する所属機関の方針に基づいて強制された内容についての記載を減らす。治療者の臨床的判断を強調する。		

索引

欧語

3つの苦痛　78
3つの状態　275,342
ACT　379,380
　——モデル　370
AIMモデル　308
CAGE　310
DSM-IV-TR　9
FDA　16,297,349
HIV（ヒト免疫不全ウィルス）感染　16
O・J・シンプソン　45
　——裁判　40
PTSD（心的外傷後ストレス障害）　354
SSRI　294,295,296,349

日本語

◆ あ 行 ◆

愛情に乏しい親　184
アカシジア　297,298
アキネジア　298
悪循環　75
アフリカ系アメリカ人　11
アメリカ自殺予防学会　368
アメリカ先住民　11
あるがままの自分　193
アルコール　48,73,111,146,230,293,307,346
　——依存症　1,16,172,180
　——乱用　377
安全面での怠り　50
怒り　91
生きる理由調査票　31,35,104,337,343
医原性　263,290
　——の副作用　296
慰謝料　41
異性愛　12
遺族　59
依存　155
　——行動　73
一卵性双生児　15
一般医　331,333
一般医療　331
一般的社会スキル　150
一方的な恋心の破綻　321
遺伝　15
　——的要因　15
医療過誤　46
　——訴訟　21,36,41,42,50
　——賠償保険　37,42
医療従事者　27
医療制度改革　259
医療モデル　331
飲酒　109

──して受診してくる患者　312
陰性の逆転移　152
インフォームド・コンセント　54, 64
ヴェンラファキシン　297
うつ病　1, 2, 4, 9, 10, 11, 16, 38, 48, 54, 69, 82, 91, 144, 166, 178, 230, 314, 326, 332, 335, 337, 349, 354, 362, 363, 377
エイズ（後天性免疫不全症候群）　16
エヴィデンス　56, 60, 105
エピクロス　29
援助源　242
主な責任者　217
オランザピン　299

◆ か 行 ◆

快感消失　54, 364
開示　43, 45
外傷的喪失　363
回避　72, 79, 98, 178, 181
　──行動　146
外来　117
　──患者　117
外来治療　48, 277
　──の基本原則　119
快楽　29
乖離　252
解離状態　166
カウンセリング　228
科学者の態度　139
過覚醒症状　363
学習　73
　──モデル　6
過失　39
　──行為　46

　──死　47
過食　109
家族カウンセラー　51
家族の葛藤　79
家族の評価　321
家族力動　321
家族療法　321
価値観　28, 30, 63, 182, 189
学校での問題　320
葛藤解決スキル　150, 188
葛藤の回避　110
家庭内暴力　172
過度の依存　110
カトリック　12
要（かなめ）の概念　251
過量服薬　10, 22, 27, 168, 170, 194, 209, 215, 290, 349
　──治療センター　170
過量服用　294
カルバマゼピン　299
環境　12, 88, 105
患者健康質問紙9症状チェックリスト　363
患者の自殺　58
陥穽　22, 26, 34, 117, 140, 151, 333
関与　188
管理治療　259
記憶の欠損　367
危機安定化外来プログラム　284
危機カード　213, 241, 242, 346
危機介入　85, 225, 248
危機管理　55, 225
　──計画　311, 346
　──戦略　58
危機対応居住施設　283

索引　405

危険因子　85
既遂自殺　3, 5, 24
季節変動　12
規則支配的行動　175, 184, 189
規則支配的反応　171, 174, 176, 178
規則的な服薬　290
規則のもたらす代償　181
機能不全に陥っている家族　321
気分安定薬　299
気分障害　271
気分変調症　361, 362
虐待　180, 184
救急センター　280
救急部の医療者　214
救済幻想　124
急性期治療モデル　331
急性の薬物乱用　280
強化　73, 74, 173, 220, 228, 245, 264
境界性パーソナリティ傾向　191
境界性パーソナリティ障害　8, 166, 210, 218, 300
共感的態度　130
偽陽性　88
強制的治療　261
強制入院　39, 61
強度　340
強迫性障害　354
恐怖感　376
協力的な治療関係　182
拒絶される恐怖　109
記録　53, 54, 55, 56, 59
　　不完全な――　54
緊急事態への対処　225
緊急の自殺の危険　86, 260
緊張緩和戦略　188

薬を評価するための3つのA　303
苦痛に満ちた感情　127, 145, 344
　　――への耐性　120
苦痛の耐性　82
苦悩耐性スキル　148
苦悩に対する耐性　143
苦悩に満ちた感情　336
　　――への耐性　336
苦悩の尺度　147
グリーフカウンセリング　59
クロザピン　16, 270, 299, 300, 317
契機　112
刑事訴訟　37
刑務所　261
ケースマネジメント　165, 184, 193, 214, 215, 218, 220, 225, 226, 248, 249, 281
　　――計画　253
　　効率的な――　251
ケースマネジャー　212, 226
　　有能な――　252
結果論　60
結婚状態　12
解毒病棟　315
幻覚　166
健康状態　338
原告　43, 44
検死官　4, 9, 311
拳銃　38
　　――による自殺未遂　27
権利擁護者　212
故意の違法行為　46
抗うつ薬　9, 11, 54, 294
甲状腺機能不全　280
抗精神病薬　11, 297
　　――の副作用　318

肯定的な感情状態　131
肯定的な行動計画　276
肯定的な行動実施計画　232
肯定的な将来　156
広汎性　170
　　──の非機能的反応　171
抗不安薬　292, 350
合理化　367
合理的疑いの余地なく　45
高齢者　11, 325
　　──の自殺　324
　　──の自殺率　3
コーディネーター　212
コカイン　307
個人療法セッション　148
子どもの自殺　319
雇用　12
孤立　109
コンサルテーション　48, 56
今週の危機症候群　112, 212

◆ さ 行 ◆

罪悪感　375
再受診　160
再状況化　144, 145
最善の治療戦略　63
再発予防　157
　　──計画　160
再評価　55
サバイバー　353, 354, 358
　　──デー　369
　　──に対する集団療法　382
サポート　110, 124, 191
　　──サービス　368
　　──ネットワーク　277

三環系抗うつ薬　9, 294, 295
資格認定機構　42
事故　280
　　──死　355, 371
思考障害　229
思考のスタイル　106
自己観察　120
　　──スキル　182
自己強化　111
　　──戦略　111
自己決定権　6, 263
自己主導行動変化スキル　275
自己制御スキル　111
自己増殖　178
自己破壊行動　5, 191
　　非致死性──　24
自己破壊の衝動　74
自己否定性　171
自己否定的行動　177
自己非難的思考　166
自己評価　82
自己モニター　102, 103, 132, 136, 137
　　──日記　182
　　──法　100, 131
自殺企図　340
自殺行動　1, 3, 73, 109, 332
　　──対処プロトコル　237
　　──の基本モデル　69
　　──の結果アンケート　31, 32, 64
　　──の多次元モデル　70
　　──の評価　53
　　──の予測　86
　　──を繰り返す患者　165
　　非致死性──　319
自殺に関する哲学　31, 64

索引 407

自殺についての思考と態度に関するアンケート
　　64, 104, 124
自殺念慮　2, 3, 4, 5, 24, 91, 100, 332, 340
自殺の意図　100, 168
自殺の危機に伴う3種の状態　118
自殺の危険　13, 47, 298, 311
　　――因子　8, 87, 89, 231
　　――の再評価　49
自殺未遂　3, 4, 5, 22, 24, 34, 168, 280
　　――歴　87, 218
自殺予防計画　159
自殺率　3
自殺しないという契約　38, 39, 66, 234,
　　276
支持　276
思春期　11, 65, 320
　　――患者　296
自傷　73
　　――行為　319
自助戦略　244
自制心の喪失　376
自責感　40, 376
自然回復　217
持続期間　90, 340
持続性　170
自尊感情　150
失業　79, 226
　　――率　12
実行可能な短期計画　232
実効性　62, 185
失敗　184
質問　43, 65
自転車に乗るという比喩　381
自動車事故　4
自発性　187

嗜癖　180
　　――障害　311
死別　12
社会的サポートシステム　110
社会的スキル　149, 188
シャベルと穴の比喩　375
周囲からのサポート　14
宗教　12
重症度　90
手段としての機能　77
受動的な対処法　72
受動的な問題解決スタイル　70
守秘義務　61
受容　134, 144, 186, 188
　　――スキル　275
受容・関与療法　370
召喚状　42
消去　216
状況特異性　135
証言録取書　44, 60
証拠の優越　45
症状チェックリスト-90　383
情動受容スキル　118
小児　65
　　――患者　297
　　――期のトラウマ　172
　　――用症状チェックリスト　385
承認　127, 130, 191, 342, 344
情報処理過程の欠陥　356
情報の共有　49
初期危険警戒システム　157
初期段階でのサイン　157
食欲不振　54
初診　124
心気症　354

神経伝達物質　15
人口統計学　11
真実が明らかになる瞬間　202
人種　12
身体疾患　12,16
身体症状　363
心的外傷的ライフイベント質問紙　366
心理教育　149
心理的視野狭窄　106,122,144
診療録　55
　　──の内容　59
心理療法　85,291
　　──家　304
錐体外路症状　298
スキル　106
　　──訓練グループ　148
　　──に焦点を当てた治療モデル　211
　　──の不足　173
スクリーニング　10,335,338
ストーリー　184,189,371,373
　　新たな──　377
ストレス　14
　　人生の──　111
ストレッサー　80
生化学　15
生活史　88
生活の質　29
制御　73,79
生殺与奪権　28
精神医学的診断　8
精神科医　38,51
　　──の治療　11
精神科医療従事者　27
精神科入院　248
　　──病棟　220

精神科病棟　261
精神疾患　172,270,271,280
精神障害　15,69,82,95,332,337,348
精神病症状　229
精神病性うつ病　271
精神保健の専門家　61
精神保健法　260
生命の尊厳　28
世界観　179
セカンド・オピニオン　56
積極性尺度　147
摂食障害　73,146
絶望感　13,94,127,130,142,143,169,
　　336,337
セルトラリン　349
セロトニン　15
前景に出ている情報　92
全国若者危険調査　319
選択的セロトニン再取り込み阻害薬
　　294
専門家証人　37,43,44
専門分野における最近の進歩　66
増強　174
双極性障害　16,300
操作　121,191
喪失体験　12,356,365
ソーシャルワーカー　51
訴訟　266
損失額　42

◆　た　行　◆

退院　277,278
対極との和解　120
代償　182
対処の信念　94

対人関係　2, 22, 105
　　──効率化　149
　　──スキル　134, 275
　　──の破綻　184
対人的スキル　149
対人不安　109
大麻　307
多剤併用　291
　　──療法　300
短期間の避難所　271
短期的(な)結果　75, 108, 139
短期入院　282
炭酸リチウム　16, 299, 300
地域のグループ　59
地域の資源　243, 346
チーム・ミーティング　56
チオリダジン　301
致死性　170, 294
致死量　295
注意義務違反　41
懲戒処分　79
長期的(な)結果　13, 75, 108, 139, 180
治療　1, 85, 98
　　──者　226
　　──者の感情的反応　22
　　──的枠組み　182
　　──に焦点を当てた評価　96
　　──の質　67
　　──の終結期　155
　　──の初期段階　132
　　──の中期段階　143
治療計画　39, 55, 56, 64
　　統合的な──　57
賃金　41
追加のセッション　239

抵抗　121, 175, 191, 205
　　──性　170
テキサス薬物療法アルゴリズム・プロジェクト
　　　291, 317
適切な自己主張　150
　　──スキル　149, 188
手首自傷　22
哲学　28
徹底した初期評価　53
デューク健康プロフィール　365
転居　320
電話　142, 230, 239, 241, 348
動機づけ　192
統合　304
統合失調症　4, 9, 11, 16, 69, 271, 314, 316
統合的治療モデル　279
同性愛　12
道徳　30
　　──観　63
糖尿病　280
　　II型(インスリン非依存型)──　299
頭部外傷　280
ドーパミン　297
トラウマ　356
　　──的体験　366
　　──の記憶　166
トラゾドン　38

◆　な　行　◆

二者択一的　77
　　──(な)思考　12, 120
　　──な価値判断　106
　　──な判断　150
　　──な倫理的立場　61
入院　22, 218, 238, 259, 261, 270

――治療　48, 277
――の効果　262
二卵性双生児　15
人間関係の喪失　320
認知行動療法　139
認知療法　143
ネグレクト　180

◆　は　行　◆

パーソナリティ　12, 88, 105, 106
――障害　9, 16, 165, 314
配偶者の死　226
背景の情報　91
賠償金　41
陪審　45, 50
――員　37, 41, 44
ハイリスク群　8
ハイリスクの特徴　87
白人　12
バスの乗客の比喩　379
パニック障害　9, 69
パラ自殺　167, 168, 170, 211
バルビツール　293
バルプロ酸　299, 300
ハロー効果　141
パロキセチン　297, 349
ハロペリドール　300
半構造化フォーマット　383
判事　37, 45
反社会性パーソナリティ障害　8
被暗示性　65
引き金となる状況　136
引きこもり　166
非機能的（な）家族　151, 323
非機能的環境モデル　173

非機能的な家族的背景　180
非機能的な家庭　191
非機能的な問題解決戦略　356
被告　43, 44
否定的（な）感情　127, 166
――への耐性　108
――状態　131
非適応的対処反応　166
ヒポクラテス　62
評価　1, 85, 98, 106, 124
不正確な――　47
表現としての機能　77
病死　355, 371
標準的治療　44, 50, 51, 52, 56
病的課程　6
病棟の構造　265
頻度　90, 340
不安　91, 293, 362
――感　166
――障害　11, 314, 354, 363
――焦燥感　292
ブースターセッション　158
夫婦カウンセラー　51
副作用　291, 301
服従　110
不測の事態　181, 189
物質依存治療施設　307
物質乱用　9, 306
――障害　271
――治療病棟　314
不法行為　46
不眠　54, 293
プライマリケア医　331, 334, 385
フラッシュバック　91, 185
フルオキセチン　349

索引　411

フロイト　189
プロテスタント　12
プロトコル　204
プロプラノロール　300
米国食品医薬品局（FDA）　16, 297, 349
別居　12, 79, 112
ベック自殺念慮評価尺度　104
ベック絶望感尺度　89, 104
変化　178
偏見　134
弁護士　37, 41, 45
ベンズトロピン　300
ベンゾジアゼピン　292, 350
包括的距離設定　144, 147
法廷外の和解　42
保険会社　42
保証　124
ポストベンション　354, 368

◆ ま 行 ◆

マインドフルネス　153, 174
　──スキル　275
前向きな行動計画　344
末期疾患　226
慢性呼吸器疾患　325
慢性疾患の管理　331
慢性的危機　212
慢性的な低レベルの自殺念慮　152
慢性疼痛　145
慢性の身体疾患　326
慢性の精神疾患　317
未婚　12
未遂・既遂比　11
見捨てられ　161, 180
民事　37

　──訴訟　37, 40
免許授与機構　42
妄想　166
　──様観念　354
目標設定　156
モノアミン酸化酵素阻害薬　294
問題解決　76, 98, 118, 120, 128, 148, 156, 211, 231
　──行動　33, 124, 139, 140
　──手段　13
　──スキル　188, 275
　──戦略　74, 142, 228
　──能力　12, 148
　──の枠組み　128
　──法　79
　──療法　311

◆ や 行 ◆

薬物　48, 73, 111, 230, 346
　──の使用　109, 146
　──乱用　172, 332
　──療法　85, 95, 228, 270, 290, 291, 305, 348
山道の比喩　381
ユダヤ教　12
抑圧　178
抑うつ感　13, 169
予測　7
　──法　8
予防　86, 331
　──に焦点を当てた評価　95
　──モデル　6

◆ ら 行 ◆

乱用　292

離婚　12, 27, 112, 226
理想化　367
離脱症状　293, 314
リハビリテーション　307
略式判決　43, 45
両価性　27, 276, 343, 344
両性愛　12
臨床家　212
　　──の価値観　21
臨床心理士　51
臨床的決断　53
倫理　62
　　──ガイドライン　62
　　──上のジレンマ　66
　　──的基準　61
レッテル　121
劣等感　109
ロールプレイ　137, 151
ロラゼパム　300

◆　わ　行　◆

和解　42
　　──の過程　122
若者の自殺　319

訳者あとがき

　本書は John A. Chiles, Kirk D. Strosahl 著「Clinical Manual for Assessment and Treatment of Suicidal Patients」(American Psychiatric Publishing, Inc., 2005 年) の全訳である。

　臨床の場面で日々，自殺の危険の高い患者の治療にあたっている精神科医療従事者を主な対象としてまとめられた本である。この種の患者に対する有効な評価や治療の戦略を示すとともに，自殺ついての治療者自身の態度や哲学を検証する枠組みも提示されている。これを検証することは自殺予防というきわめて難しいが，やりがいのある課題を達成するうえで必要不可欠である。

　なお，このような患者の多くがかならずしも精神科治療を受けているわけではなく，しばしば精神科以外の科に受診しているというのも現状である。そこで，精神医学を専門としない，プライマリケア医が患者の自殺の危険にどのように対処すべきかという点についても詳しく解説されている。

　さて，治療中の患者が自ら命を絶つと，医療過誤の訴訟が起こされる恐れがあることは米国の現実である。訴訟の心理や裁判の構造についても本書では解説されている。訴訟社会の現状を反映していて興味深いばかりでなく，この点について注意を払うことは治療技能の改善にもつながるので，わが国の臨床家も学ぶべき教訓が多いだろう。

　さらに，自殺予防に全力を尽くすことは当然であるのだが，不幸にして自殺が起きてしまうという事態も残念ながら起こり得る。そこで，自殺が生じた後に遺された人々に対するケアもけっして避けて通ることのできない問題である。

部分的には，自殺の危険の高い人自身，そのような人を支えている家族や友人，自殺が起きた後の対策を立てなければならない人にとっても大いに参考になるだろうが，この本の対象はあくまでも，現実に治療にあたっている人である。

さて，本書で取り上げられたいくつかの興味深い点について取り上げてみよう。

自殺を予測し，予防することは可能か？

昨今の自殺予防「ブーム」の中で，精神科治療を受けさえすれば，あるいは，精神科病院に入院しさえすれば，すべての自殺が予防できるといった過度の期待が広まっていることは事実であり，それが精神科医療従事者へのプレッシャーになっている。しかし，事はそれほど単純ではない。

これまでの数多くの研究から一連の自殺の危険因子が指摘されてきた。たとえば，①自殺未遂歴，②精神障害の既往（とくに複数の精神障害に同時に罹患），③周囲からのサポートの不足，④事故傾性，⑤男性の高齢者，⑥被虐待体験，⑦自殺の家族歴，などがある。こういった因子を多く満たす人ほど，潜在的に自殺の危険が高いと判断される。

さて，このような危険因子を用いて，現実に自殺が起きるか否かを予測できるかというと，数年といった比較的長期間のフォローアップを行えば，統計学的に有意に危険群を同定できるのだが，あくまでもそれは「群」としてであって，「個」としての患者の自殺の危険性を同定することはきわめて難しい。ところが，臨床の場で治療者が求めているのは，遠い将来に自殺が生じる危険ではなく，ある特定の患者に48時間以内といった近い将来に自殺が起きる現実的な危険性である。しかし，残念なことに，従来の研究の知見からは，こういった現実の場面で治療者が

求めている予測はきわめて困難であるというのが現状である。

確実な予測ができないのに，それに基づいて自殺予防を試みようとするところに，従来の自殺の危険の高い患者に対する治療や予防対策の不備があると著者らは述べている。

自殺予防モデルと学習モデル

自殺行動が多要因からなる複雑な現象であることについて異論はないだろう。ただし，自殺行動を一概に否定的なものとしてとらえ，予防だけに焦点を当てる従来の予防モデルに著者らは異を唱える。自殺行動を禁止する治療者がいるが，単に禁止して自殺行動が消え去るほど単純ではない。むしろ，自殺行動とは，たとえ適応力の低い方法であったとしても，患者が必死になって編み出した問題解決行動ととらえ，介入のための絶好の機会とすべきであるというのだ。自殺行動を強化している要因を分析し，介入が自殺行動を不注意にも強化しないように配慮する。そして，その人に欠けている各種のスキルを増やしていくことに重点を置き，自殺行動以外の他の適応的な解決行動を編み出すように働きかけることこそが重要である。

自殺行動とは，命を絶つことが目的というよりは，人生の問題を必死で解決しようとした結果として生じているというのが，著者らの主張である。したがって，自殺の危険に対する治療は，予防モデルというよりも，むしろ学習モデルに基づくアプローチを原則とすべきだという。

予防モデルでは次の3つの主要な戦略に基づいている。①病的状態を強調する。すなわち，自殺の危険の高い人とは精神医学的に病的な状態（多くはうつ病）にあるとの前提に立つ。②否定的な行動に対して最大の反応を示す。自殺の危険が増してくると，治療者は患者の弱点や非適応行動に多くの焦点を当てるようになる。③個々の患者の自己決定権を

弱めるという方法で自殺の危険を克服しようとすることが多い。制限がもっとも厳しい場合には，患者の意志に反した強制入院という形がとられる。

　対照的に，学習モデルに基づくアプローチでは，自殺行動が予測できて，それを制御することが可能だとする前提をそれほど強調しない。このモデルでは，自殺行動で解決しようとしている問題と，臨床診断の双方に焦点を当てていく。病的状況を詳しく把握し，診断を下し，治療するのはもちろん重要であるのだが，患者の固有の能力を強化することに対しても同様に焦点を当てる。自殺行動に正面から向き合い，それを修正していくという肯定的な行動を強化するように治療者は患者に働きかけていき，人生における問題に取り組む新たな対処法を探っていく。人生で生じたさまざまな難題に対処していくうえで，自殺の危険の高い人というのは，自分なりに全力を尽くしているのだととらえる。したがって，患者を一方的に判断したり，批判したりするのではなく，患者の悩みや苦闘を理解するとともに，山積する問題に対処するために（自殺行動以外の）より効果的な方法を探っていく。

　このように，自殺行動を患者が必死になって選び出した問題解決の手段のひとつとしてとらえることが有用であるというのだ。自殺行動はしばしば精神障害と関連しているものの，単に精神障害だけに焦点を当てても，自殺の危険を減らすことはできない。そこで，医療従事者は，自殺の危険の高い患者の評価と，その治療を実施するという点を統合していく必要がある。

　なお，米国では（そして，おそらくわが国においても）自殺の危険を察知すると，治療者はすぐに患者を入院させることを考えるが，入院治療が長期的に自殺率を減らしたというエヴィデンスはない。自殺の危険に対処するためには，外来治療，入院治療，地域におけるサポートシステムなどを連携させた一貫したケースマネジメントが必要となる。

残念ながら，このような包括的な戦略が十分に検討されることは現状ではほとんどない。長期的な治療戦略に基づいていなければ，安易な入院の決定が，患者に悪影響を及ぼす可能性すらある。患者にとって適切な治療を保証するというよりは，治療者の不安を和らげようとするあまりに，臨床的決断がしばしば下されている。治療者が不安になってしまい，自殺の危険に適切に対処できないために，患者を入院させることで，問題が片づいたとしてしまいかねない。その結果，単に問題を他の所に移しただけだとか，患者が病院に打ち捨てられたとか病棟のスタッフが感じるようなこともあり，スタッフの怒りが患者に対してぶつけられることにすらなりかねない。

　治療者が患者に対する自らの不安感を和らげるためには，適切なコンサルテーションを求め，患者の最大の利益を目指した治療戦略をとるべきである。治療は治療者の不安を和らげる手段ではない。その目標は，臨床的に効果のあがる戦略を用いることによって，患者の問題解決に助力することである。

治療者の価値観，道徳観，倫理観

　自殺の危険の高い患者を治療していくには，患者に対してばかりでなく，むしろ治療者自身の反応にも注意を払わなければならない。陰性の逆転移を十分に理解していないと，治療者のわずかな言動が，患者の最期の行動を引き起こす契機となってしまいかねないという危険な側面についてこれまでにもしばしば指摘されてきた。自殺の危険の高い患者を治療していくうえで，まず意識しておかなければならないのは治療者自身であると言っても過言ではない。

　本書では，この難しい臨床的課題を正面から取り上げている。自殺に対する治療者自身の感情的反応，道徳的あるいは宗教的反応，個人的な

価値観を認識しておかないと，一貫した態度で患者を治療することができない。そこで，自分自身の自殺についての考え方を検討するために，「自殺に関する哲学」「自殺行動の結果アンケート」「自殺についての思考と態度に関するアンケート」といった練習を用いて，治療者が臨床で遭遇する陥穽について認識しておくことを著者らは強く勧めている。

米国では自殺に関連して厳しい法や倫理規定が存在する。しかし，法や倫理規定を遵守するのは当然であるのだが，それが保護しているものが何かを問わなければならないとも著者らは指摘している。保護すべきなのは患者であって，しばしば法や倫理が守ろうとしているのが治療者，所属機関，社会の利益であるのも現状であるが，それでは本末転倒であることを認識しておく必要がある。

治療者は常に「患者の最大の利益のために治療を進めているだろうか？」と自問自答しなければならない。患者の最大の利益のためではなく，治療者の抱える怒りや失望感，バーンアウト，訴訟を起こされる恐れから，臨床的判断が下されているといったことがないか常に注意を払っておくのは，自殺予防の大前提であるというのだ。

まとめにかえて

わが国では1998年以来，年間自殺者3万人台という緊急事態が続いている。これがどれほど深刻な数であるかは，交通事故死者数と比べてみると明らかである。自殺者数は，交通事故死者数の5倍以上にのぼる（2007年）。

自殺はさらに大きな影響をもたらす。自殺未遂者数は，既遂者数に比べて少なく見積もっても10倍は存在すると推定されている（40倍という推定すらある）。そして，強い絆のあった人が自殺したために，遺された多くの人々も深い心の傷を負う。

このような社会的背景から2006年にはわが国でも自殺対策基本法が成立し，自殺予防は社会全体で取り組むべき問題とされている。そして，自殺予防に関して，精神科医療従事者や医療従事者一般が重要な役割を果たすことがますます期待されている。しかし，医療の現場にいる人々は，自殺の危険の高い患者に対するケアがいかに難しい課題であるかということも承知している。医療従事者がその能力と限界を理解したうえで，患者の最大の福祉のために何ができるかを考える貴重な視点を本書が与えてくれるはずである。

　最後に，本書を翻訳出版する企画を提案してくださり，編集の際にも多大なご尽力をいただいた星和書店編集部の桜岡さおり氏に深謝申し上げる。

2008年8月
高橋祥友

著　者

ジョン・A・チャイルズ（John A. Chiles, M.D.）
精神科医。ワシントン大学医学部精神医学・行動科学臨床教授。ワシントン州ポートタウンゼント，健全な精神医学コンサルティンググループ。

カーク・D・ストローサル（Kirk D. Strosahl, Ph.D.）
臨床心理士。ワシントン州モクシー，マウンテンビューコンサルティンググループ。

寄稿者（第11章）
パトリシア・J・ロビンソン（Patricia J. Robinson, Ph.D.）
ワシントン州トペニッシュ，トペニッシュヤキマバレー農業従事者クリニック，行動科学コンサルタント，家族療法家。

訳 者

高橋祥友（たかはし よしとも）

1953年，東京生まれ。1979年，金沢大学医学部卒。医学博士，精神科医。1987～1988年度，フルブライト研究員（UCLA）。2002年より防衛医科大学校防衛医学研究センター行動科学研究部門教授。著書に『群発自殺』（中公新書），『（新訂増補）自殺の危険―臨床的評価と危機介入』『青少年のための自殺予防マニュアル』（金剛出版），『医療者が知っておきたい自殺のリスクマネジメント』（医学書院），『自殺のサインを読みとる』『自殺未遂』（講談社），『自殺予防』（岩波新書）など。

自殺予防臨床マニュアル

2008年9月27日　初版第1刷発行

著　者　ジョン・A・チャイルズ，カーク・D・ストローサル
訳　者　高橋祥友
発行者　石澤雄司
発行所　㈱星　和　書　店
　　　　〒168-0074　東京都杉並区上高井戸1-2-5
　　　　電話　03(3329)0031（営業部）／(3329)0033（編集部）
　　　　FAX　03(5374)7186

英文版ⓒ 2005　American Psychiatric Publishing, Inc. All rights reserved.
日本語版ⓒ 2008　星和書店　　Printed in Japan　　ISBN978-4-7911-0680-6

[増補改訂 第2版]
いやな気分よ、さようなら
自分で学ぶ「抑うつ」克服法

D.D.バーンズ 著
野村総一郎 他訳

B6判
824p
3,680円

「うつ」を生かす
うつ病の認知療法

大野裕 著

B6判
280p
2,330円

不安からあなたを解放する 10の簡単な方法
―不安と悩みへのコーピング―

ボーン、ガラノ 著
野村総一郎、
林建郎 訳

四六判
248p
1,800円

心のつぶやきが あなたを変える
認知療法自習マニュアル

井上和臣 著

四六判
248p
1,900円

CD-ROMで学ぶ認知療法
Windows95・98&Macintosh対応

井上和臣 構成・監修　3,700円

発行：星和書店　http://www.seiwa-pb.co.jp　価格は本体(税別)です

認知療法入門
フリーマン氏による治療者向けの臨床的入門書

A.フリーマン 著
遊佐安一郎 監訳

A5判
296p
3,000円

認知行動療法を始める人のために

レドリー、マルクス、ハイムバーグ 著
井上和臣 監訳
黒澤麻美 訳

A5判
332p
3,300円

認知療法・認知行動療法カウンセリング初級ワークショップ

伊藤絵美 著

A5判
212p
2,400円

〈DVD〉認知療法・認知行動療法カウンセリング初級ワークショップ

伊藤絵美

DVD2枚組
5時間37分
12,000円

認知療法全技法ガイド
対話とツールによる臨床実践のために

ロバート・L・リーヒイ 著
伊藤絵美、佐藤美奈子 訳

A5判
616p
4,400円

発行：星和書店　http://www.seiwa-pb.co.jp　価格は本体（税別）です

マンガ お手軽躁うつ病講座 High & Low	たなかみる 著	四六判 208p 1,600円

マンガ 境界性人格障害& 躁うつ病 REMIX	たなかみる 著	四六判 196p 1,600円

マンガ リストカット症候群から 卒業したい人たちへ	たなかみる 著	四六判 192p 1,600円

こころの治療薬ハンドブック 第5版 向精神薬の錠剤のカラー写真が満載	山口、酒井、 宮本、吉尾 編	四六判 288p 2,600円

幸せをよぶ法則 楽観性のポジティブ心理学	S.C.セガストローム 著 島井哲志 監訳 荒井まゆみ 訳	四六判 416p 2,600円

発行：星和書店　http://www.seiwa-pb.co.jp　価格は本体（税別）です

	所属		年・月・日 ・ ・
	番号	氏名	

1 時代と文化を越えて『伊勢物語』

課題一 六歌仙とは何かを説明した上で、在原業平以外の、六歌仙歌人を挙げてみましょう。

課題二 次の「けり」「ける」「けれ」のうち、種類の異なるものを指摘し、どのように異なるか、文法的に説明してみましょう。
- 男あり**けり**
- 斎宮なり**ける**
- 人目し**けれ**ば

課題三 この章段の男と女は、なぜ十分な逢瀬を持つことができなかったのでしょうか。男の立場、女が「斎宮」であったこと、伊勢の「国の守」からの誘い、といった視点から、理由を考えて、まとめてみましょう。

SECTION 1 時代と文化を越えて『伊勢物語』

課題四

真名本『伊勢物語』七十一段、七十七段の冒頭はそれぞれ次のようになります。それをもとに、何と読む書であるか読んでみましょう。

- 昔、男、狩使能帰来計留爾、
- 昔、男、在京、伊勢乃斎宮乃、内裏大御使尓前参礼婆

課題五

『鶯々伝』と『伊勢物語』六十九段の共通点、相違点を指摘し、『伊勢物語』独自の工夫を考えてみましょう。

共通点

相違点

『伊勢物語』独自の工夫

番号　氏名　所属　年・月・日

SECTION 1

2 花と紅葉と和歌 『古今和歌集』

課題一 次の①〜⑤の和歌の掛詞を例にならって、指摘してみましょう。

例「花の色は移りにけりないたづらに我が身世にふるながめせしまに」
（「ふる」が「降る」と「古る（経る）」の掛詞 ）（「ながめ」が「長雨」と「眺め」の掛詞 ）

① 山里は冬ぞさびしさまさりける人目も草もかれぬと思へば （『古今和歌集』巻第六・冬歌・三一五 源宗于）
（　　　　　　　　　　　　　　　　　　　　　　　　　　　）

② 立ち別れいなばの山の峰に生ふるまつとし聞かば今帰り来む （『古今和歌集』巻第八・離別歌・三六五 在原行平）
（　　　　　　　　　　　　　）（　　　　　　　　　　　　　）

③ 篝火の影となる身のわびしきはながれて下に燃ゆるなりけり （『古今和歌集』巻第十一・恋歌一・五三〇 よみ人しらず）
（　　　　　　　　　　　　　　　　　　　　　　　　　　　）

④ 人知れぬ思ひを常にするがなる富士の山こそわが身なりけれ （『古今和歌集』巻第十一・恋歌一・五三四 よみ人しらず）
（　　　　　　　　　　　　　）（　　　　　　　　　　　　　）

⑤ わが袖にまだき時雨のふりぬるは君が心にあきや来ぬらむ （『古今和歌集』巻第十五・恋歌五・七六三 よみ人しらず）
（　　　　　　　　　　　　　　　　　　　　　　　　　　　）

課題二 次の①〜④の和歌の枕詞を例にならって、指摘してみましょう。

例「ちはやぶる神代も聞かず竜田川唐紅に水くくるとは」
（「ちはやぶる」が「神（代）」にかかる枕詞　　　　　　　）

① うつせみの世にも似たるか花桜咲くと見しまにかつ散りにけり （『古今和歌集』巻第二・春歌下・七三 よみ人しらず）
（　　　　　　　　　　　　　　　　　　　　　　　　　　　）

② ひさかたの光のどけき春の日に静心なく花の散るらむ （『古今和歌集』巻第二・春歌下・八四 紀友則）
（　　　　　　　　　　　　　　　　　　　　　　　　　　　）

③ 恋ひ死ねとするわざならしむばたまの夜はすがらに夢に見えつつ （『古今和歌集』巻第十一・恋歌一・五一六 よみ人しらず）
（　　　　　　　　　　　　　　　　　　　　　　　　　　　）

④ しのぶれど恋しき時はあしひきの山より月の出でてこそ来れ （『古今和歌集』巻第十三・恋歌三・六三三 紀貫之）
（　　　　　　　　　　　　　　　　　　　　　　　　　　　）

Section 1

2 『古今和歌集』

花ともみぢと和歌 花と紅葉と和歌

課題三

小野小町の和歌について、第二句「花の色は」と第三句「うつりにけりな」は上の句のどの句を修飾しているのか考えてみましょう。

課題四

在原業平が詠んだとされる「ちはやぶる」の和歌について、もともとの説かれていた和歌としてみましょう。『古今和歌集』詞書と『伊勢物語』の隣の人物と交換しての内容の違いと、どちらの説が良さそうとみなせるか、考えてみましょう。

課題五

業平の和歌の第五句「水くくるとは」に関して、川の水をへて絞り染めにしたという説があります。また、水の流れに紅葉が浮かんでいる様相を詠んだとする解釈もあります。どちらが良さそうか、考えてみましょう。

藤原良経（藤原定家と同時代人、一二〇〇年代の人）として「潜る」とする説は

秋風のたつ田の山のこのもより
流れて来きぬ紅葉の
川をへだつる
もしらぬ波

(藤原清輔『秋篠月清集』)

3 異本の世界をのぞく『狭衣物語』

課題一 例に従って、暦月の異称を答えましょう。

例 三月（ 弥生 ）

① 六月　（　　　　　）

② 九月　（　　　　　）

③ 十一月（　　　　　）

課題二 例に従って、傍線部分の終止形を答えてみましょう。

例 とどまら<u>ぬ</u>もの　（ ず ）

① 青み<u>渡れ</u>る　　　　　　　　（　　　　）

② 井出のわたりにや<u>と見え</u>たり　（　　　　）

③ ひとり見給ふも<u>あかね</u>ば　　　（　　　　）

課題三 例に従って、傍線部分の表現に関して、文法的に説明してみましょう。

例 半ば過ぎ<u>ぬ</u>（ 完了の助動詞「ぬ」の終止形 ）

① 侍童の、<u>ちひさき</u>して　　　　　（　　　　　　　　　）

② 一枝御覧ぜ<u>させ</u>てしがな　　　　（　　　　　　　　　）

③ おぼさ<u>るる</u>様ぞ　　　　　　　　（　　　　　　　　　）

④ けに知る人も<u>なかりける</u>　　　　（　　　　　　　　　）

3 『狭衣物語』
― 異本の世界をのぞく ―

課題四 「山吹の花」が「へなへなと色あせた」ようになるとき、主人公は「口惜し」と嘆くのはなぜか、物語の人間関係に注意して考えてみましょう。

課題五 原文の深川本と、参考資料1の内閣文庫本、参考資料2の旧東京教育大本を、それぞれ以下の点で比較してみましょう。

① 源氏の宮に仕える女房の名が一致するのはどの本文か、答えましょう。

② 狭衣から山吹の花が届けられたとき、源氏の宮がしたことは、どのようになっているか、本文から書き出してみましょう。

③ その他、三つの本文、それぞれに異なる点を複数指摘してみましょう。ただし、漢字、仮名の表記の違いは問わないことにします。

番号	所属		
氏名		年・月・日	・ ・

SECTION 1

4 「先帝身投」の叙述と諸本 『平家物語』

課題一 以下の文章から音便になっている部分を文節で指摘し、例にならって、その音便の種類（イ音便、ウ音便、撥音便、促音便）を答えましょう。また、『』の覚一本を、文の調子に注意しながら朗読してみましょう。

例　雲上の龍くだツて海底の魚となり給ふ。　（くだツて）……（促）音便

① 神璽をわきにはさみ、宝剣を腰にさし、主上をいだき奉ツて、「わが身は女なりとも、かたきの手にはかかるまじ。君の御供に参るなり。……」
　　　　　　　　　（　　　　　　）……（　　　）音便

② 「……見苦しからん物共、みな海へいれさせ給へ」とて、艫舳にはしりまはり、掃いたりのごうたり、塵拾ひ、手づから掃除せられけり。
　　　　　　　　　（　　　　　　）……（　　　）音便
　　　　　　　　　（　　　　　　）……（　　　）音便

③ 御ぐし黒うゆらゆらとして、御背中過ぎさせ給へり。
　　　　　　　　　（　　　　　　）……（　　　）音便

④ それも平家はろび、源氏の世つきなん後、大織冠の御末、執柄家の君達の、天下の将軍になり給ふべき歟」などと宣ひける。
　　　　　　　　　（　　　　　　）……（　　　）音便

⑤ 八幡大菩薩の、節刀を頼朝にたばうと仰せられけるは理なり。春日大明神の「その後はわが孫にもたび候へ」と仰せられけるこそ心えね。
　　　　　　　　　（　　　　　　）……（　　　）音便

課題二 次の下線部の敬語の種類について、尊敬・謙譲・丁寧のいずれかを答えましょう。

① いとけなき君にむかひ a 奉り、涙をおさへて b 申されけるは
　　　a（　　　　　）b（　　　　　）

② 伊勢大神宮に御暇申さ c せ d 給ひ、其後西にむかはせ給ひて、
　　　c（　　　　　）d（　　　　　）

③ 誰とは知り e 奉らねども、御ぐし熊手にかけてひきあげ奉る。
　　　e（　　　　　）

④ 伊豆の目代、和泉判官兼高を、やまが館で夜討ちにうち f 候ひぬ。
　　　f（　　　　　）

課題三 以下に挙げる人名のうち、『平家物語』が描く治承・寿永の内乱の折に存命だった人物をすべて選び、記号で答えましょう。

a 藤原（九条）兼実　b 菅原道真　c 西行　d 慈円　e 兼好　f 崇徳院　g 藤原定家　h 藤原道長

（　　　　　　　　　　　）

SECTION I

4 「先帝身投げ」の叙述と語本『平家物語』

課題四 以下の文章はいずれも『平家物語』に出てくる人物のものです。有名なエピソードを参考にして、自作の和歌の巻物が『千載和歌集』に載ることになり、俊成に面会を請うて自詠の和歌の師匠である藤原俊成に託し返し都に引き返すように記号で答えよ。

① みずから都落ちする際、途中から都へ引き返し、和歌の師匠である藤原俊成に自詠の和歌の巻物を託し、勅撰和歌集に入れてもらうよう依頼するのち『千載和歌集』に載ることになった人物。

② 元暦二年二月、讃岐の屋島において源義経率いる精鋭の軍勢を率いる源氏方が急襲した際、平家方が余興として海上に船を出し、扇を的に射よと挑発するところを、源氏方の若き武将が見事的を射抜いた時の射手。

③ 物怪の歌人としても名高い武将。近衛天皇御代、禁中に集まる「鵺」という怪鳥を急襲し的確に射落とした。夜な夜な怪鳥の鳴き声を聞き、天皇をおびえさせていた鵺退治を命じられた武将で、見事御所の上空に現れた鵺を射落とした。後、頼政は鏑矢を以て尾を射て獺の怪を打つ。

④ 平清盛の寵愛を受けた白拍子であったが、清盛の寵愛が新たに参上した「仏」という白拍子に移ったため、世の無常を悟り自ら出家し嵯峨の奥なる草庵に隠棲したところ、しばらくして仏もまた祇王の境遇に身をつまされ自ら出家し祇王のもとに参じ、ともに修行に励み往生した。

⑤ 一ノ谷合戦の折、落ち延びてゆく若武者をたまたま同じく合戦の場に居合わせた平家の助命を願い取り得たが、その若者が身分のある平家の若武者であり、同じ年齢の息子の思い出をかきたてるようなあまりの若年であったため、助命を願い取りたかったが、後陣の武将が見ていたため仕方なくその首を討ち取るとしたが、後に出家し法然門下で修行を重ねた。

課題五 安徳帝の人水を描く〔3〕における安徳帝の様子を中心にそれまでの本文と見比べ、具体的に（I〕と（2〕の相違点など、安徳帝の入水される時の描かれ方の特徴、二位尼が帝にどのような言動を取らせているか、そのような言動を取らせた尼の行動、安徳帝の様子を描くような理由を何と特定したかを述べよう。

a 那須与一　　　b 熊谷直実　　　c 平忠度　　　d 仏御前　　　e 源頼政

（　）（　）（　）（　）（　）

5 芭蕉の推敲の跡をたどる『おくのほそ道』

課題一 次の文章は俳諧の歴史について説明したものです。空欄に人名や語句を記入して文章を完成させてみましょう。

　和歌の長句（五・七・五）と短句（七・七）を複数の人々で交互に詠み連ねていく文芸を連歌と言う。古くは歌人同士の座興として行われたが、鎌倉時代になると会が催されるようになり、和歌的な情緒を重んじる有心連歌と、俗語を用いた滑稽味のある無心連歌とに分かれる。このうち後者が発展したのが俳諧である。応仁の乱後の明応四年（一四九五）①〔　　　　　　〕は準勅撰連歌集の『新撰菟玖波集』を編纂して連歌を和歌と同等の地位に引き上げるが、同集において排除された俳諧の連歌で、これはほぼ同時期に現存最古の撰集である『②〔　　　　　　〕』が成立。その後も京都山崎の③〔　　　　　　〕によって『犬筑波集』が編まれた。

　江戸時代になると、④〔　　　　　　〕が主導する貞門の一派が俳諧の全国的普及に貢献するが、和歌的な上品さを残したその俳風に抵抗し、言語遊戯に特化して奇抜さを求める西山宗因らの⑤〔　　　　　　〕の一派が登場。両派の俳諧を経験した芭蕉は、「さび」「しをり」「軽み」などの理念の下、簡素な表現の中に余情を織り込む⑥〔　　　　　　〕と呼ばれる俳風を確立し、俳諧に高い芸術性をもたらす。芭蕉没後、天明期（一七八一〜八九年）に⑦〔　　　　　　〕らによる芭蕉回帰の運動が起きるものの俳諧の卑俗化が進む。そうした中で、文化文政期（一八〇四〜三〇年）に生活実感に即した句で異彩を放ったのが⑧〔　　　　　　〕であった。

　連歌も俳諧も百句つらえる⑨〔　　　　　　〕の形式を基本とするが、芭蕉以降は三十六句つらえる⑩〔　　　　　　〕の形式が定着した。最初に詠まれる句を発句、二番目の句を⑪〔　　　　　　〕句、最後の句を⑫〔　　　　　　〕句と呼ぶが、特に発句は独立して鑑賞・詠まれることも多く、明治になって⑬〔　　　　　　〕はそうした発句の独立性を強調するため、「俳句」という新しい語を使い始めた。

課題二 本文中には中国盛唐の詩人杜甫の「春望」の詩の一部が引用されています。

① 参考資料Iの書き下し文を参考にしながら、次の白文に返り点を付してみましょう。

国　破　山　河　在
城　春　草　木　深
感　時　花　濺　涙
恨　別　鳥　驚　心
烽　火　連　三　月
家　書　抵　万　金
白　頭　掻　更　短
渾　欲　不　勝　簪

② 「春望」の元の詩句と芭蕉の引用の相違点を指摘しましょう。

（　　　　　　　　　　　　　　　　　　　　　）

5 芭蕉の推敲の跡をたどる『おくのほそ道』

所属　　　　　　　　　　　氏名　　　　　　　　　　　年・月・日　　・　・

番号

課題三

本文と参考資料2の曾良の「俳諧書留」の句とに共通して用いられている語はどれか、考えてみましょう。また、「千歳の記念」という言葉が使われていますが、芭蕉はどのような感

課題四

本文には芭蕉が見たとされているものがあります。それは何だったのか、参考資料3の曾良の『旅日記』によって説明してみましょう。これは、実際には見いだな

課題五

本文（西村本）の後半部の次の語句が参考資料4中尾本、参考資料5會良本ではそれぞれどのように表記されているか確認し、表に記入してみましょう。

本文（西村本）	参考資料4中尾本	参考資料5會良本
のこし		
安置す		
珠		
叢と成		

課題六

参考資料5の曾良本では、「五月雨や年々降て五百たび」の句が二段階にわたって添削されています。それぞれ、どのように改められたか考えてみましょう。

（第一段階）

（第二段階）

SECTION 2

6 三輪山伝説をめぐって 『日本書紀』

課題一 次の書き下し文になるように、原文に返り点を打ってみましょう。

① 其の尊顔を視たてまつること得ず。

不得視其尊顔。

② 明旦に仰ぎて美麗しき威儀を観たてまつらむと欲ふ。

明旦仰欲観美麗之威儀。

③ 汝、忍びずして吾に羞せつ。

汝、不忍令羞吾。

課題二 『日本書紀』の三輪山伝説の内容を、誰が何をしたかということに注目してまとめてみましょう。

SECTION 2

6 三輪山伝説をめぐって『日本書紀』

番号		所属	
	氏名		年・月・日

課題三 参考資料2に挙げた『古事記』の三輪山伝説について、

① 内容を、誰が何をしたかということに注目してまとめてみましょう。

② 『日本書紀』と『古事記』の三輪山伝説の違いを箇条書きにしてまとめてみましょう。

課題四 参考資料5に挙げた『俊頼髄脳』の三輪山伝説について、

① 内容を、誰が何をしたかということに注目してまとめてみましょう。

② 課題三②でまとめた『日本書紀』と『古事記』の三輪山伝説とどのように近いかみましょう。また『俊頼髄脳』の内容を対比して『俊頼髄脳』の三輪山伝説の違いをみて『俊頼髄脳』

所属		年・月・日 ・ ・
番号	氏名	

7 誤読か？ 創造か？ 『源氏物語』葵巻

SECTION 2

課題一 傍線部の敬語が、尊敬語、謙譲語、丁寧語のいずれであるかを、まず答えた上で、誰から、誰への敬意を表したものか、答えましょう。

① 豪家には思ひ聞ゆらむ　　（　　　・　　　）

② つれなく過ぎ給ふにつけても　　（　　　・　　　）

③ 聞き給ふにつけて　　（　　　・　　　）

課題二 図Ⅰa・b、Ⅱでは、六条御息所を、それぞれどのような人物としてイメージし、描き出そうとしているか、考えてみましょう。

Ⅰ _____

Ⅱ _____

課題三 参考資料の謡曲「葵上」において、御息所は、どのような人物として描かれているか、キーワードをいくつか抜き出しつつ、まとめてみましょう。

_____

Section 2

7 誤読か？創造か？ 『源氏物語』葵巻

番号	所属
氏名	年・月・日

課題四 葵上がなくなったあとの乱闘後の御息所の御息所の心を占めているものはどのような感情か、描かれている形容詞を中心に抜き出し、現代語であらわしてみましょう。

課題五 『源氏物語』の本文に、御息所の「悩み」「怨み」「責め」などの攻撃的な感情が描かれているのはどのようないっぱしら、「ぱ」「し」などの語が用いられているといえるでしょうか。『源氏物語』は、御息所などの人物をどのように描いたといえるでしょう。

課題六 「オリジナル」と、その後の変容」というテーマに沿って、どのような人物にそしてにひろがっていったか、『源氏物語』に描かれた御息所が、その後の文学作品や漫画などにおいて、どのように変容してきたかまとめてみましょう。

8 「宇治の橋姫」をめぐって 『新古今和歌集』他

課題一 ①②④の和歌の係助詞「や」の結びになっている助動詞を探し、それぞれの意味を述べましょう。

② 結び（　　　　　）　意味（　　　　　）

④ 結び（　　　　　）　意味（　　　　　）

課題二 ①〜⑤の和歌に共通する「宇治の橋姫」の様子を見つけ、箇条書きにしてみましょう。あるいは、まわりの人と相談しながら箇条書きにまとめてみましょう。

-
-
-
-

課題三 ①の和歌が詠まれたほぼ同時代に生き、「ゆく河の流れは絶えずして、しかももとの水にあらず」の一文ではじまる作品を書いた人物を、次の中から選んで、○で囲みましょう。また、この作品名を漢字で答えましょう。

ア 兼好　イ 清少納言　ウ 鴨長明　エ 西行　オ 阿仏尼

作品名（　　　　　　　　　　）

課題四 ②の前半の物語（「世の古物語」と言われているところまで）に出てくる人物（①妻を二人持たける男　②もとの妻　③今の妻）のうち、②と③の行動を、それぞれ物語の順を追って、例のようにまとめてみましょう。

例 ①妻を二人持たける男
もとの妻が病気のため七色の海藻を探りに浜辺に行く → 龍王にさらわれて行方不明になる → 「をむしろや」の歌を歌いながら海からやってきて、自分を探してやってきたもとの妻に会い事情を話す → 翌朝消えている → ふたたび歌を歌いながら海から浜辺にやってくる → 今の妻に襲いかかられて、雪の消えるように消えてしまう。

②もとの妻

③今の妻

SECTION 2

8 「宇治の橋姫」をめぐって 『新古今和歌集』他

課題五

以下に挙げる本歌取の歌があらかじめ本歌をふまえている本歌を、後のア〜オの中から選びましょう。

a みよし野の山かき曇り雪降ればふもとの里はうちしぐれつつ
（新古今集・巻六・冬・六七五・藤原良経）

b 花はほの吉野の山の山桜かすめる春はいかが見るらむ
（新古今集・巻一・春上・八五・後鳥羽院）

c 津の国のこや春ならぬ山風にさやかにも見ぬ春の夕暮
（新古今集・巻六・冬・六七七・西行）

d 駒とめて袖うちはらふかげもなし佐野のわたりの雪の夕暮
（新古今集・巻六・冬・六七一・藤原定家）

e 春の夜の夢の浮橋とだえして峰に別るる横雲の空
（新古今集・巻一・春上・三八・藤原定家）

ア 心あらむ人に見せばや津の国の難波わたりの春のけしきを
（後撰集・春上・一〇三・能因）

イ ひさかたの天の香具山この夕べ霞たなびく春立つらしも
（万葉集・巻十・春雑・柿本人麻呂集）

ウ 苦しくも降り来る雨か三輪の崎佐野のわたりに家もあらなくに
（万葉集・巻三・雑歌・長忌寸意吉麻呂）

エ 世の中をうしとやさしとおもへども飛び立ちかねつ鳥にしあらねば
（万葉集・巻五・雑歌・山上憶良）

オ 春立つと言ふばかりにやみ吉野の山も霞みて今朝は見ゆらむ
（拾遺集・哀傷・壬生忠岑）

課題六

課題五の a〜e の歌が、本歌とどのような関係で結ばれ、いかなる世界を詠み出そうとしているか、本歌の意味を調べ、本歌取の表現の意味を考えて書き出してみましょう。

a
b
c
d
e ( )

課題七

□①〜④は『源氏物語』を経ることで獲得されたイメージのようなものです。橋姫を詠んだ歌のうち、後半の「橋姫」はどのように詠まれているか、考えてまとめてみましょう。

a
b
c
d
e

課題八

顕昭ら六条藤原家の守旧派歌人に対して、「達磨歌」と呼ばれた原因となった表現とはどのようなものでしょうか。参考資料の後に出された新歌人たちの表現を参考に、□②、④の中からさがし出して指摘

SECTION 2

9 「宇治の橋姫」の変容　謡曲『江口』他

課題一　①能は謡（歌）と舞によって物語が進行する歌舞劇です。節（メロディ）のつかない台詞の部分も独特の抑揚をつけて語られます。そのことをふまえ、謡曲『江口』の引用部分を音読し、特に、詞章に〈上歌〉〈下歌〉と記されている小段に注意し、詞章のリズムについて気づいたことを挙げてみましょう。〈上歌〉とは、高い調子の音階からはじまり低い音階で終わる謡の小段、〈下歌〉は低い下の音階で歌う小段です。

課題二　②の前半部分で、七日間籠もって貴船大明神の示現を得た女が実践した、鬼になる方法を、順を追って現代語で書き出してみましょう。

課題三　③の中に挙げられている『伊勢物語』の歌「さむしろに衣かたしき今夜もや恋しき人にあはでのみ寝ん」の下句「恋しき人にあはでのみ寝ん」を品詞分解し、それぞれを文法的に説明してみましょう。
　例　恋しき　人　に　　（形容詞シク活用連体形）

9 「宇治の橋姫」の変容 謡曲『江口』他

SECTION 2

課題四 伝承

承平余年、宇治の江口で江口の里を訪ねた力があれば、宇治の橋姫を「肥前国風土記」松浦郡の弟日姫子に引かれた宇治の橋姫、前にある橋姫のようなイメージと比べてみます。また、松浦佐用姫の伝承も日本書紀『万葉集』巻五・八番の歌にうたわれる松浦佐用姫が遊女の身の上にどう重ね合わせられているのか、考えてみましょう。次に、「松浦佐用姫」伝承をまとめ、「松浦佐用姫」伝承を箇条書きで記しましょう。

課題五 造形イメージ

次に挙げる地名と北野社を用いて、地図中に愛宕山という場所が[2]で囲まれた平安京におけるその位置（渡辺綱と女（鬼）が出会ったような場所）のような距離関係について考えてみましょう。一条戻り橋と鬼が出会った場所として気になったことを書きましょう。また、一条戻り橋と鬼が出てくる話について調べてみましょう。

- 一条戻り橋
- 愛宕山

平安京拡大図：
- 一条大路
- 二条大路
- 五条大路
- 大内裏
- 一条戻り橋

地図内表記：
- 愛宕山
- 貴船山
- 北野社
- 平安京
- 巨椋池
- 宇治
- 琵琶湖
- 一条戻り橋

所属／番号／氏名／年・月・日

Section 2

10 よみがえる魔王 『雨月物語』

課題一 崇徳院が保元の乱を起こした背景には皇室における内紛がありました。次の文章は、本文では割愛した、崇徳院がこの事情について自ら述べている部分です。空欄のそれぞれに、参考資料1の系図においてゴチック体で示した**重仁・雅仁・体仁**のいずれかの名前を記して、文章を完成させてみましょう。

抑、永治の昔、犯せる罪もなきに、父帝の命を恐れて、三歳の〔　①　〕に代を禅りし、人態深きといふべからず。〔　②　〕早世しては、朕が皇子の〔　③　〕に国しらすべきものを、朕も人も思ひをりしに、美福門院が姤にさくらはれて、四の宮の〔　④　〕に代を纂はれしは深き怨にあらずや。〔　⑤　〕国しらすべきを、〔　⑥　〕何らのうつは物ぞ。人の徳をえらばずも、天が下の事を後宮にかたらひ給ふは父帝の罪なりし。

課題二 次の文章は、本文では割愛した「白峯」の結末部です。ここでは崇徳院の予言通り平家の滅亡に至った源平の合戦の顛末が記されています。空欄に当てはまる人名ないし地名を後から選び、記号を記入しましょう。

其の後十三年を経て治承三年の秋、平の〔　①　〕病に係りて世を逝ぬれば、〔　②　〕、〔　③　〕をうらみ、鳥羽の離宮に籠めたてまつり、かさねて〔　④　〕の茅の宮を困めたてまつる。〔　⑤　〕東風に競ひおこり、〔　⑥　〕北雪をはらうて出づるに及び、平氏の一門ことごとく西の海に漂び、遂に讃岐の海志戸〔　⑦　〕にいたりて、武きつはものどもおほく籠魚のはらに葬られ、赤間が関〔　⑧　〕にせまりて、〔　⑨　〕海に入らせたまくば、軍将たちものこりなくびしまで、露がはきりそおそろしあやしき話納なりけり。其の後祠は王もを離り、丹青を彩どりなして、稜威を崇めたてまつる。かの国にかよふ人は、必ず幣をささげて高ひまつるべき御神なりけし。

a 壇の浦（現山口県下関市）　　b 八嶋（現香川県高松市）　　c 福原（現兵庫県神戸市）
d 幼主（安徳天皇）　　e 君（後白河院）　　f 頼朝
g 平相国入道（清盛）　　h 重盛　　i 義仲

課題三 参考資料2『山家集』収録の和歌について、本文との①章語の観点からの相違（漢字・平仮名の別は問わない）、②詠者の観点からの相違を指摘しましょう。

①

②

SECTION 2

10 よみがえる魔王『雨月物語』

番号	所属
氏名	年・月・日

課題四 参考資料1『撰集抄』、参考資料2『山家集』、参考資料4『松山天狗』および本文の③下線部のような状況になった後、魔王となった崇徳院の御霊がよみがえるために何か起因があるのではないでしょうか。それぞれの①参考資料3に詠まれた歌が②その結果としてこのようになってしまったのか、③本文のような状況にいたるためにはどのような御霊だったのか、考えてみましょう。

①

②

③

課題五 次に掲げる『撰集抄』巻第四話の一節について、「白峯」の冒頭部と共通する語句に傍線を引いてみましょう。

はしけやし風に乱れしこの白雲は、秋とし申す白雲のしろたへに、山より落ちて木曾の棧、大蔵小磯の浜千鳥、跡ありとしも見えけるは、薄墨の浦へ舟待ちしに、佐野の野原はやさしくて、佐野の舟待ちよるなり。淳野の野原の薄きは、過ぎけん草はしめやかなる気色にて、老いの関守が露の袖、しくれにほひしあひの時、人もあらなむと思ひしに、心留まるよしもなく、浮藻のごとくに出でそめて、此の僧正は坂の関の関守と同心のすさびにて、たちたちまちに傾きしかば、時雨の関も逢坂の関も露の葉と
やらむの事を見て、しるし置き給ふも、その所になるなり。

（本文『撰集抄』注釈『撰集抄研究所編著（二〇〇三、参画書院）』）

課題六 参考資料5「椿説弓張月」に見られる崇徳院の設定は「白峯」と決定的に違っている点があります。それが何か、考えてみましょう。

11 漢字であそび、漢字とたたかう『万葉集』

課題一 『万葉集』は漢字のみで書かれた歌集です。次の①〜⑧の漢字仮名交じりで表記された歌に対応する漢字原文を以下のア〜クの中から選んでみましょう。

① 東の多芸の御門にさもらへど昨日も今日も召す言もなし（巻二・一八四 挽歌 舎人等）（　）

② 庭に立つ麻手刈り干し布さらす東女を忘れたまふな（巻四・五二一 相聞 常陸娘子）（　）

③ …ますらをの手結が浦に海人娘子塩焼く煙草枕旅にしあれば…（巻三・三六六 雑歌 笠金村）（　）

④ 万代に見とも飽かめやみ吉野の激つ河内の大宮所（巻六・九二二 雑歌 笠金村）（　）

⑤ …かきろひの春にしなれば春日山三笠の野辺に桜花木の暗隠り…（巻六・一〇四七 雑歌 田辺福麻呂歌集）（　）

⑥ 春日野に煙立つ見ゆ娘子らし春野のうはぎ摘みて煮らしも（巻十・一八七九 春雑歌・詠煙 作者未詳）（　）

⑦ 天地を嘆き乞ひ禱み幸くあらばまたかへり見む志賀の唐崎（巻十三・三二四一 雑歌 作者未詳）（　）

⑧ 秋風に今か今かと紐解きてうら待ち居るに月傾きぬ（巻二十・四三一一 大伴家持）（　）

ア　庭立麻手刈干布暴東女乎忘賜名

イ　天地乎歎乞禱幸有者又反見我能韓埼

ウ　万代見友将飽八三芳野乃多芸都河内之大宮所

エ　東乃多芸能御門尓雖伺侍昨日毛今日毛召言毛無

オ　大夫乃手結我浦尓海未通女塩焼炎草枕客之有者

カ　炎乃春尓之成者春日山御笠之野辺尓桜花木晩牟

キ　春日野尓煙立所見嬢等四春野之菟芽子採而煮良思文

ク　秋風尓伊麻香伊麻香等比母等伎弖宇良麻知乎流尓月可多夫伎奴

課題二 『万葉集』の歌「東野炎立所見而反見為者月西渡」の歌は現在「東の野にかぎろひの立つ見えてかへり見すれば月傾きぬ」と訓まれていますが、他の訓み方も考えられそうです。その訓み方を課題一を参考にしながら、複数考えてみましょう。あるいは、まわりの人と相談しながら考えてみましょう。

SECTION 3

11 『万葉集』

漢字であるが、漢字とちがう漢字をもちいる

課題三

次のニつの写本を見くらべて、気づいたことを指摘してみましょう。

A 仙覚以前の本

B 仙覚の本

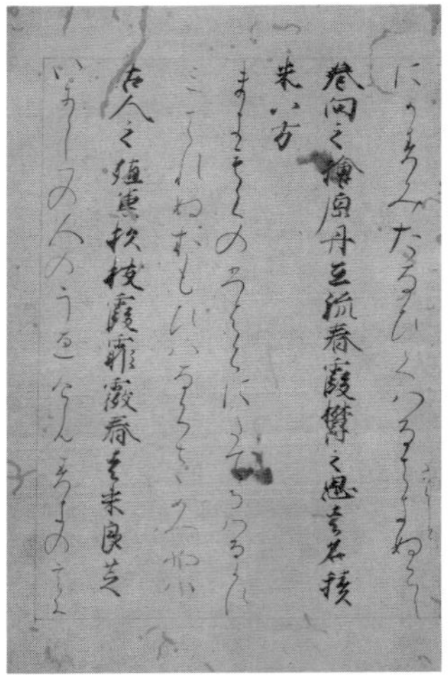

元暦校本万葉集　古河本（東京国立博物館）、Image: TNM Image Archives

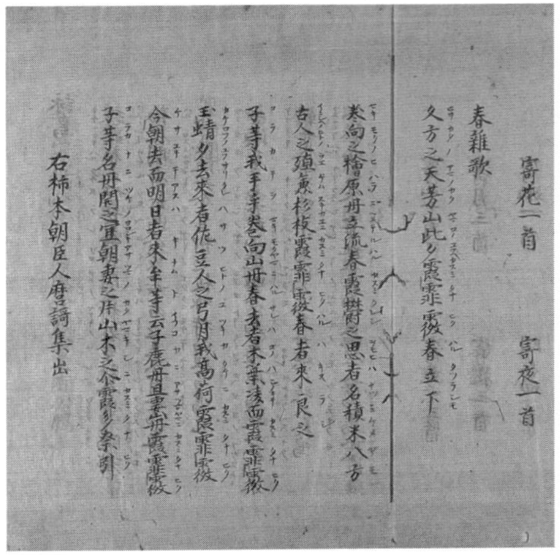

万葉集　近衛本（京都大学附属図書館）

課題四

「東の野にかぎろひの立つ見えてかへり見すれば月傾きぬ」の一首について、解説を読んだ上で、二百字程度の鑑賞文を書いてみましょう。

番号		所属	
氏名		年・月・日	・・

SECTION 3

12 絵は何を語るか 『源氏物語』柏木巻

課題一 本文中には音便化した動詞・形容詞の例が複数見出されます。例に従って、もとのかたちになおし、音便の種類と、その終止形も答えましょう。

例 白う　　　（ 白く　・　ウ音便　・　白し ）

① 気高う　　（　　　　・　　　　　・　　　　）

② 何心なう　（　　　　・　　　　　・　　　　）

③ 泣い給ふ　（　　　　・　　　　　・　　　　）

課題二 本文中には「係り結び」の例が、複数見出されます。傍線部分の係助詞に対応する結びを答えましょう。結びが省略されている場合は、省略された結びの部分を答えましょう。

① 生ひ出づべき人に<u>こそ</u>　　　（　　　　　　　　　　　）

② 王気づきて気高う<u>こそ</u>　　　（　　　　　　　　　　　）

③ 思ひなし<u>にや</u>　　　　　　　（　　　　　　　　　　　）

④ 女の御ため<u>こそ</u>　　　　　　（　　　　　　　　　　　）

課題三 次に挙げる、中国の詩は、夏目漱石の小説などにも引用され、ひじょうに有名なものばかりです。それを作った詩人の名前と、タイトルを、線で結びましょう。

① 菊を采る東籬の下
　悠然として南山を見る　　　　●　　　　●陶淵明　　　●『静夜思』

② 牀前に月光を看る
　疑ふらくは是れ地上の霜かと　●　　　　●白楽天　　　●『長恨歌』

③ 春寒く華清池に浴を賜る
　温泉水滑らかにして凝脂を洗ふ●　　　　●李白　　　　●『飲酒』

SECTION 3

12 絵は何を語るか
『源氏物語』柏木巻

課題四 不義の子薫を抱きすくめて口ずさむ両者の共通点をまとめてみましょう。そこからどんなことが考えられますか。光源氏は白楽天の詩の一節を口ずさみます。それはなぜかと考えるとともに、同時に自楽天の詩を口ずさんだ光源氏と今の源氏の置かれた状況を光源氏はどう思ったか、静かに喜びにひたる光源氏と似通った状況にある源氏との共通点を「次の部分から考えがあ

共通点

課題五 国宝「源氏物語絵巻」に描かれた薫を抱いた源氏と出した源氏の方に、『源氏物語』柏木巻におい薫の姿が描かれていない源氏と言いますと、ここまできてそれまでなかった改変が加えられこれらの部分に、どのように手を加えてみましょう。

相違点

SECTION 3
13 百首から広がる豊かな世界 『百人一首』

課題一 ①の和歌の句切れがどこか、指摘してみましょう（句切れがない場合もあります）。

1（　　　　　）　2（　　　　　）　40（　　　　　）　41（　　　　　）

60（　　　　　）　99（　　　　　）　100（　　　　　）

課題二 次の和歌には、掛詞の修辞が用いられています。傍線部の語句に何と何とが掛けられているのか、具体的に答えましょう。また、これらの歌には縁語も用いられています。縁語関係にある語句も指摘してみましょう。

① 花の色はうつりにけりないたづらにわが身世にふる<u>ながめ</u>せしまに

（　　　　　　　　　　　　　　　　　　　　　　　　　　　　　　　）

② 名にし負はば逢坂山のさねかづら人に知られで<u>くる</u>よしもがな

（　　　　　　　　　　　　　　　　　　　　　　　　　　　　　　　）

③ かくとだにえやは<u>いぶき</u>のさしも草さしも知らじな燃ゆる<u>おもひ</u>を

（　　　　　　　　　　　　　　　　　　　　　　　　　　　　　　　）

④ 大江山<u>いく</u>野の道の遠ければまだ<u>ふみ</u>もみず天の橋立

（　　　　　　　　　　　　　　　　　　　　　　　　　　　　　　　）

課題三 和歌に詠まれ、ある特定のイメージや景物と結びついた地（名所）を歌枕と言います。まず、以下の『百人一首』の和歌から歌枕を抜き出し、その場所（旧国名）を調べ、さらに詠まれている歌枕がどのような景物と結びついているか、調べてみましょう。

① 難波潟短き蘆のふしの間も逢はでこの世を過してよとや

（　　　　　　　　　　　　　　　　　　　　　　　　　　　　　　　）

② ちはやぶる神代も聞かず龍田川唐紅に水くくるとは

（　　　　　　　　　　　　　　　　　　　　　　　　　　　　　　　）

③ 契りきなかたみに袖をしぼりつつ末の松山波越さじとは

（　　　　　　　　　　　　　　　　　　　　　　　　　　　　　　　）

④ 誰をかも知る人にせむ高砂の松も昔の友ならなくに

（　　　　　　　　　　　　　　　　　　　　　　　　　　　　　　　）

SECTION 3

13 『百人一首』

百首から広がる豊かな世界

課題四

『万葉集』の持統天皇詠「春過ぎて夏来たるらし……」が『百人一首』の歌として読まれた当時の平安時代、鎌倉時代、出典である『新古今和歌集』の訓みなどを次に示します。『百人一首』のような訓みになっているかどうか、自分で説明してみます。

はるすぎて	なつきにけらし	しろたへの	ころもほすてふ	あまのかぐやま	(西本願寺本『万葉集』鎌倉末期写)『万葉集』定本訓読
はるすぎて	なつきたるらし	しろたへの	ころもほしたり	あまのかぐやま	(広瀬本『万葉集』鎌倉末期写)『古葉略類聚鈔』仙覚新点こ
はるすぎて	なつきにけらし	しろたへの	ころもほすてふ	あまのかぐやま	(藤原俊成『百人一首』一二〇四年著)
はるすぎて	なつぞきぬらし	しろたへの	ころもほすてふ	あまのかぐやま	(元暦校本『万葉集』平安中期写)
はるすぎて	なつきたるらし	しろたへの	ころもほすてふ	あまのかぐやま	(藤原定家『百人一首』一二三五～七年著『家集』七八○年代?)

課題五

『百人一首宗祇抄』の注釈で述べていることについて、現代の注釈との違いを調べてみましょう。

課題六

川柳や狂歌のおもしろさはどこにあるのでしょうか。なぜこれを見つけたのかが探して書き込みにトライしてみましょう。『百人一首』の覧とも語り合ってみましょう。『百人一首』の歌は、各自、国語総覧や古語辞典・次の狂歌

① 春の夜の夢ばかりなる手枕に
　かひなく寝らむ名こそ惜しけれ
（狂歌百人一首）
( )

② たびのうらにうちつけられし瓜ひとつ
　たねをば包みおきにけり
（道外百人一首）
( )

③ 秋ぬれたが夏衣を山の干し
（誹風柳多留）
( )

氏名　　　　　　　番号

所属　　　　　　　年・月・日

Section 3 — 14 古典怪談の決定版『東海道四谷怪談』

課題一
次の文章は歌舞伎の歴史について説明したものです。空欄に人名や語句を記入して文章を完成させてみましょう。

　歌舞伎の始まりは、慶長八年〈一六〇三〉、京都で出雲の①〔　　　　　〕が男装で演じた「かぶき踊」であるとされている。その人気にあやかり、遊女による女歌舞伎や美少年による②〔　　　　　〕歌舞伎が生れるが、これらの興行は色と不可分の関係にあり、幕府は風紀を乱すという理由で、前者を寛永六年〈一六二九〉、後者を承応元年〈一六五二〉に禁止。以後の歌舞伎は成人男性による③〔　　　　　〕歌舞伎となり、内容も脚色本位のレビュー的なものからストーリー性を重視したものへと変化する。

　元禄時代〈一六八八〜一七〇四〉には、江戸で初代〔　　　　　〕が荒事という勇猛で荒々しい演技術を、上方で作者⑤〔　　　　　〕と組んだ初代坂田藤十郎が、柔弱な人物を写実的に演じる⑥〔　　　　　〕という芸を始め、さらに享保期〈一七一六〜三六〉以降には、同時代の芸能である人形⑦〔　　　　　〕の作品を積極的に摂取して、歌舞伎は演劇としての発展を遂げる。

　文化の中心が上方から江戸へと移った文化・文政期〈一八〇四〜三〇〉になると、怪談物を得意とした四代目鶴屋南北が、市井の生活を活写した⑧〔　　　　　〕と呼ばれる分野を確立、幕末には盗賊を主人公とした白浪物で才筆を揮った⑨〔　　　　　〕が、七五調のかろやかな名ゼリフを世に残した。そして明治を迎え、歌舞伎は急速に推し進められる近代化の中、当時の文化人達が主導した⑩〔　　　　　〕運動によって社会的地位が向上、古典化の道を歩み始めることになる。

課題二
次の語句が本文の中でどのような意味で使われているか、答えましょう。

① よしなき　② うせた　③ 南無三　④ こわげだって　⑤ うかまぬ

① (　　　　　　　)　② (　　　　　　　)　③ (　　　　　　　)

④ (　　　　　　　)　⑤ (　　　　　　　)

課題三
次に挙げる小道具は、劇中誰が持って現れ、どのような使われ方をしているでしょうか。まとめてみましょう。

① 守り袋　　(　　　　　　　　　　　　　　　　　　　　)

② 廻文状　　(　　　　　　　　　　　　　　　　　　　　)

③ うなぎかき(　　　　　　　　　　　　　　　　　　　　)

④ びく　　　(　　　　　　　　　　　　　　　　　　　　)

SECTION 3

14 古典怪談の決定版
『東海道四谷怪談』

番号	所属
氏名	年・月・日

課題四
参考資料3の絵本番付について、次の登場人物どれに該当するか、絵の中の⑦〜⑤の記号で答えましょう。

① 伊右衛門（　　）　② お岩（　　）　③ 直助（　　）
④ 与茂七（　　）　⑤ 小平（　　）

課題五
参考資料4のAとBは同一の浮世絵であり、戸板返しの演出を紙上で再現するため、ある仕掛けが施されています。どのような仕掛けか参考にして浮世絵を見てみましょう。

課題六
参考資料5の記述を読み、戸板返しにおけるお岩から小平への早替りなどのような工夫がされたのか、まとめてみましょう。

課題七
参考資料6の正本写しについて、トト書きなどの記述が台本のセリフとどのような違いがあるのか、それについて指摘して

- ト書き

- セリフ

所属		年・月・日	・ ・
番号	氏名		

予備用紙

予備用紙

予備用紙

予備用紙